spomedis

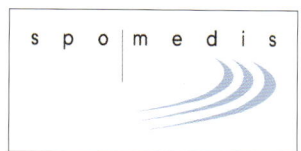

Dr. med. Matthias Marquardt

Warum Laufen erfolgreich macht und Grünkernbratlinge nicht

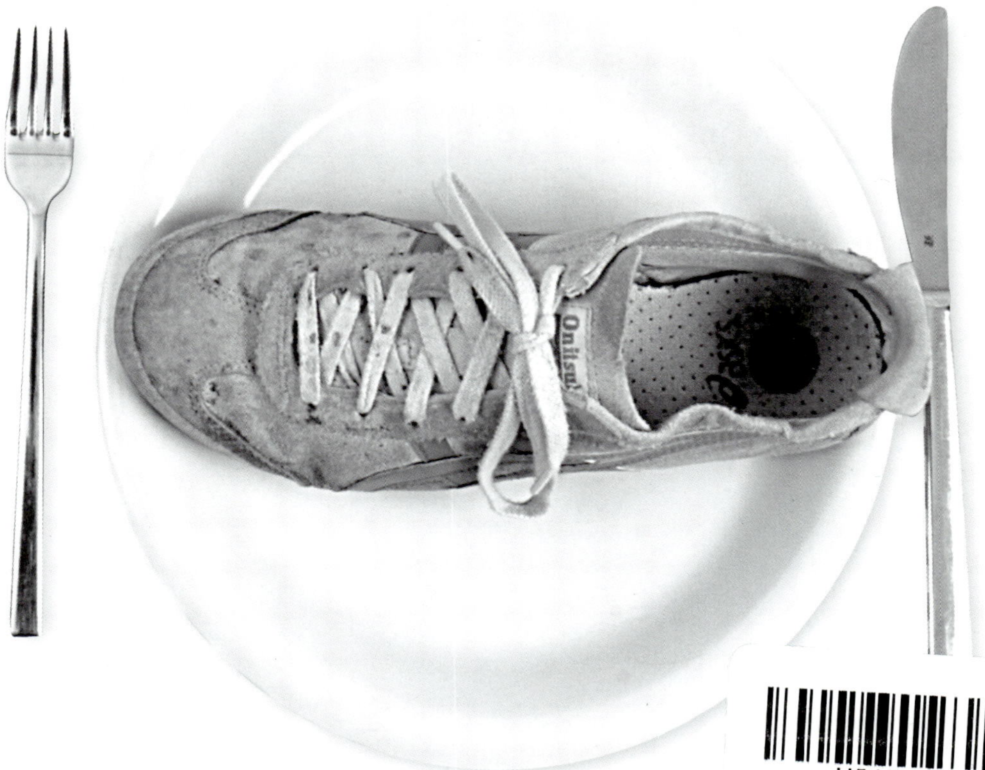

Gesund, glücklich und erfolgreich
mit dem 16-Wochen-Programm von natural running

Vorwort

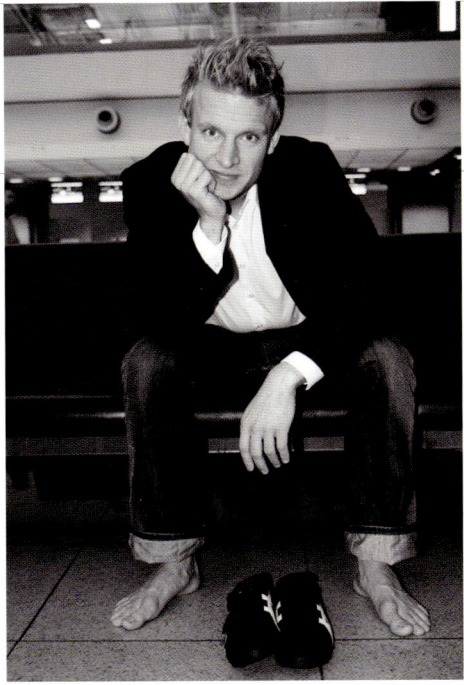

Liebe Leserin, lieber Leser,

seit ich als Laufmediziner mit Freizeit- und Eliteathleten arbeite, weiß ich, dass Ihre entscheidenden Schritte unmittelbar mit Ihrer inneren Haltung zusammenhängen. Sie können nichts erzwingen in Ihrem Leben, weder den Erfolg bei der Europameisterschaft noch die bessere Figur oder die Zufriedenheit im Alltag. Sie können aber Ihre Einstellung ändern.

Läufer entwickeln eine positive Einstellung, mit der sie ihre Ziele erreichen, als wäre es eine ganz natürliche Nebenwirkung ihres Sports. Im modernen Gesundheitssystem habe ich als Arzt bei vielen Krankheiten und Problemen nicht die nötige Behandlungszeit, um die Einstellung der Menschen zu beeinflussen. Doch auf meinen Seminaren zum Thema natural running sehe ich immer wieder, wie die Menschen durch Bewegung ihr Gewicht reduzieren, sich gesund ernähren und vitaler und erfolgreich werden.

Die auf den Seminaren verfolgten Ansätze gehen weit über das übliche Fachwissen der Laufmedizin hinaus. Das gebündelte Wissen habe ich in meinem letzten Buch, der „Laufbibel", vorgestellt – das Buch ist zwischenzeitlich zum Klassiker im Bereich der Laufmedizin geworden. Auf den Seminaren wie auch in diesem Buch aber geht es nun neben dem Laufsport um die Ziele des modernen, berufstätigen Menschen.

Dieses Buch ist mehr als ein Laufbuch: Mit natural running lernen Sie mehr als ein Fitnessprogramm oder eine Lauftechnik. natural running trainiert Ihren Körper, und der trainierte Körper ändert Ihre Einstellung und Ihr Denken. Fitness, Leistungsfähigkeit, vitale Ernährung sowie lösungsorientiertes Denken und Erfolg entstehen von selbst und müssen nicht täglich erarbeitet werden.

Laufen Sie sich glücklich. Mit natural running.

Herzlichst,

Ihr Dr. Matthias Marquardt
Hamburg, im April 2007

Inhaltsverzeichnis

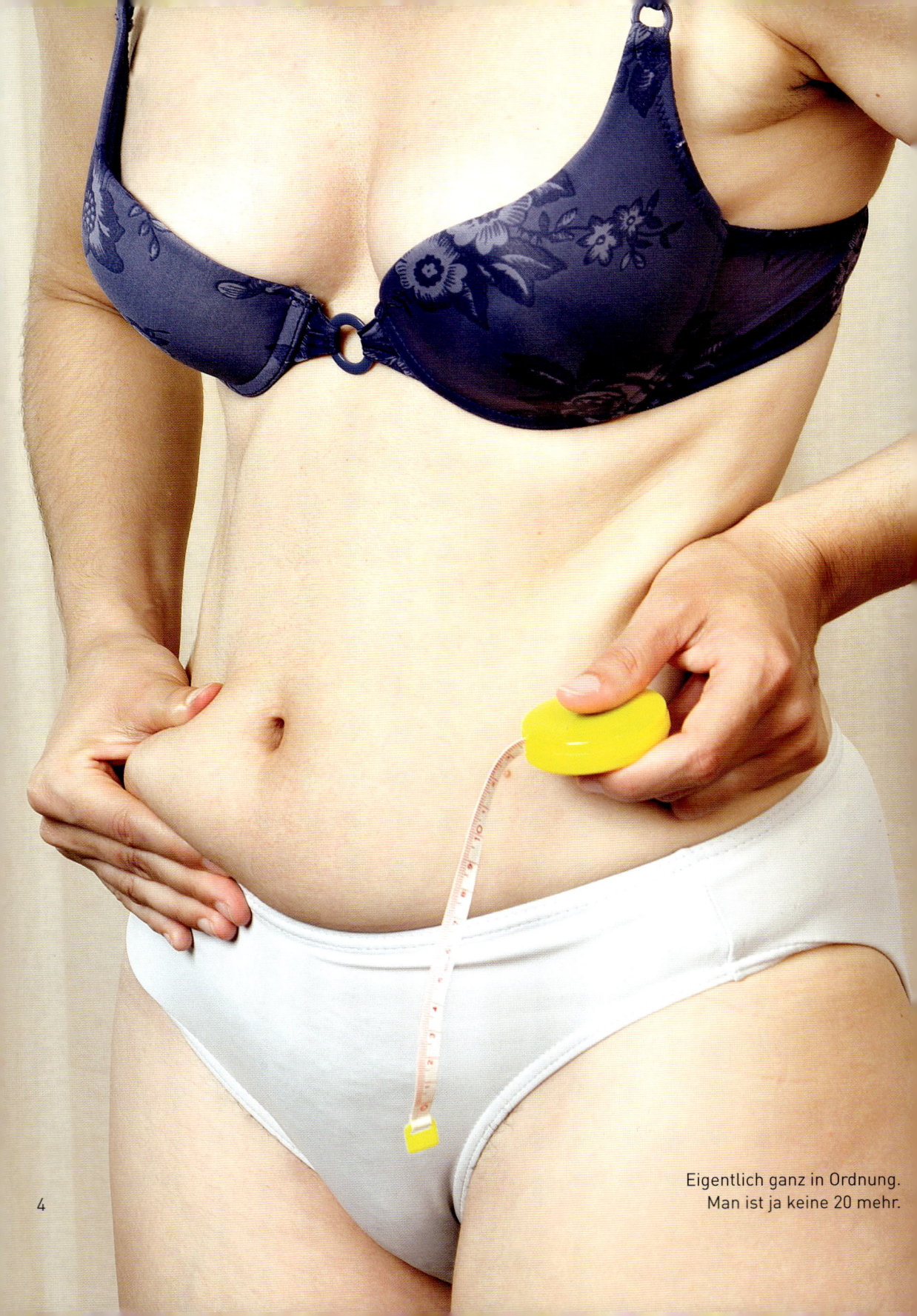

Eigentlich ganz in Ordnung.
Man ist ja keine 20 mehr.

Mittwoch,
halb acht in Deutschland

Sie kennen das: Der Wecker klingelt schrill, und nicht viel mehr als die Gewohnheit treibt Sie aus dem Bett in Richtung Badezimmer. Es folgt der obligatorische Blick in den Spiegel. Die Bestandsaufnahme ergibt wenig Neues: Müde sind Sie, und uncharmante Augenringe bezeugen die Arbeitsbelastung der vergangenen Zeit. Vielleicht eine Falte mehr, schade. Man kann es doch nicht ändern. So ist das eben, wenn man viel arbeitet. Außerdem ist man ja keine 20 mehr. Genau.

Wer braucht schon Waagen?

Nun könnten Sie den Tag eigentlich halbwegs positiv gestimmt in Angriff nehmen, stünde da nicht die Waage in der Ecke des Bades. Angeschafft vor der letzten Diät. Zuletzt benutzt am ...? Egal, Sie sind sich inzwischen sicher, dass Ihr prüfender Blick auf die Hüftröllchen wesentlich geeigneter ist, um Ihr Gewicht abzuschätzen. Außerdem ist die Waage ja gar nicht geeicht. Die zeigt sicher ein, zwei Kilo zu viel an. Das Urteil vor dem Spiegel heute: Das geht doch noch. Eigentlich ganz in Ordnung. Sie drehen und wenden sich vor dem Spiegel: Der Bauch? Der Po? Die Oberschenkel? Sie besinnen sich des finalen Beruhigungssatzes für den Tag: Hey, ich bin schließlich kein Model mit Privattrainer und Visagisten daheim. Wahlweise gilt erneut: Man ist ja auch keine 20 mehr.

Die Jeans passen noch

Gott sei Dank. Die Jeans passen wie angegossen. Wörtlich genommen. Einziges Problem ist, dass eben jene Jeans auch zwei Bundweiten größer gekauft wurden als noch vor wenigen Jahren. Schließlich ist man keine 20 mehr. Was soll's. Rein in die Kleidung und der nächste prüfende Blick vor dem Spiegel: Also ich find's ziemlich okay.

Rätselhafte fettarme Milch

Der Weg in die Küche ist wesentlich verheißungsvoller als das bedrohliche Bad. Nutella und Marmelade stehen friedlich und unverdächtig neben der Tüte H-Milch. Sollten sie etwas mit dem Waagen- und Bundweitenphänomen zu tun haben? Sie verwerfen den Gedanken, weil Marmelade schließlich kein Fett hat, während Sie wie in Trance das Knuspermüsli einfüllen, das nach Bananen schmeckt, obwohl gar keine drin sind. Ein Hoch auf den Fortschritt. Sie füllen H-Milch in die Schüssel. Die ist nicht nur haltbar, sondern auch fettarm. Warum ist die haltbare Milch fettarm, Ihr Bauch ist es trotz der Milch aber nicht? Die Frage bleibt unbeantwortet. Noch zwei Minuten, Schatz, ich muss los.

Bürotakt

Sie pusten die Treppe hoch in den zweiten Stock. Der Fahrstuhl ist kaputt. Wer ist dafür schon wieder verantwortlich?, denken Sie,

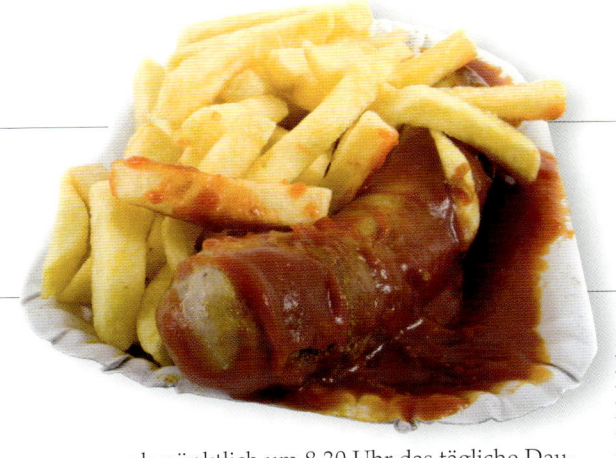

als pünktlich um 8.30 Uhr das tägliche Dauerfeuer der Arbeit auf Sie eröffnet wird: Telefon, Meeting, Ausarbeitungen, Termine. Der Computer gibt den Takt vor: „Sie haben Post." Kaffee ist die Droge für den Tag, um das Aktivitätslevel zu halten. Gegen Mittag ruft in der Hektik ein Kollege an und fragt, wie es mit einem Mittagessen in der Kantine wäre. Der Magen knurrt. Sie stimmen zu.

Man kann ja mal …

Außerdem ist ja auch Mittwoch. Currywursttag. Man kann sich ja mal was gönnen. Gibt es eigentlich in jeder deutschen Kantine mittwochs Currywurst und Pommes? Es ist egal. Gesund ist das nicht. Das kann man neben anderen Tipps zur Traumfigur in jeder Frauenzeitung und neuerdings sogar in Männermagazinen nachlesen. Sodbrennen macht des Ex-Kanzlers Lieblingsgericht auch, aber für den Genuss nimmt man eben einiges in Kauf. Während Sie figurbewusst die Cola light in das Glas füllen, reift der Gedanke, dass die Currywurst mit dem neuerlichen Figurverfall eigentlich nichts zu tun haben kann. Sie essen sie ja nur einmal pro Woche. Und außerdem bisschen Frühstück haben Sie ja heute auch noch nichts gegessen. Mayonnaise? Na, wenn schon, denn schon.

Ich renne schon genug

Zurück im Büro: Moderne Magentabletten sind eine genauso tolle Erfindung wie fettarme Milch, finden Sie, während die Wurst wie Blei im Magen liegt und die zweite Hälfte des Tages sich hinzieht wie die vierte Festtagsrede auf einem 70. Geburtstag. Ist das anstrengend heute. Und das bei dem Ge-

halt! Und dann noch die Überstunden. Müde werden Sie langsam auch noch. Die Rettung naht in Form der Kaffeezeit. Der prüfende Blick auf den Currywurst-Bauch ergibt: So ein ganz kleines Stück Kuchen wird ja wohl noch erlaubt sein. Es gab ja heute noch nichts Süßes. Irgendwann ist selbst der Currywurst-Mittwoch vorbei. Sie fahren nach Hause und aus dem klimatisierten Auto heraus sehen Sie Menschen in den Stadtpark laufen. Das müssen alles Sportjunkies sein oder Leute, die, wenn überhaupt, halb so viel arbeiten wie Sie. Denn eins ist sicher, bei Ihrem Stress können Sie sich diese Rennerei nicht auch noch antun. Außerdem rennen Sie ja den ganzen Tag im Büro hin und her. Und da sage noch einer, Sie bewegten sich zu wenig. Blödsinn.

Feierabend! Das Sofa ruft. Entspannung tut not. Der Fernseher singt das ewige Lied der Werbung: schlank, faltenfrei, glücklich. Sie wollen mitmachen. Etwas ändern. Man müsste mal schauen, ob man diese Diät noch einmal beginnt …

4,5 mal 4,8

Der Hunger siegt. Nach zwei Stunden könnte man eigentlich auch mal zu Abend essen. Was Leichtes. Die Figur nicht aus den Augen verlieren. Das Eisfach ist die Rettung vor einem weiteren kräftezehrenden Einkauf. In ihm lacht die Tiefkühlpizza. So schlecht ist die ja auch gar nicht! Und auf der Packung steht: nur 4,8 Gramm Fett. Pro 100 Gramm. Ist ja fast nichts. Dass die Pizza 450 Gramm wiegt, würde eine Rechnung von 4,5 mal 4,8 erforderlich machen. Aber bitte jetzt nicht mehr. Es ist Feierabend. Und morgen beginnt ein neuer Tag. Besser ohne Waage, denn das Gewicht ist ja eigentlich noch ganz in Ordnung.

"

Gibt es eigentlich in jeder deutschen Kantine
mittwochs Currywurst und Pommes?

Vom Privileg zur Strafe

Wer kennt diese Tage und diese Gedanken nicht? Viele haben Stress und sind unzufrieden mit ihrer Arbeit. Aber betrachtet man die Arbeits- und Lebensbedingungen heute und vor einigen Hundert Jahren, so war es damals in der Tat ein Privileg, so zu leben wie heute. Damals herrschten Nahrungsmangel und harte körperliche Arbeit vor. Genug zu essen zu haben und sich nicht bewegen zu müssen war der sozialen Oberschicht vorbehalten. Übergewicht, gepaart mit schlechtem Trainingszustand waren die Attribute der oberen Zehntausend. Alles andere: ein Zeichen von Armut, und die war damals genauso wenig gefragt wie heute.

Das Blatt hat sich gewendet

Heute stehen die Zeichen anders. Sie leben im Überfluss. Nahrung ist 24 Stunden täglich verfügbar. In jeder Menge. Und für jeden Geldbeutel. Egal ob Mehl oder Nudeln, die für weniger als 30 Cent zu haben sind, oder Fleisch, das ebenfalls zu Dumpingpreisen verramscht wird. Und die körperliche Aktivität endet mit dem Weg zum Auto, um die notwendigen Dinge vom Supermarkt um die Ecke zu holen. Der Fahrstuhl bringt uns in den ersten Stock, die Mikrowelle macht die Tiefkühlpizza warm.

Currywurst wirkt

Das eben geschilderte Leben bleibt nicht ohne Folgen. Die Folgen spüren Sie nicht sofort, denn Sie werden höchst unwahrscheinlich in sechs Wochen zehn Kilogramm zunehmen, aber in sechs Jahren kann man mit einer Currywurst am Mittwoch eine Menge erreichen.

Außer Form

Sitzen führt nicht zur Traumfigur. Das haben Sie auch schon gemerkt. Der Körper ist im wahrsten Sinne des Wortes nicht in Form. Keine Muskeln, keine Figur. Alles ist schlaff. Und die Unattraktivität nagt an Ihrem Ego.

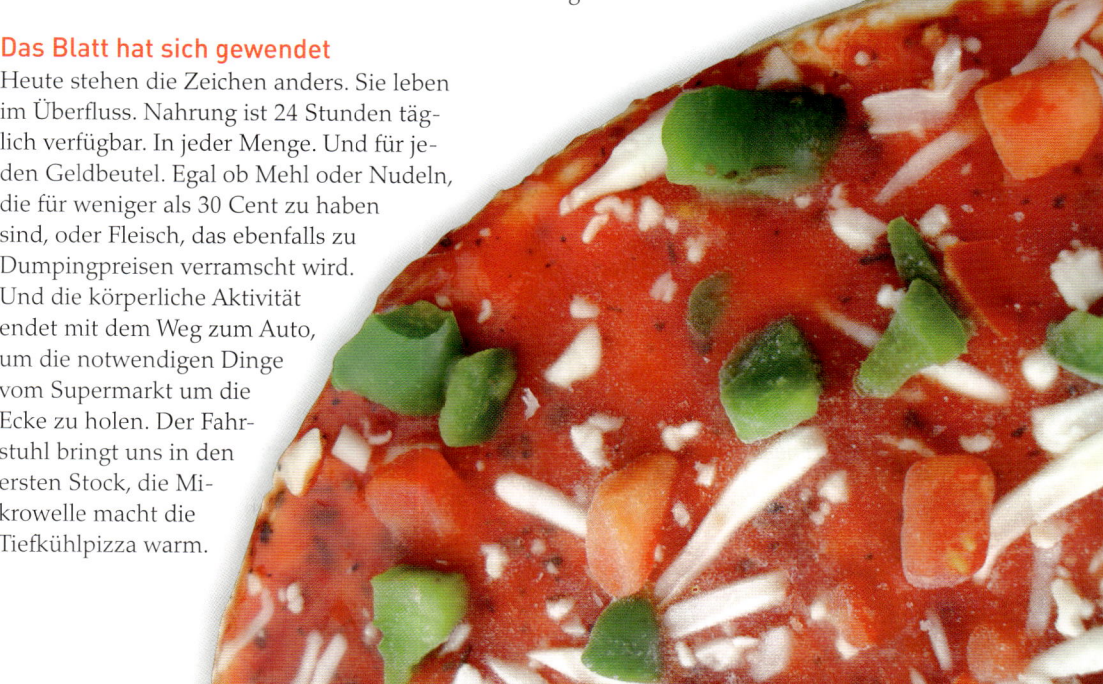

Was ist mit Ihrem Ideenreichtum?
Wo sind die Gedanken und Visionen?

Licht und Luft

Den ganzen Tag im Büro. Den ganzen Tag in geschlossenen Räumen. Keine frische Luft . Kein Licht. Der Teint stimmt nicht. Sie sind blass. Ständig fragt jemand, ob Sie erkältet sind. Darüber täuscht irgendwann auch der wöchentliche Gang ins Solarium nicht mehr hinweg.

Sie vertrocknen

Stress. Sie trinken zu wenig. Ihrem Körper fehlt Wasser. Sie dörren aus. Ihr Bindegewebe wird schlaff. Augenringe, denen die Damen irgendwann auch mit den besten Visagistentricks nicht mehr Herr werden. Und die Herren stellen fest, dass auch ihnen der Schlafmangel nicht zu besserem Aussehen verhilft.

Die Träume verschwimmen

Was ist mit Ihrem Ideenreichtum? Wo sind die Gedanken und Visionen? Ist wieder Mittwoch oder Donnerstag? Oder ist das schon egal? Wo wollten Sie hin? Erinnern Sie Ihre Träume noch? Wenn das Highlight der letzten Monate der Gang ins Kino war und das Highlight im vergangenen Jahr der Urlaub auf Mallorca, dann ist der Abschied auf Raten doch schon geschehen. Wer gibt Ihnen Luft zum Atmen? Und zum Denken? Und zum Träumen? Das können Sie alles ändern. Seien Sie beruhigt.

49,6 Prozent der Deutschen sind zu dick!

Mit dem Übergewicht stellt sich früher oder später der Bluthochdruck ein. Zusammen mit der körperlichen Inaktivität droht die Abnahme der Insulinwirkung im Körper. Dadurch steigen die Blutzuckerwerte, und schließlich entsteht der Diabetes mellitus, die Zuckerkrankheit. Erhöhte Cholesterinwerte tun ihr Übriges zu den unheilvollen Veränderungen.

Man nennt diese Wohlstandserscheinung das metabolische Syndrom. Sie ist leider tägliche Realität in Deutschland. Der Anteil der Übergewichtigen an der Gesamtbevölkerung betrug im Jahre 2005 unglaubliche 49,6 Prozent.

Verkalkte Gefäße

Hoher Druck in den Gefäßen und erhöhte Zuckerwerte verursachen zusammen mit zu hohen Cholesterinwerten verkalkte Gefäße. Herzinfarkte und Schlaganfälle sind die Folge. Abgedroschene Begriffe, die im Klartext Pflegebedürftigkeit und Invalidität bedeuten.

Wenn die Niere aussteigt

Das ist die Extremform, aber es verkalken nicht nur die Gefäße von Herz und Hirn. Was ist mit der Niere? Bei jedem zweiten Zuckerkranken versagt sie früher oder später. Geschädigte Nieren bringen die Menschen in die Dialysepflichtigkeit. Sie müssen dreimal wöchentlich an die künstliche Blutwäsche angeschlossen werden. In Deutschland sind 30 Prozent dieser Patienten zuckerkrank. Das ist in vielen Fällen ein vermeidbares Schicksal!

Tote Hose

Die Gefäße in den Augen erleiden das gleiche Schicksal. Die Verkalkung setzt ein, und Menschen erblinden. Ach ja, für eine Erektion brauchen Sie übrigens auch Blut. Im Penis. Wird der nicht vernünftig durchblutet, ist tote Hose. Die Zielgruppe Nummer eins für Viagra-Tabletten sind übergewichtige Diabetiker. Eine Tablette kostet übrigens zehn Euro. Na dann, viel Spaß im Bett.

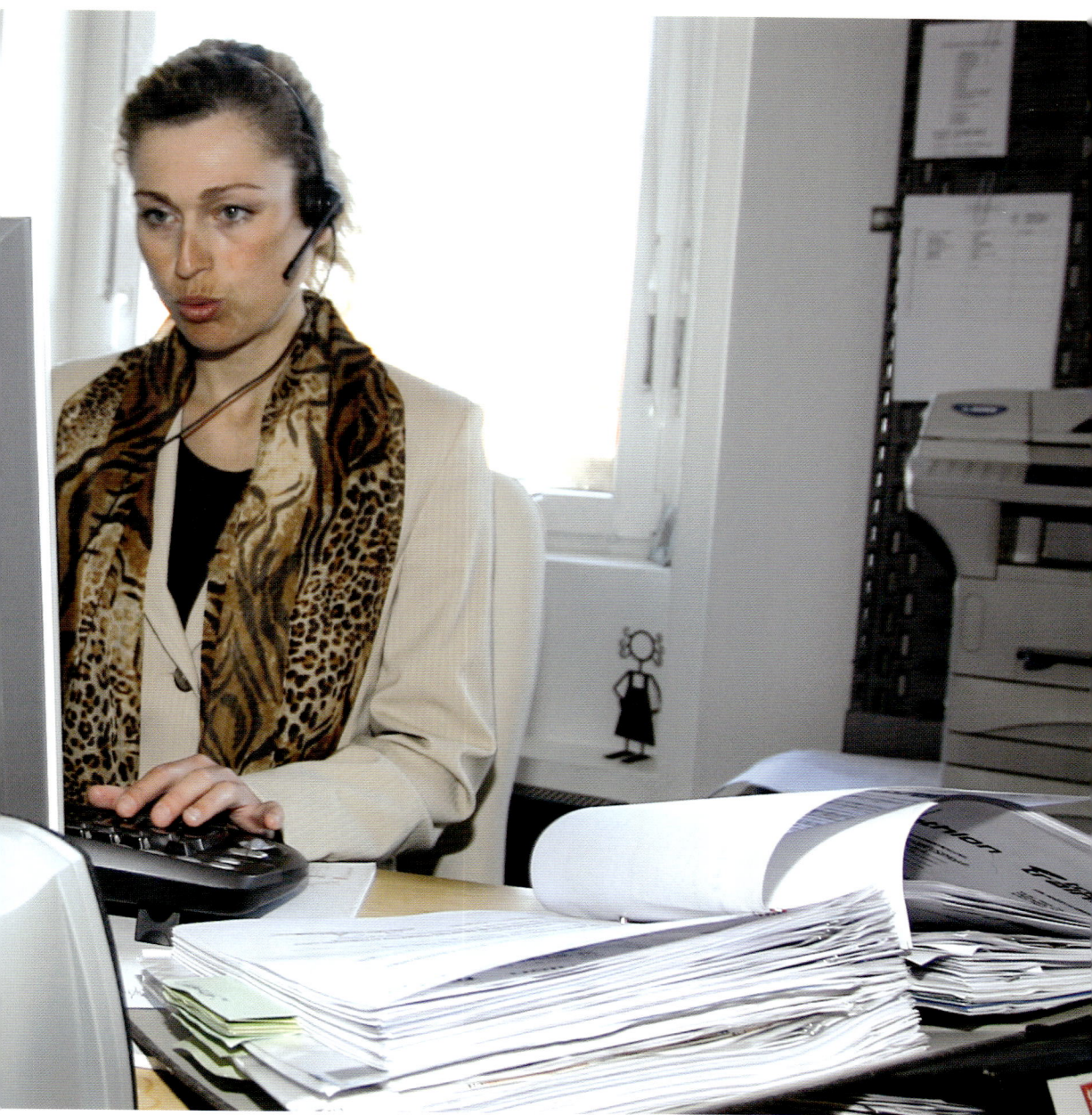

Leeres Portemonnaie

Generell ist die Bereitschaft der Menschen, Geld auszugeben, um ihre Krankheiten zu behandeln, anstatt ihnen vorzubeugen und diese effektiv zu beseitigen, erstaunlich groß. In der deutschen Bevölkerung werden für Medikamente gegen Volkskrankheiten jährlich Unsummen ausgegeben. Das alles nur, um sich weiterhin krank und unfit zu fühlen? Ohne Chance auf ein gesundes, vitales Leben? Sie wollen das nicht? Ich kann Sie gut verstehen!

> *Heute sind erfolgreiche Menschen schlank, fit und vital.*

Die Quadratur des Kreises

Früher waren Dicksein und Faulheit also mit Sozialprestige verbunden. Heute ist es unattraktiv und eine zunehmende Bedrohung. Es macht krank. Es zerstört Ihre Träume. Sie haben gute Gründe, einen neuen Weg zu suchen. Heute sind erfolgreiche Menschen schlank, fit und vital. Sie sind geistig beweglich und leben ihre Träume. Natürlich wollen sie trotzdem die Errungenschaften der zivilisierten Welt nutzen. Es mutet an wie die Quadratur des Kreises.

Faul und trainiert

Sie wollen körperlich möglichst wenig arbeiten und trotzdem trainiert sein. Eigentlich müssen Sie sich dazu gar nicht zwingen: Der Mensch ist ein Bewegungstier. Sie wollen Bewegung. Sie wollen die Treppe nehmen. Bald auch dann, wenn die Fahrstuhltür einladend offen steht. Sie werden sich besser fühlen auf der Treppe. Aber wie machen Sie das? Wie kriegen Sie es hin, in dieser bewegungsfeindlichen Welt trainiert und gut in Form zu sein?

Satt und schlank

Sie wollen genussvoll essen und trotzdem schlank sein. Als wäre es mit der Bewegungsarmut nicht genug, sind Nahrungsmittel auch noch zu jeder Zeit verfügbar. Und im Restaurant auf den Nachtisch verzichten wollen Sie bestimmt auch nicht. Der Hunger scheint ohnehin immer stärker zu sein. Sicher ist: Auch damit sind Sie nicht allein. Appetit und Hunger sind auf Dauer stärker als die Fähigkeiten zur Selbstkasteiung. Viel essen, aber schlank bleiben? Wie geht das bitte?

Wunschlos unglücklich

Sie wollen alles kaufen können, aber ursprüngliche Erlebnisse nicht vermissen. Schon mal darüber nachgedacht? Das indische Essen, das Shoppen in London, das neue Auto, die tolle Wohnung, der Urlaub auf Bali. Alles ist möglich. Alles ist immer und überall erhältlich. Aber macht es Sie glücklich? Das erhöhte Gehalt, das schnellere Auto, all diese Gefühle verschleißen mit atemberaubender Geschwindigkeit. Was ist heute noch ein Erlebnis? Wie spüren Sie wieder etwas vom Puls des Lebens, ohne auf die modernen Annehmlichkeiten zu verzichten?

Gesund und geizig

Sie wollen gesund sein, ohne viel Geld dafür auszugeben. Sie wollen Ihr Geld für angenehmere Dinge verwenden als für die immer höheren Krankenkassenbeiträge. Sie können sich Zuzahlungen zu den Therapiekosten von Volkskrankheiten wie Diabetes und Bluthochdruck nicht leisten? Wer kann das schon? Die Frage lautet erneut: Wie vereinen Sie das eine mit dem anderen? Gesund sein und trotzdem bei Kasse bleiben?

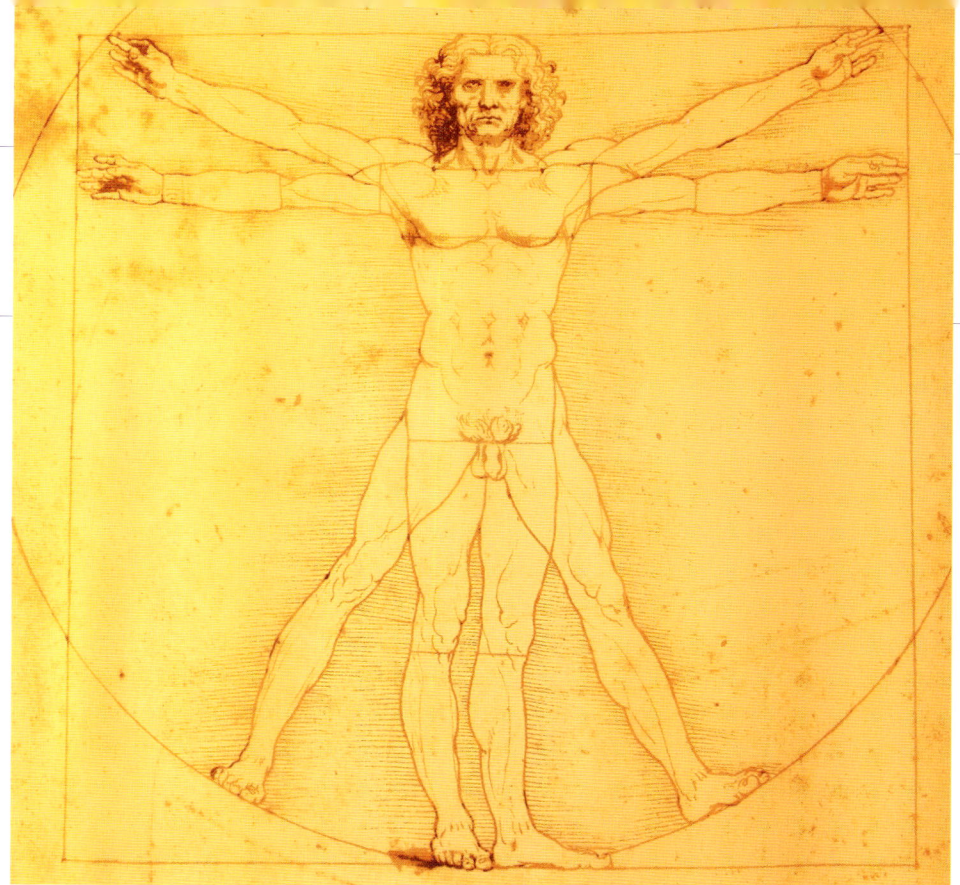

Ein neues Leben

S ie wollen die Quadratur des Kreises? Sie wollen essen, ohne dick zu werden? Sie wollen gut in Form sein trotz Bürojob? Sie wollen gesund sein, ohne Geld für Pillen auszugeben? Sie wollen das Leben wieder leben, den Puls des Lebens spüren, ohne von einem erkauften Erlebnis zum nächsten zu stolpern?

Dann machen Sie es. Jetzt. Verlassen Sie Ihr altes Leben. Laufen Sie sich Ihre Gesundheit zurück. Laufen ist die natürlichste Bewegung der Welt. Mit natural running werden Ihre Träume endlich wieder greifbar.

Minus zwei BMI-Punkte – mit natural running zur Traumfigur

Sie laufen sich zur Traumfigur. Sie werden einen BMI zwischen 20 und 25 haben. Von 28 auf 27, von 26 auf 25. Sie laufen mit natural running zum Traum-BMI. Sie können mit Ihrer Körpergröße ganz einfach den Body-Mass-Index berechnen. Der sogenannte BMI ist gleich dem Körpergewicht geteilt durch die Körpergröße zum Quadrat. Ab einem BMI von 30 spricht man von Übergewicht (Adipositas).

Als Formel:
$$BMI = Körpergewicht / Körpergröße^2$$

Beispiel: Ihr Nachbar ist 1,81 Meter groß und 84 Kilo schwer. Sein BMI beträgt also 25,6.

In der folgenden Tabelle können Sie nachsehen, in welchem Verhältnis Ihr Körpergewicht zur Körpergröße steht.

Sie laufen sich zur Traumfigur. Sie werden einen BMI zwischen 20 und 25 haben.

Body-Mass-Index

Körpergröße (cm)	40	45	50	55	60	65	70	75	80	85	90	95	100	105	110	115	120	125	130
206	9	11	12	13	14	15	16	18	19	20	21	22	24	25	26	27	28	28	31
204	10	11	12	13	14	16	17	18	19	20	22	23	24	25	26	28	29	30	31
202	10	11	12	13	15	16	17	18	20	21	22	23	25	26	27	28	29	31	32
200	10	11	13	14	15	16	18	19	20	21	23	24	25	26	28	29	30	31	33
198	10	11	13	14	15	17	18	19	20	22	23	24	26	27	28	29	31	32	33
196	10	12	13	14	16	17	18	20	21	22	23	25	26	27	29	30	31	33	34
194	11	12	13	15	16	17	19	20	21	23	24	25	27	28	29	31	32	33	35
192	11	12	14	15	16	18	19	20	22	23	24	26	27	28	30	31	33	34	35
190	11	12	14	15	17	18	19	21	22	24	25	26	28	29	30	32	33	35	36
188	11	13	14	16	17	18	20	21	23	24	25	27	28	30	31	33	34	35	37
186	12	13	14	16	17	19	20	22	23	25	26	27	29	30	32	33	35	36	38
184	12	13	15	16	18	19	21	22	24	25	27	28	30	31	32	34	35	37	38
182	12	14	15	17	18	20	21	23	24	26	27	29	30	32	33	35	36	38	39
180	12	14	15	17	19	20	22	23	25	26	28	29	31	32	34	35	37	39	40
178	13	14	16	17	19	21	22	24	25	27	28	30	32	33	35	36	38	39	41
176	13	15	16	18	19	21	23	24	26	27	29	31	32	34	36	37	39	40	42
174	13	15	17	18	20	21	23	25	26	28	30	31	33	35	36	38	40	41	43
172	14	15	17	19	20	22	24	25	27	29	30	32	34	35	37	39	41	42	44
170	14	16	17	19	21	22	24	26	28	29	31	33	35	36	38	40	42	43	45
168	14	16	18	19	21	23	25	27	28	30	32	34	35	37	39	41	43	44	46
166	15	16	18	20	22	24	25	27	29	31	33	34	36	38	40	42	44	45	47
164	15	17	19	20	22	24	26	28	30	32	33	35	37	39	41	43	45	46	48
162	15	17	19	21	23	25	27	29	30	32	34	36	38	40	42	44	46	48	50
160	16	18	20	21	23	25	27	29	31	33	35	37	39	41	43	45	47	49	51
158	16	18	20	22	24	26	28	30	32	34	36	38	40	42	44	46	48	50	52
156	16	18	21	23	25	27	29	31	33	35	37	39	41	43	45	47	49	51	53
154	17	19	21	23	25	27	30	32	34	36	38	40	42	44	46	48	51	53	55
152	17	19	22	24	26	28	30	32	35	37	39	41	43	45	48	50	52	54	56
150	18	20	22	24	27	29	31	33	36	38	40	42	44	47	49	51	53	56	58

Körpergewicht (kg)

BMI 19-25 → Laufen Sie weiter, essen Sie mehr.

BMI 25-30 → Laufen Sie weiter.

BMI 30-35 → Mit natural running regulieren Sie das Gewicht.

BMI 35-40 → Mit natural running regulieren Sie das Gewicht.

BMI > 40 → Sie brauchen ärztliche Hilfe.

BMI > 40 → Sie brauchen ärztliche Hilfe.

Minus fünf Prozent – runter mit dem Körperfett

Ihr Körperfettanteil wird unter 20 Prozent liegen. Denn was der BMI verschweigt, ist die Zusammensetzung Ihres Körpers. Einige sind kräftiger gebaut und aufgrund ihres Trainings sehr muskulös. Andere haben durch unerwünschte Fettpölsterchen das erhöhte Gewicht. Aufschluss hierüber gibt Ihnen die Körperfettmessung. Es gibt Waagen, die mittels eines elektrischen Widerstands (keine

Angst, Sie spüren nichts davon) die Wasser- und Fettanteile Ihres Körpers ermitteln.

Wenn Sie schon besser trainiert sind, würde ich Sie mit der sogenannten Calipermethode untersuchen. Hierbei messe ich an definierten Punkten des Körpers die Dicke Ihres Unterhautfettgewebes und berechne so den Fettanteil Ihres Körpers. Mit natural running senken Sie das Körperfett. Sie erreichen Ihren Idealwert.

Körperfettanteil bei Frauen in Prozent

Alter	zu wenig	sehr gut	gut	mittel	schlecht	sehr schlecht
19 bis 24	unter 18,9	18,9	22,1	25,0	29,6	über 29,6
25 bis 29	unter 18,9	18,9	22,0	25,4	29,8	über 29,8
30 bis 34	unter 19,7	19,7	22,7	26,4	30,5	über 30,5
35 bis 39	unter 21,2	21,2	24,0	27,7	31,5	über 31,5
40 bis 44	unter 22,6	22,6	25,6	29,3	32,8	über 32,8
45 bis 49	unter 24,3	24,3	27,3	30,9	34,1	über 34,1
50 bis 54	unter 26,6	26,6	29,7	33,1	36,2	über 36,2
55 bis 59	unter 27,4	27,4	30,7	34,0	37,3	über 37,3
60 plus	unter 27,6	27,6	31,0	34,4	38,0	über 38,0

Körperfettanteil bei Männern in Prozent

Alter	zu wenig	sehr gut	gut	mittel	schlecht	sehr schlecht
19 bis 24	unter 10,8	10,8	14,9	19,9	23,3	über 23,3
25 bis 29	unter 12,8	12,8	16,5	20,3	24,4	über 24,4
30 bis 34	unter 14,5	14,5	18,0	21,5	25,2	über 25,2
35 bis 39	unter 16,1	16,1	19,4	22,6	26,1	über 26,1
40 bis 44	unter 17,5	17,5	20,5	23,6	26,9	über 26,9
45 bis 49	unter 18,6	18,6	21,5	24,5	27,6	über 27,6
50 bis 54	unter 19,8	19,8	22,7	25,6	28,7	über 28,7
55 bis 59	unter 20,2	20,2	23,2	26,2	29,3	über 29,3
60 plus	unter 20,3	20,3	23,5	26,7	29,8	über 29,8

Nach: „Schlank und fit in den Sommer", Wissen Media Verlag GmbH, Gütersloh/München, 2004

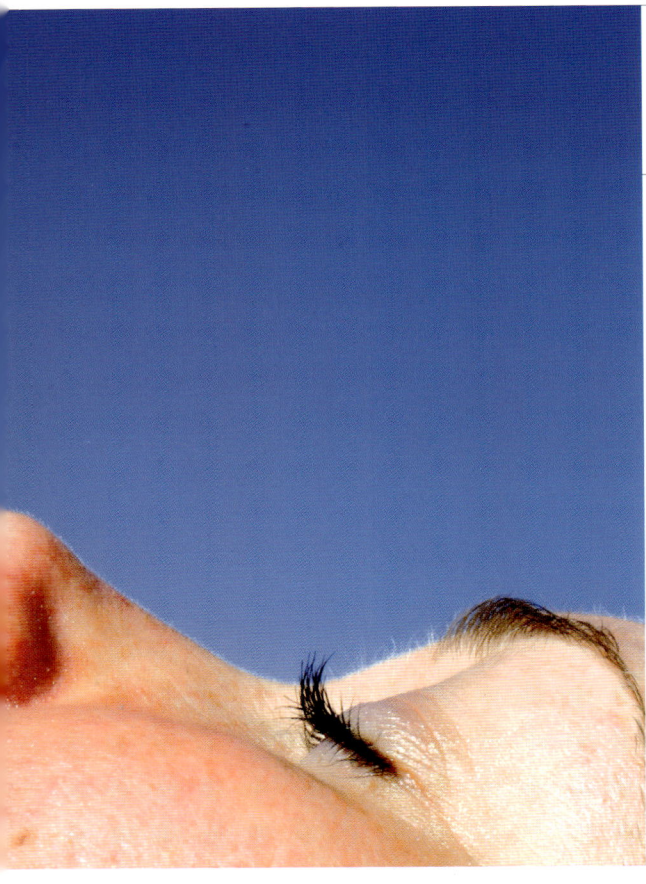

Sonne auf der
Haut ist Power
für die Psyche

Tonisierte Gefäße

Machen Sie Schluss mit dicken Beinen am Abend und Augenringen am Morgen. Tonisieren Sie Ihre Gefäße. Sorgen Sie für eine gute Muskelvenenpumpe, die Ihre Beine schlank hält. Verhindern Sie zuverlässig Krampfadern und Besenreiser, indem Sie die Gefäße trainieren. Mit natural running.

2400 kcal – regulieren Sie den Hunger

Sie essen, wenn Sie Hunger haben. Sie wollen nicht aus Langeweile essen. Mit natural running lernen Sie genau das. Hören Sie wieder auf Ihren Körper. Schluss mit dem Essen zum Zeitvertreib. Ihr Körper weiß, was gut für ihn ist. Geben Sie ihm natürliche Bewegung mit natural running – und er gibt Ihnen das Gefühl zurück.

Drei Liter täglich – erleben Sie mehr Durst

Sie trinken drei Liter am Tag. Nicht weil Sie müssen, nicht weil Sie sollen, sondern weil Sie Durst haben. Können sich alle Topmodels zwischen Paris und Mailand irren? Bei Ihnen haben Falten und Cellulite ab sofort keine Chancen mehr, Sie trinken sich die Haut straff und geschmeidig. natural running macht Sie durstig.

Unter 160 mg/dl – runter mit dem Cholesterin

Wetten, dass Sie Ihr schlechtes LDL-Cholesterin unter 160 mg/dl senken werden? Mit natural running haben Sie Lust auf vieles, aber nicht auf Hamburger und Pommes frites. natural running kontrolliert Ihren Cholesterinspiegel mit Bewegung und gutem Essen.

Zur Bestimmung der Blutfette sollte Ihr Arzt Sie mit knurrendem Magen empfangen, also ungefähr zwölf Stunden nach der letzten

10.000 Lux für die Psyche und zur Osteoporose-Prophylaxe

Gesundes Leben braucht Licht. Kommen Sie raus, ins Licht! Sorgen Sie für eine gut durchblutete Haut. Mit einem gesunden Teint, der nach Vitalität und Gesundheit aussieht und nicht nach Falten und Dörrobst aus dem Solarium. Die Haut ist die Visitenkarte Ihrer Gesundheit. Erleben Sie deshalb das Licht, die Luft und den Wind. Die Lichtmenge, die Sie im Sommer im Schatten erfahren, ist mit 10.000 Lux 20-mal so groß wie die übliche Bürobeleuchtung. Und das tut auch Ihrer Psyche gut. Mit natural running stärken Sie außerdem Ihre Knochen, denn schon 15 Minuten Sonnenlicht an drei Tagen in der Woche erzeugt in Ihrer Haut genügend Vitamin D. Osteoporose hat so keine Chance.

Nahrungsaufnahme. Ihr Arzt sollte Ihr HDL- und LDL-Cholesterin bestimmen. Ihre Gefäße brauchen ein hohes HDL- und ein niedriges LDL-Cholesterin. Das gute HDL putzt die Gefäße sauber, das schlechte LDL sorgt für Verstopfung und Verkalkung. Die folgende Tabelle zeigt Ihnen Ihr Risiko für Gefäßerkrankungen. Mit natural running erlaufen Sie sich Werte von unter zwei. Ohne Tabletten.

Ihr Verhältnis von LDL- zu HDL-Cholesterin

LDL-C mg/dl (mmol/l)	HDL-Cholesterin in mg/dl (mmol/l)							
	25 (0,65)	30 (0,78)	35 (0,91)	40 (1,03)	45 (1,16)	50 (1,29)	55 (1,42)	60 (1,55)
100 (2,59)	4	3,3	2,9	2,5	2,2	2	1,8	1,7
110 (2,85)	4,4	3,7	3,1	2,8	2,4	2,2	2	1,8
120 (3,11)	4,8	4	3,4	3	2,7	2,4	2,2	2
130 (3,36)	5,2	4,3	3,7	3,3	2,9	2,6	2,4	2,2
140 (3,63)	5,6	4,7	4	3,5	3,1	2,8	2,5	2,3
150 (3,88)	6	5	4,3	3,8	3,3	3	2,7	2,5
160 (4,14)	6,4	5,3	4,6	4	3,5	3,2	2,9	2,7
170 (4,40)	6,8	5,7	4,9	4,3	3,8	3,4	3,1	2,8
180 (4,66)	7,2	6	5,1	4,5	4	3,6	3,3	3
190 (4,91)	7,6	6,3	5,4	4,8	4,2	3,8	3,5	3,2
200 (5,18)	8	6,7	5,7	5	4,4	4	3,6	3,3
210 (5,43)	8,4	7	6	5,3	4,7	4,2	3,8	3,5
220 (5,70)	8,8	7,3	6,3	5,5	4,9	4,4	4	3,7

Das LDL-Cholesterin

Der LDL-Cholesterinspiegel sollte unter 160 mg/dl liegen, wenn Sie gesund sind und weniger als zwei der folgenden Risikofaktoren haben:

- Mann > 45 Jahre
- Frau > 55 Jahre
- Zigarettenrauchen
- Bluthochdruck
- Diabetes mellitus
- Adipositas
- HDL < 40 mg/dl (Männer)
- HDL < 45 mg/dl (Frauen)

- **koronare Herzerkrankung in der Familie**

Das LDL-Cholesterin sollte weniger als 130 mg/dl sein, wenn Sie mehr als zwei der genannten Risikofaktoren aufweisen.

Wenn Sie bereits eine Gefäßerkrankung (Brustengegefühl oder Herzinfarkt) haben oder an Diabetes mellitus leiden, dann sollte Ihr LDL-Cholesterinspiegel unter 100 mg/dl liegen.

Verabschieden Sie sich vom Bluthochdruck, dem Gefäßkiller Nummer eins.

120/80 mmHg – runter mit dem Blutdruck

Sie werden Wohlfühlblutdruckwerte von 120/80 mmHg und weniger haben. Lassen Sie den Blutdruck beim nächsten Arztbesuch oder beim nächsten Einkauf in der Apotheke einfach überprüfen. Der Blutdruck stellt das Maß für die Last da, die die Gefäßwände auf Dauer aushalten müssen. Stehen sie kontinuierlich unter hoher Spannung, so leistet dies der Arterienverkalkung Vorschub. Mit natural running halten Sie Ihr Gefäßsystem gesund und elastisch und erreichen Ihren Wohlfühlwert von 120/80 mmHg, vielleicht auch weniger. Verabschieden Sie sich vom Bluthochdruck, dem Gefäßkiller Nummer eins. Es ist übrigens nicht so, dass älteren Menschen ein höherer Blutdruck zustünde als jüngeren. Die Zielbereiche gelten also für Alt und Jung gleichermaßen.

Ihr Blutdruck

Systolisch (mmHg)	Diastolisch (mmHg)	Einordnung	Konsequenz
< 120	< 80	optimaler Blutdruck	Laufen Sie weiter!
< 130	< 85	normaler Blutdruck	Mit natural running wird es noch besser!
130–139	85–89	grenzwertiger Bluthochdruck	Mit natural running können Sie wieder normale Blutdruckwerte erreichen.
> 140	> 90	Bluthochdruck	ärztliche Behandlung

Blutdruckempfehlungen © Deutsche Hochdruckliga. Fallen diastolischer und systolischer Blutdruck bei Ihnen in unterschiedliche Kategorien, so gilt die höhere Kategorie.

Treppe statt Fahrstuhl –
mit natural running
auf die Überholspur

Niedriger Blutdruck

Sie lesen immer nur von zu hohem Blutdruck, haben aber ganz andere Probleme? Was ist eigentlich zu tun, wenn der Blutdruck zu niedrig ist?

Besonders jüngere, schlanke und kleinere Frauen leiden mitunter an zu niedrigen Blutdruckwerten. Aber auch Sportler sind betroffen, weil ihr leistungsstarkes Herz für niedrige Pulsfrequenzen und einen niedrigen Blutdruck sorgt. Unangenehm wird der niedrige Blutdruck bei schnellem Aufstehen, großer Hitze oder nach dem Essen. Müdigkeit, verminderte Leistungsfähigkeit, Konzentrations- schwierigkeiten und kalte Hände und Füße werden als störend empfunden.

Der niedrige Blutdruck trägt allerdings auch wesentlich dazu bei, dass gut trainierte Menschen seltener an Herz-Kreislauf-Erkran- kungen leiden als Bewegungsmuf- fel. Ein niedriger Blutdruck schont Ihr Herz-Kreislauf-System.

Wenn Ihr niedriger Blutdruck Sie stört, dann sollten Sie Sport treiben. So reguliert Ihr Kreislaufsystem den Blutdruck besser. Unterstützen Sie den Effekt durch einige zusätzliche Gläser Wasser am Tag und salzen Sie Ihr Essen ruhig etwas nach.

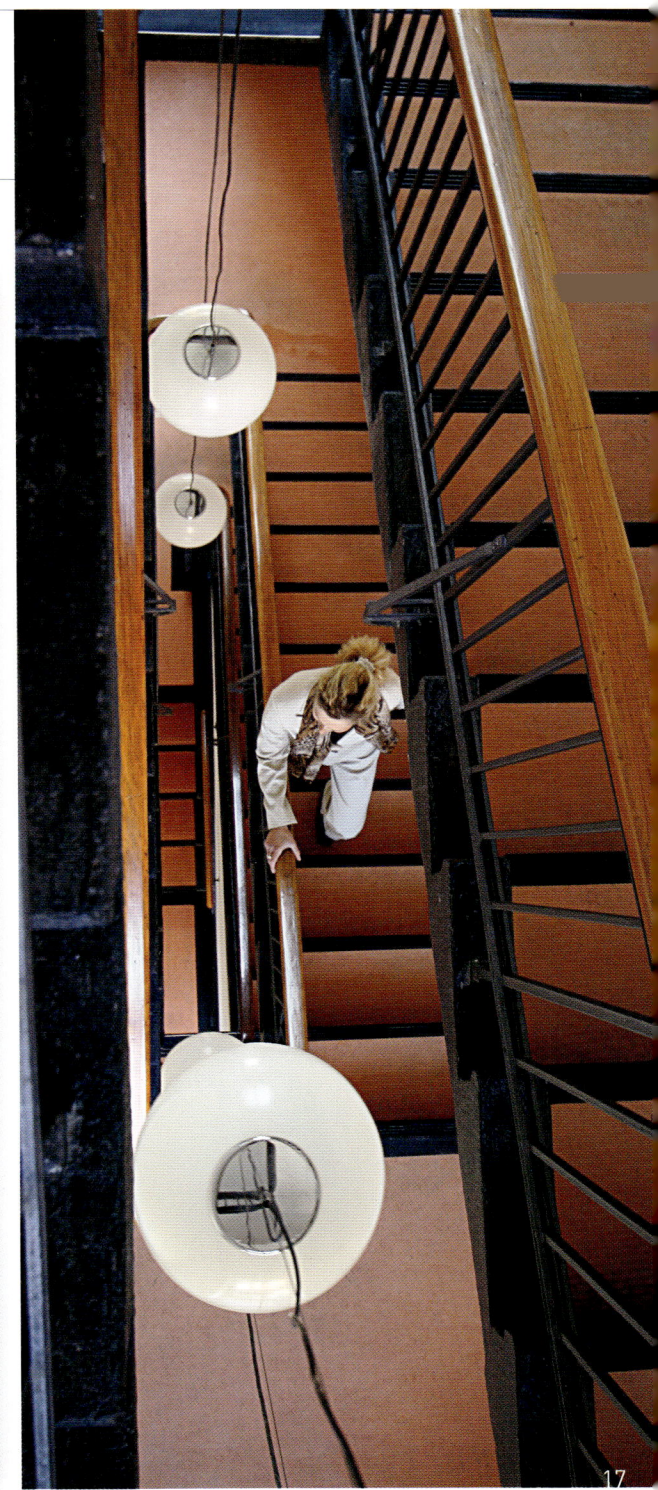

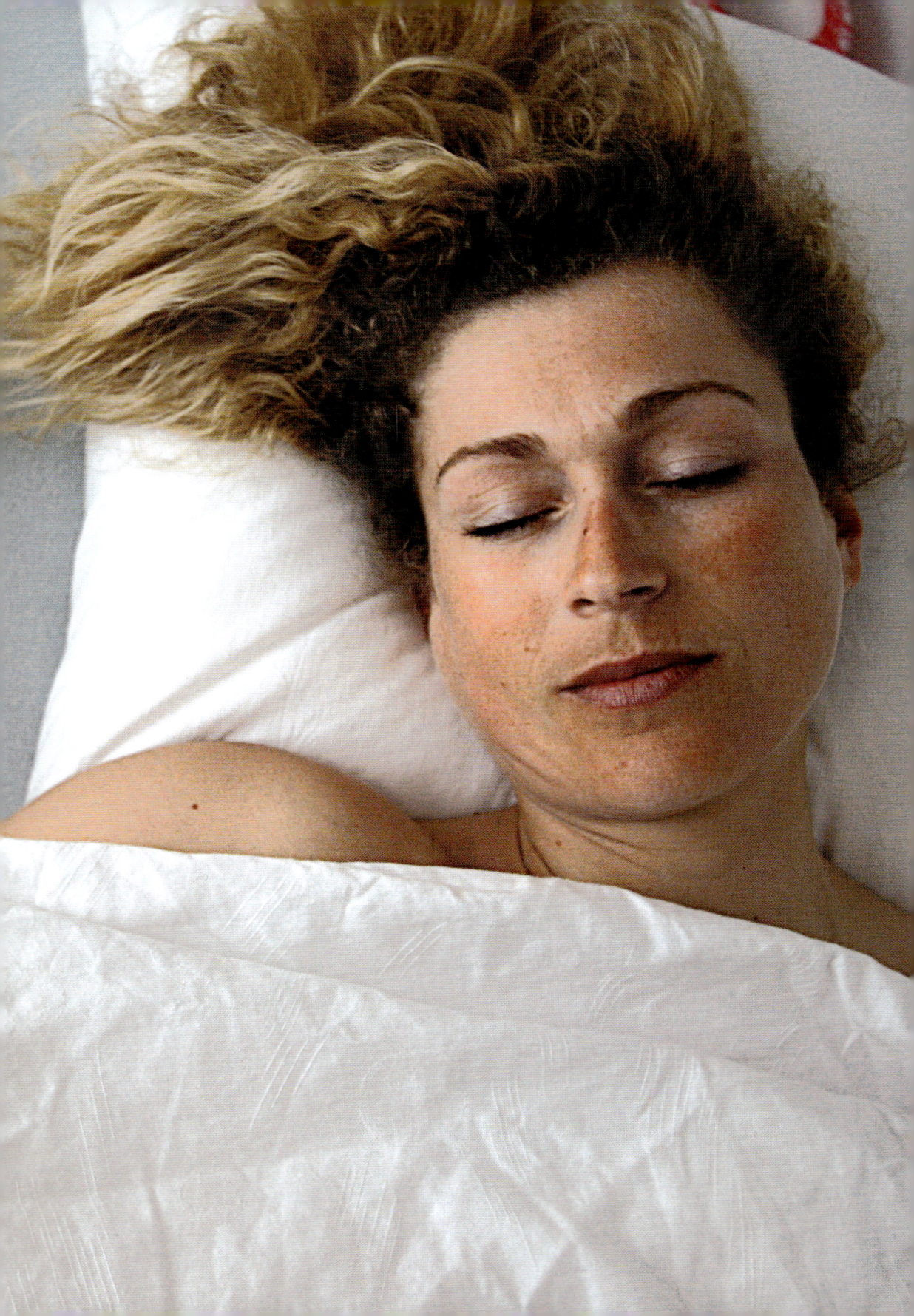

Morgens sind Sie nicht mehr gerädert, sondern frisch und ausgeruht.

Acht Stunden – schlafen Sie sich schön

Wie wäre es, wenn Sie abends ins Bett gingen, sich hinlegten und bald tief und fest einschliefen? Schlaflose Nächte, in denen Sie sich von links nach rechts wälzen und doch kein Auge zukriegen, gehören der Vergangenheit an. Morgens sind Sie nicht mehr gerädert, sondern ausgeruht und frisch. Schlafmittel gehören mit den Schmerzmitteln zu den meistverkauften Medikamenten in diesem Land. Aber nicht mehr für Sie. Sie werden mit natural running zum Tiefschläfer.

Unkaputtbar – ein starker Rücken

Sie werden einen starken Rücken haben. Jede fünfte Krankschreibung in der Bundesrepublik erfolgt wegen Rückenschmerzen. Und jeder dritte Arbeitsunfähigkeitstag entsteht durch Muskelverspannungen im Rumpf. Rückenschmerzen bedrohen aber nicht nur Ihre Karriere und Arbeitsfähigkeit: Ihre Freiheit und Mobilität in der Freizeit sinken ebenso

rapide, wenn Sie sich nicht frei bewegen können. Lassen Sie das! Stellen Sie das ab! Halten Sie Ihre Bandscheiben fit. natural running ist ein Zaubermittel gegen Rückenschmerzen.

80 mg/dl nüchtern – runter mit dem Blutzucker

Sie werden Blutzuckerwerte von weniger als 90 mg/dl haben. Alles andere ist eine Gefahr für Ihre Gefäße. Laufen Sie diese Zuckerwerte mit natural running in den Gesundheitsbereich. Kein Zucker, der in Ihren Gefäßen schwappt und Herzkranzgefäße und Hirnschlagadern schädigt. Diabetes, Herzinfarkt und Schlaganfall: natural running vertreibt diese Sorgen aus Ihrem Leben.

Sprechen Sie beim nächsten Besuch mit Ihrem Arzt oder Apotheker über eine Blutzuckermessung. Man kann den Blutzucker mit einem kleinen Tropfen Blut aus dem Ohrläppchen oder dem Finger ganz einfach bestimmen.

Ihr Blutzucker		
Nüchternblutzucker in mg/dl	Einordnung	Konsequenz
< 90	optimal	Laufen Sie weiter.
90–100	noch normal	Mit natural running wird es noch besser.
100–125	Verdacht auf gestörte Glukosetoleranz	Mit natural running regulieren Sie den Blutzucker.
> 125	Diabetes mellitus	Begeben Sie sich in ärztliche Behandlung.

Viagra überlassen Sie den Menschen, die ernsthaft krank sind.

Liegen Ihre Blutzuckerwerte nüchtern zwischen 100 und 125 mg/dl, machen Sie bitte umgehend einen oralen Glukosetoleranztest (OGTT). Im Frühstadium der Zuckerkrankheit ist der Körper nämlich noch in der Lage, den Nüchternzucker zu regulieren. Werden größere Mengen Zucker aufgenommen, versagt die Insulinregulation, und die Gefäße sind den erhöhten Zuckerwerten ausgesetzt und nehmen Schaden. Dies nennt man gestörte Glukosetoleranz. Zu Zeiten des Sparzwangs im Gesundheitssystem wird dieser orale Glukosetoleranztest nicht mehr überall eingesetzt, doch ist er sehr nützlich, um die Vorstufen der gefährlichen Zuckerkrankheit zu erfassen.

Oraler Glukosetoleranztest

Bei diesem Test haben Sie seit zehn Stunden nichts gegessen. Mindestens drei Tage lang sollten Sie sich mit Kartoffeln und Pasta kohlenhydrat reich ernährt haben.
Sie trinken dann eine standardisierte Lösung mit 75 Gramm Glukose innerhalb von fünf Minuten. Zu Beginn und nach 120 Minuten wird Blut abgenommen und der Blutzucker bestimmt. Die Diagnose „Diabetes mellitus" ist eindeutig, wenn der 2-Stunden-Wert 200 mg/dl oder mehr beträgt. Liegt er zwischen 140 und 200 mg/dl, dann spricht man von einer „gestörten Glukosetoleranz".

Wann liegt Diabetes mellitus vor?

Wenn der Blutzucker zu einem beliebigen Zeitpunkt 200 mg/dl und mehr beträgt oder der Nüchtern-Blutzucker bei zweimaligem Testen 126 mg/dl überschreitet, leiden Sie an der Zuckerkrankheit und sollten sich dringend behandeln lassen.

80 ms RLX – entspannen Sie mit der Herzfrequenzvariabilität

Bleiben Sie entspannt. Messen Sie Ihren Stresslevel. Geht nicht? Geht doch! Ich messe seit Jahren den Trainingsstress meiner Athleten mit einer neuen Methode aus der Sportmedizin. Es geht dabei um die Herzfrequenzvariabilität (HRV), die die Unregelmäßigkeit Ihrer Herzschläge anzeigt. Der Stress, der durch Training erzeugt wird, ist damit genauso gut messbar wie der Stress, der durch Hektik im Büro und psychische Überlastung entsteht. Der sogenannte RLX-Wert zeigt aber nicht nur den Stress an, sondern auch Ihre körperliche Fitness und den aktuellen Gesundheitszustand. Machen Sie es wie meine Athleten und Patienten: Messen Sie jeden Morgen Ihren RLX-Wert, damit Sie Ihre Fit-

Mit der Polar RS800 können Sie ganz einfach Ihre Herzfrequenz-variabilität bestimmen

ness im Auge haben. Dafür benötigen Sie eine entsprechende Uhr. Bislang gibt es diese Uhr nur von der Firma Polar.

Und so messen Sie den RLX-Wert: Sie schnallen sich wie gewohnt einen Brustgurt um, über den Ihre Herzschlagfrequenz auf die Uhr am Handgelenk übertragen wird. Die Uhr verrechnet jetzt allerdings die Unregelmäßigkeit Ihrer Herzschläge. Ist der Puls unregelmäßig (im Millisekundenbereich), dann haben Sie einen guten Trainings- und Erholungszustand. Ihr RLX-Wert ist hoch. Wenn Sie gestresst sind, dann wird Ihr Puls extrem regelmäßig. Ihr RLX-Wert sinkt. Haben Sie Diabetes? Dann sind die RLX-Werte schlechter, weil das Nervensystem des Herzens gestört wird. Bei sehr niedrigen Werten sollten Sie sich deshalb internistisch untersuchen lassen.

Ihre Herzfrequenzvariabilität

RLX-Wert (ms)	Stress	Fitness	Konsequenz
< 20			Diabetes? Erkältung? Wenn nicht, wird natural running Ihnen helfen, Stress zu verringern und die Fitness zu verbessern.
20–40			Weiterlaufen, Sie können noch mehr entspannen.
> 40			Sie sind gut entspannt und erholt.

Bettgeflüster, neue Spannkraft

Sie werden Spaß haben. Viagra überlassen Sie den Menschen, die ernsthaft krank sind. Lustkiller wie Stress und schlechte Fitness nehmen Ihnen Muse und Spannkraft. Spüren Sie sich. Spüren Sie das Leben und die Lust. Seien Sie ganz Sie selbst mit einem neuen Körpergefühl. natural running gibt Ihnen die Lust zurück.

Traumreise, neue Ideen, neue Tatkraft

Schließen Sie die Motivationslöcher. Nutzen Sie die neue Kreativität für den Job, die Familie und Ihre Träume. Mauern Sie sich nicht ein. Ändern Sie das Leben. Jetzt. Spüren Sie die Energie, spüren Sie das Licht und das Leben, wenn Sie draußen sind. In der Natur, in der Stadt. Dort, wo das Leben sich abspielt. Spüren Sie Hunger und Durst. Spüren Sie Kraft und Tatendrang und spüren Sie, wie die Ideen und die Träume zurückkehren. Der entscheidende Schritt zur Veränderung wird klein mit natural running.

21

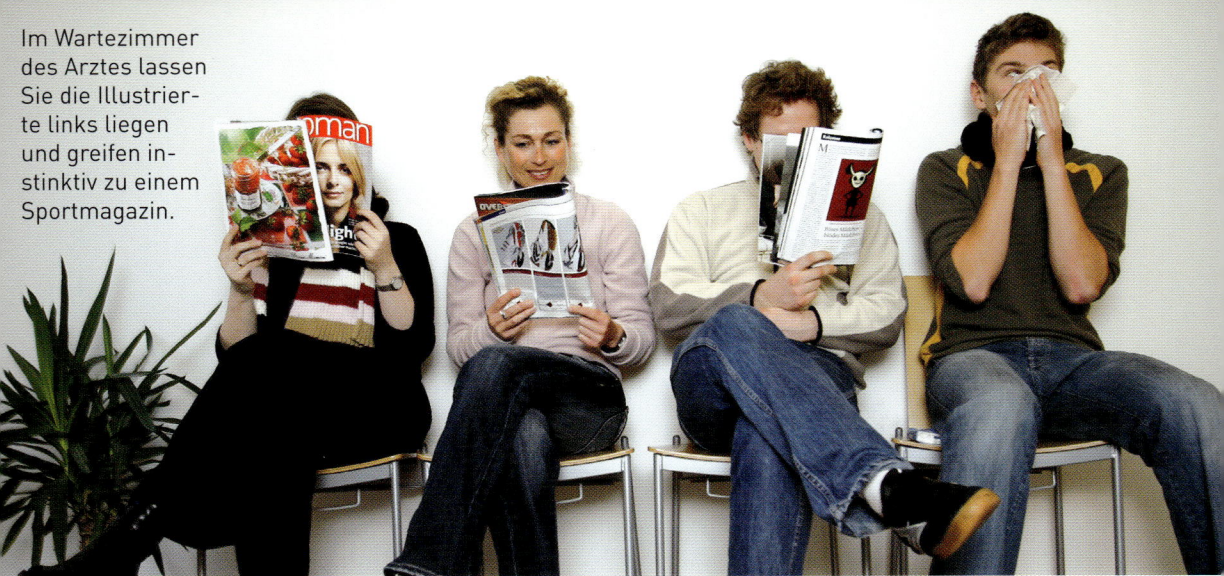

Im Wartezimmer des Arztes lassen Sie die Illustrierte links liegen und greifen instinktiv zu einem Sportmagazin.

Gesundheits-Check
bei Ihrem Arzt

Wenn Sie zu folgenden Gruppen gehören, sollten Sie vor dem Laufstart einen Arzt aufsuchen:

- Sie sind älter als 35 Jahre und zuvor nie medizinisch untersucht worden.
- Sie hatten bereits einen Herzinfarkt.
- Sie hatten bereits einen Schlaganfall.
- Sie leiden an Diabetes mellitus.
- Bei körperlicher Belastung verspüren Sie ein Stechen in der Brust.
- Sie sind langjähriger Raucher.
- Ihr BMI liegt über 30.
- Sie haben beim Gehen und Laufen Schmerzen in den Beinen.

Ihr Arzt führt dann in einem Vorsorge-Check-up Folgendes durch:

- Anamnese, Gespräch über Ihre Gesundheit und Ihre sportlichen Ziele
- körperliche Untersuchung zur Überprüfung der Sporttauglichkeit
- EKG zur Untersuchung des Herzens
- Blutdruckmessung zum Ausschluss eines Bluthochdrucks
- Blutabnahme, diese sollte nüchtern erfolgen:
- Differentialblutbild zum Ausschluss von Blutarmut und Entzündungen
- Blutfette (Gesamtcholesterin, HDL, LDL, Triglyceride) zum Ausschluss von erhöhten Werten
- Blutzuckerbestimmung zum Ausschluss von Diabetes mellitus
- Elektrolyte zum Ausschluss von Mangelerscheinungen und Fehlernährungen
- TSH zum Ausschluss von Schilddrüsenerkrankungen

Überraschen Sie Ihren Arzt

Aber besuchen Sie Ihren Arzt nicht nur einmal. In nur 16 Wochen wird sich Ihr Leben geändert haben. Mit jedem BMI-Punkt, den Sie verlieren, mit jedem Prozent Körperfett, das Sie nicht mehr mit sich herumschleppen müssen, mit jedem Cholesterinpunkt, der Ihre Gefäße nicht mehr schädigt, werden Sie sich leichter, besser und freier fühlen. Und das kann Ihr Arzt messen. Überraschen Sie Ihren Arzt und zeigen Sie ihm, wie Sie Ihren Körper ohne Medikamente um Jahre jünger machen.

> *Ihr Schuh sollte flexibel sein und leicht –*
> *und eine dünne Sohle haben.*

Es geht los!

Sie werden Ihr Leben ändern. Sie wollen jetzt endlich anfangen. Sie wollen sich bewegen. Sie wollen laufen. Aber wann? Und wie? Keine Angst, wir haben noch fast ein ganzes Buch Zeit, um alle Fragen erschöpfend zu beantworten. Als Erstes brauchen wir einen Startzeitpunkt, denn es gibt nichts Gutes, außer man tut es. Das „Wie" erkläre ich Ihnen unterwegs. Also, wann laufen Sie wohl am besten? Morgens oder abends? Diese Frage ist einfach zu beantworten: Morgens vor der Arbeit haben Sie die wenigsten Termine. Morgens vor der Arbeit ruft noch niemand an. Vor der Arbeit will man nicht zum Essen, zu Freunden, ins Kino oder einkaufen oder sonst etwas, das Sie von Ihrem neuen Leben mit natural running abhalten könnte. Sie werden also morgens laufen gehen. Die erste Handlung in Ihrem neuen Läuferleben: Stellen Sie Ihren Wecker um 40 Minuten vor. So haben Sie morgens früh genug Zeit für natural running.

Mehr schlafen

40 Minuten weniger Schlaf, denken Sie? Von wegen, schon in wenigen Tagen schlafen Sie abends pünktlich ein, und Ihr Schlaf wird viel erholsamer. Sie verlieren keine Schlafzeit, Sie gewinnen Schlafzeit und Qualität! Aber bevor es losgeht, begleite ich Sie etwas bei den weiteren Vorbereitungen.

„Schatz, ich habe nichts anzuziehen!"

Schock, schwere Not. Nichts anzuziehen! Bewahren Sie Ruhe. Ich schlage vor, Sie gehen zuallererst zu Ihrem Schuhschrank. Sie halten es für waghalsig, ausgerechnet zwischen Ihren Schuhen einen Schuh zu suchen, mit dem Sie laufen sollen? Sie meinen, Sie brauchen sofort einen optimal gedämpften Hightech-Treter? Aber sich in einem Laufschuhgeschäft mit all seinen Vermessungseinrichtungen begucken lassen, das wollen Sie eigentlich auch nicht.

Ich habe verstanden. Also, gemach, gemach. Schuhe kaufe ich mit Ihnen später. Zunächst begleite ich Sie als Schuhexperte und Schuhtester gerne in Ihr privates Schuhlager. Nehmen Sie bitte sämtliche alten Sportschuhe heraus. Egal ob aus vergangenen Handball-, Ballett-, Fitnessstudio- oder Tenniszeiten. Ihr Schuh sollte flexibel sein und leicht. Vor allem aber sollte er eine dünne Sohle haben. Achten Sie auf eine dünne Sohle und auf das Entscheidende: Fühlen Sie sich in dem Schuh wohl. Ich wette, Sie werden einen Schuh gefunden haben. Stellen Sie ihn gleich für morgen früh bereit.

Der Style-Faktor

Sie haben also einen Schuh. Die Männer werden nun glücklich und zufrieden sein. Es kann losgehen. Für viele Frauen beginnt nun das eigentliche Problem: der Style-Faktor. Glauben Sie nicht? Wollen Sie nicht glauben? Nun, als Lauftrainer und Laufarzt habe ich viele Läuferprobleme kennengelernt. Zu den schwierigsten gehört der Style-Faktor bei den Damen. Denn ist der nicht erfüllt, gehen sie nicht laufen.

Während die Männer sich irgendeinen Jogginganzug oder die kurze Sporthose und ein T-Shirt suchen, sind die Frauen mit ihrem Auftritt auf dem Laufsteg beschäftigt. Mein Erfahrungswert nach zahlreichen Erkundungsläufen in Hamburg an der Alster, in Köln am Rhein, in Hannover am Maschsee, in Berlin im Stadtpark und in München im englischen Garten: Es sind lange Jogginghosen mit geradem Schnitt, taillierte Shirts mit kurzem Arm und ein Kapuzenpulli, den man, wenn es wärmer wird, um die Hüften schlingen kann.

Einverstanden? Sie werden etwas Adäquates in Ihrem Schrank finden. Es geht ja vorerst darum, gut auszusehen und eine gute Figur zu machen, und nicht um Hochleistungstraining. Wir werden uns in späteren Phasen Ihres neuen Lebens mit Laufschuhen und Sportkleidung auseinandersetzen.

Schlüssel und MP3-Player
Sie haben die Sachen gefunden. Sie stehen vor dem Spiegel. Ist es okay?! Sehen Sie sich das Spiegelbild noch einmal genau an. Es wird sich verändern. Schon morgen. Legen Sie die Sachen für morgen früh bereit. Das Nächste, was Sie jetzt tun, ist, den Wohnungsschlüssel vom Bund abzumachen und dazuzulegen, um nicht das ganze Riesenschlüsselbund rumzuschleppen. Das stört nämlich beim Laufen. Außerdem benötigen Sie eine Armbanduhr mit Sekundenzeiger. Wahlweise können Sie noch Ihren MP3-Player bereitlegen. Den einen nervt die Musik unterwegs, dem anderen ist sie eine schöne Abwechslung. Entscheiden Sie selbst.

Auf die Flaniermeile oder doch nicht?
Also gut, ich bin mir sicher, der Style-Faktor und die erste Ausrüstung stimmen. Aber wo sollen Sie denn morgen hinlaufen?, fragen Sie. Irgendwie schämen Sie sich doch, schließlich sind da draußen unzählige Könner unterwegs. Ich verstehe. Erlauben Sie mir als Lauftrainer jedoch die Bemerkung, dass da draußen die wenigsten Läufer laufen gelernt haben. Sie sind wie Golfspieler, die nie einen Trainer hatten und immer neben den Ball schlagen. Das sieht man daran, dass sie Kniebandagen tragen und pusten und schnauben wie Walrosse. Sie allerdings lernen gerade natural running und werden bald ein Könner sein.

Wählen Sie zunächst eine Strecke, auf der nicht so viel los ist. Am Stadtrand oder auf dem Lande. Wenn die Strecke nicht ohne Weiteres zu erreichen ist, nehmen Sie einfach das Fahrrad oder notfalls das Auto, um dorthin zu kommen. Obwohl, Auto … Na ja, Sie werden schon das Richtige tun. Die Frage, die Sie sich jetzt berechtigt stellen, ist die nach dem besten Untergrund für natural running. Für natural running sind natürliche Beläge ideal. Waldboden wäre toll, ist aber leider im Zentrum von Köln genauso wenig an der Tagesordnung wie in Hamburg. Was genauso gut geht, sind Laufstrecken in Parks mit Schotter- oder Sandwegen. Asphalt geht auch, aber Sie finden sicher etwas Weicheres. Suchen Sie sich etwas nach Ihrem Geschmack in Ihrer Nähe.

Und wie lange laufe ich?
Bevor Sie das Licht ausmachen, um sich vor Ihrem neuen Leben schlafen zu legen, stellt sich Ihnen noch die Frage, wie lange Sie denn nun laufen sollen. Ganz einfach: Sie werden zunächst zwei Minuten gehen und dann abwechselnd eine Minute laufen, eine Minute gehen. Das Ganze machen Sie für 15 Minuten. Länger nicht! Schlafen Sie gut, morgen wird ein guter Tag.

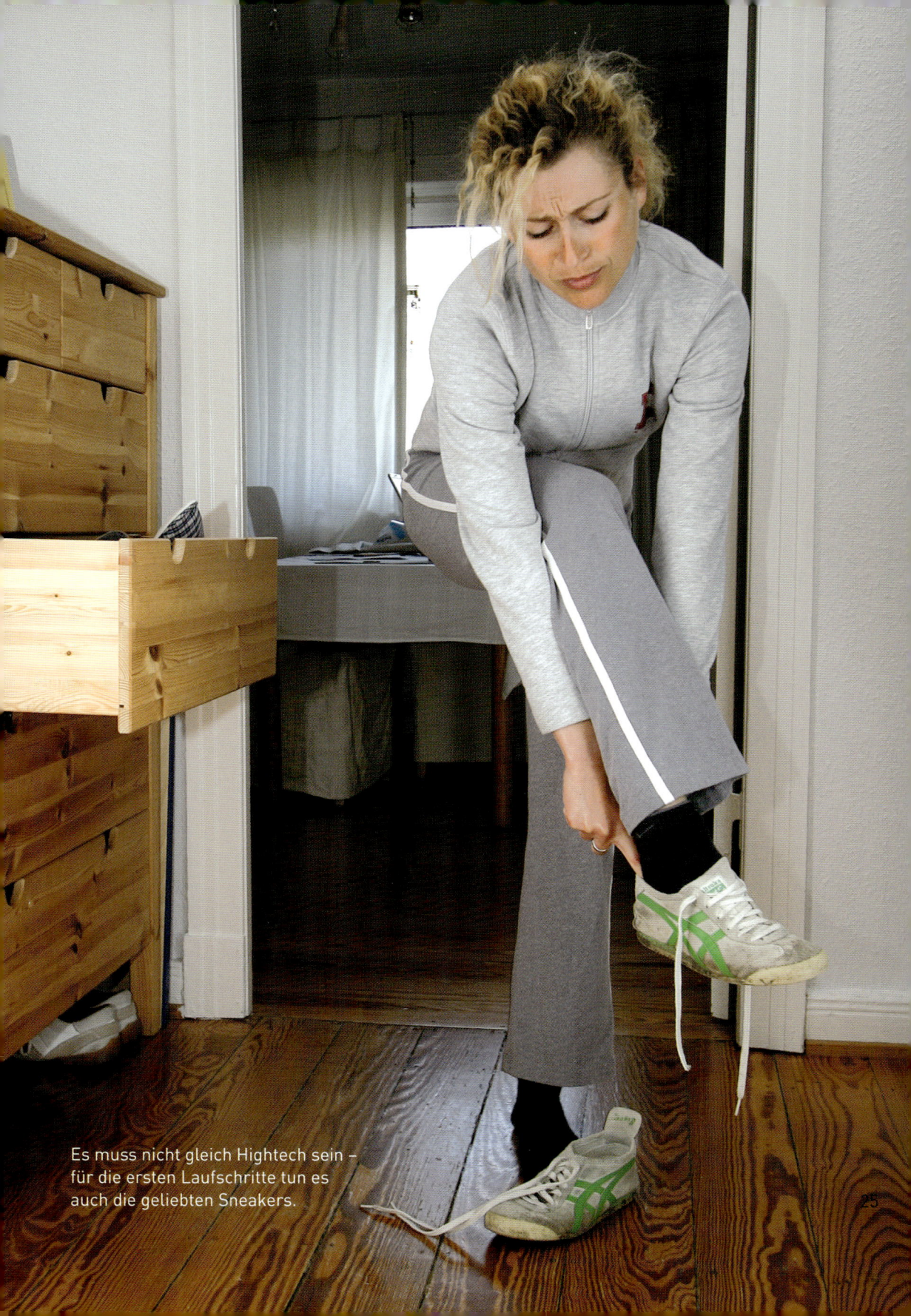

Es muss nicht gleich Hightech sein –
für die ersten Laufschritte tun es
auch die geliebten Sneakers.

25

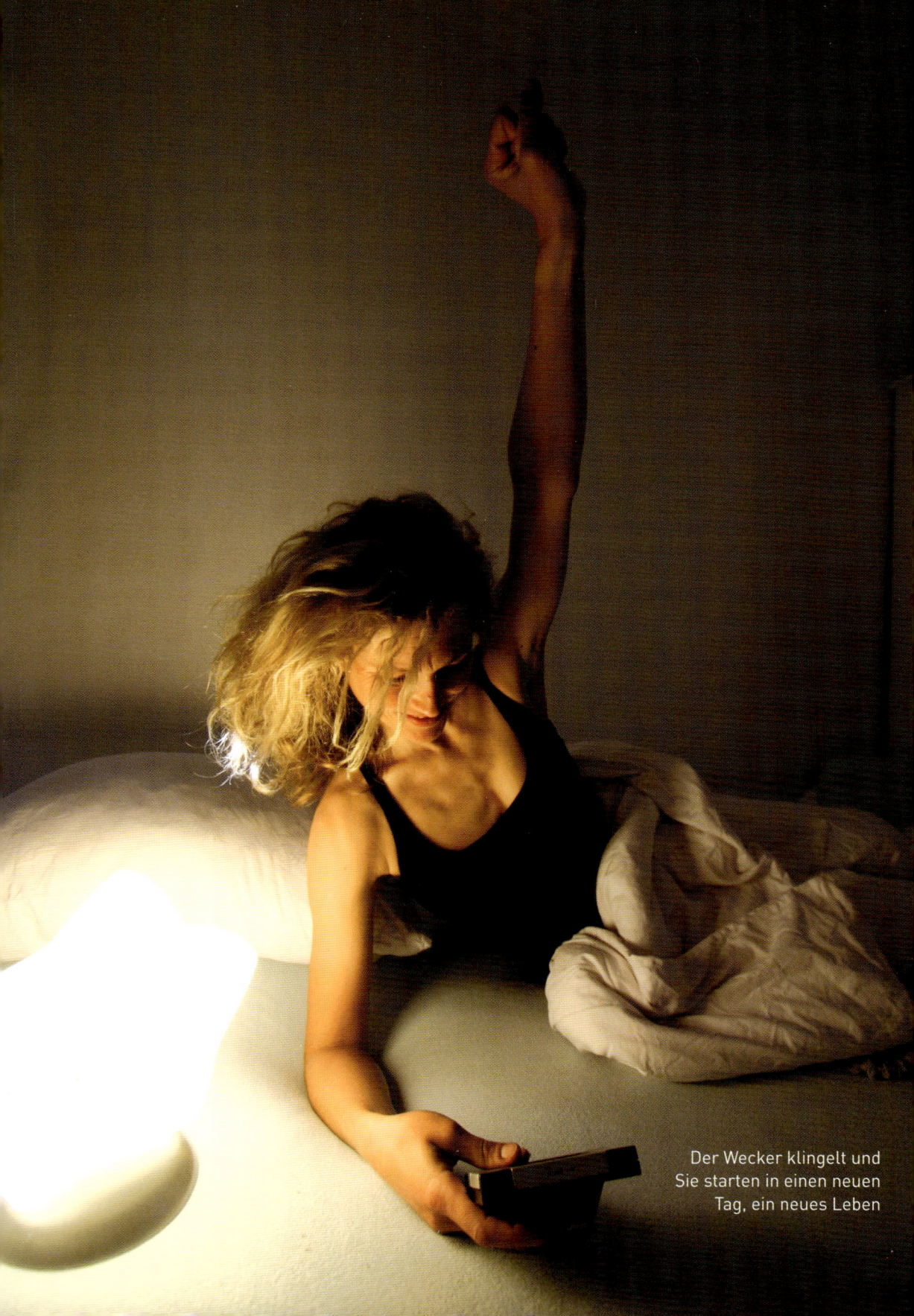

Der Wecker klingelt und
Sie starten in einen neuen
Tag, ein neues Leben

Guten Morgen

Der Wecker klingelt, und diesmal treibt Sie wesentlich mehr als die Gewohnheit und der Alltagstrott aus dem Bett in Richtung Badezimmer. Der obligatorische Blick in den Spiegel? Geschenkt, heute beginnt natural running. Sie ziehen Ihre Laufsachen an, schlüpfen direkt in die Laufschuhe und merken, dass Sie Durst haben. Kein Wunder, Sie haben acht Stunden nichts getrunken. Nehmen Sie sich ein Glas stilles Wasser. Guten Durst. Ohne einen Bissen geht's gar nicht? Na gut, dann essen Sie eine Banane oder eine kleine Scheibe Brot. Schnappen Sie sich nun den Schlüssel und los.

Und die Nachbarn

Verdammt, Sie stehen vor der Wohnungstür. Nichts scheint in dieser Sekunde wichtiger als die Gesichter der Nachbarn, wenn Sie jetzt rausgehen und Sportsachen anhaben. Bleiben Sie entspannt. Viele Jahre Leistungssport und zehn Umzüge in den letzten Jahren haben mich mit dem Phänomen „Blicke der Nachbarn" vertraut gemacht: Sie werden fragen: „Oh, Sie gehen joggen?" Dabei grinsen sie mit einer Mischung aus Überheblichkeit und eigenem schlechten Gewissen. Sie antworten einfach genauso trivial, aber mit Stolz und gutem Gewissen: „Ja, mal wieder was tun." Damit führen Sie den Smalltalk auf gleichem Niveau weiter und zeigen dem werten Nachbarn gleich, dass Sie jemand sind, der die Dinge anpackt. 1:0 für Sie. Wenn Sie den Nachbarn in zwei Wochen wieder treffen, ändert sich der Smalltalk. Es heißt dann meist: „Na, geht's wieder los?" Da ist sie, die Anerkennung Ihres Nachbarn. Sie gehen also raus. Was hat der Nachbar gefragt? „Oh, Sie gehen laufen?" Sehr gut. Dann kann es ja losgehen. Endlich draußen! Frische Luft! Licht! Spüren Sie das Leben!

Gehen Sie los. Zügig.
Sie gehen mit zügigen Schritten, und die Frische des Morgens schlägt in Ihr Gesicht. Sie frösteln, aber es ist ein gutes Gefühl. Gleich wird Ihnen warm sein. Ein Blick zur Uhr. Sie gehen zunächst zwei Minuten.

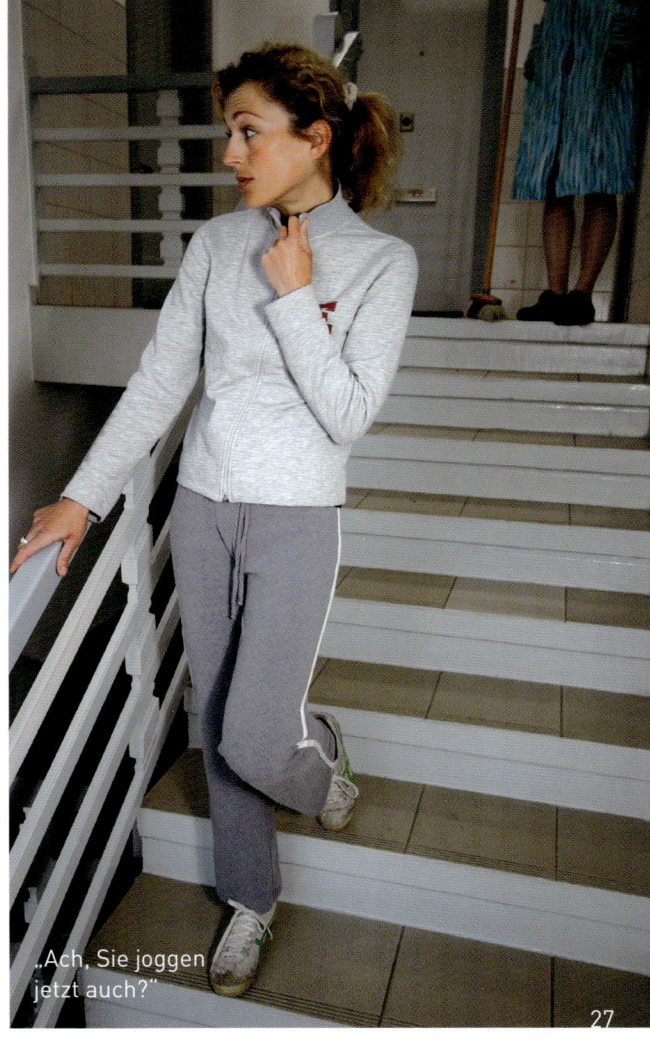

„Ach, Sie joggen jetzt auch?"

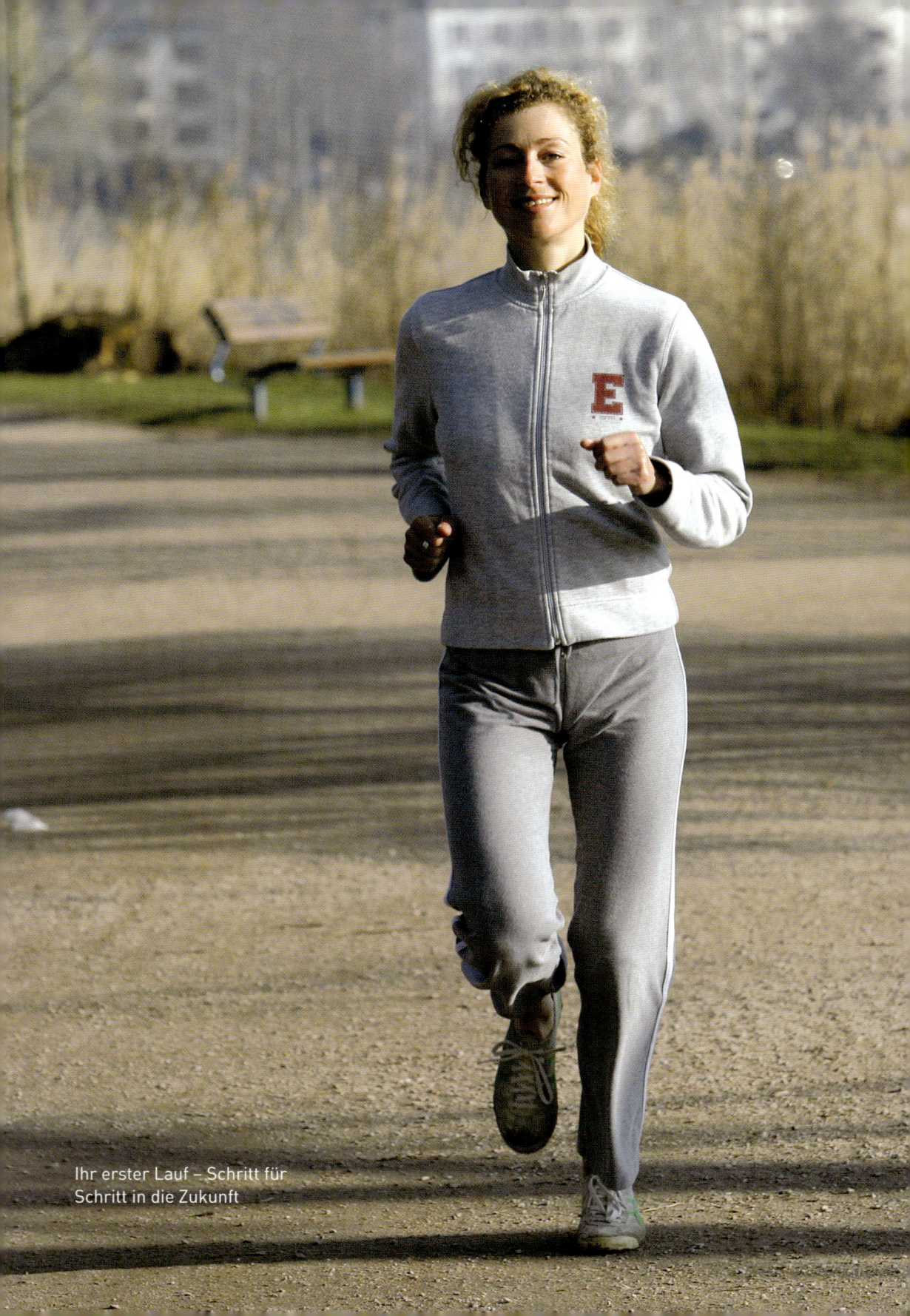

Ihr erster Lauf – Schritt für
Schritt in die Zukunft

Reißen Sie keine Bäume aus.
Es ist früh am Morgen.

Die ersten Minuten natural running

Nach den ersten zwei Minuten laufen Sie
einfach los. Einfach loslaufen. Jeder kann das.
Wie schnell? So langsam wie möglich! Reißen
Sie keine Bäume aus. Es ist früh am Morgen.
Laufen Sie langsam. Damit Sie es von Anfang
an richtig machen, bekommen Sie jetzt die
ersten zwei entscheidenden Tipps:

1. Winkeln Sie Ihre Arme an.
Der Winkel Ihrer Ellenbogen sollte kleiner
sein als 90 Grad. Halten Sie diesen Winkel
und bewegen Sie die Arme rhythmisch zum
Schritt vor und zurück.

2. Machen Sie um Himmels Willen keine großen Schritte.
Laufen Sie mit kleinen Schritten. Sie dürfen
so viele Schritte machen, wie Sie wollen.
Strengen Sie sich niemals an, große Schritte
zu machen. Machen Sie kleine, kraftspa-
rende Schritte.

Perfekt. Sie sind mitten drin. natural running. Sie laufen. Nach einer Minute naht die
erste Gehpause. Nutzen Sie die Minute, um
frischen Sauerstoff einzuatmen. Ist Ihnen
noch kühl? Nicht mehr? Okay. Sie spüren,
wie der Körper nach Bewegung giert. Wie er
endlich den ganzen Ballast und die Verspannungen los wird. Sie leben. Ihr Körper ist
wieder da. Es wird mit den weiteren Laufmi-
nuten anstrengender, aber Sie mögen das.
Ihr Körper mag die Bewegung. Die Gedanken werden von Laufphase zu Laufphase
freier. Noch eine Minute laufen … Die 15
Minuten sind um!

Bravo! Sie sind gelaufen!
Stolz. Jetzt kann Ihnen der Nachbar gerne
wieder begegnen, wenn Sie zurückkommen:

Sie haben trainiert! Sie sind gelaufen! Und
es war gut. Kalt ist Ihnen auch nicht, und
jetzt sind Sie hellwach. Ein Blick zur Uhr
verrät, es ist früher Morgen. Der ganze Tag
kommt erst noch, und Sie sind bereit. Und
motiviert. Bis in die Haarspitzen. Bevor Sie
auf irgendwelche abenteuerlichen Ideen
(und das wird sich beim Laufen bald nicht
mehr verhindern lassen) kommen, gehen
Sie bitte zurück ins Haus. Duschen.

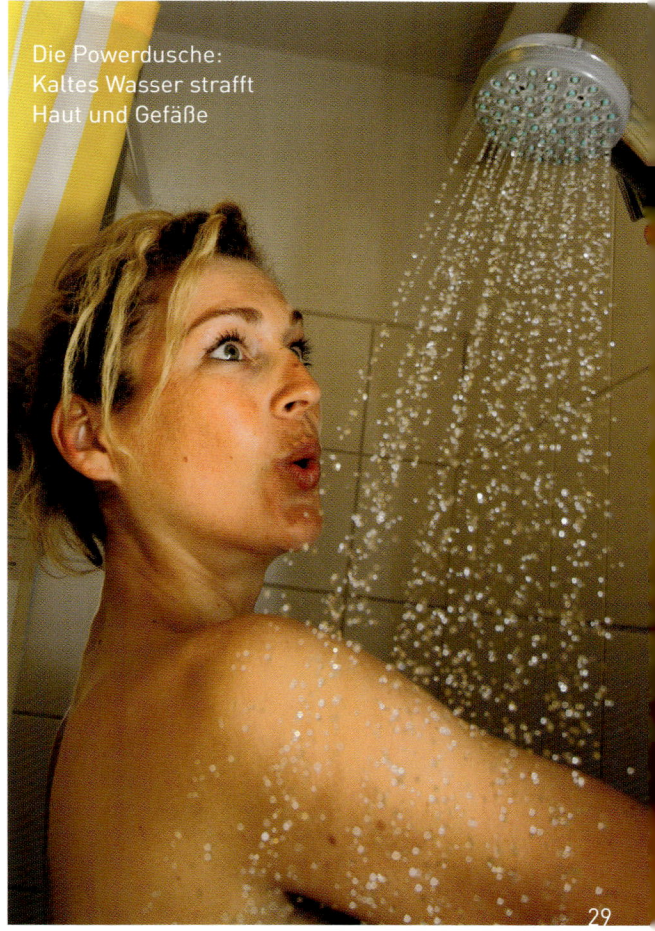

Die Powerdusche:
Kaltes Wasser strafft
Haut und Gefäße

> ## Männer duschen zur Körperreinigung.
> ## Frauen, weil es so herrlich warm ist.

Die Powerdusche

Duschen ist nicht gleich Duschen. Männer duschen zur Körperreinigung. Frauen duschen natürlich auch zur Körperreinigung, sie duschen aber unter anderem auch, weil es so herrlich warm ist und sie sonst am Morgen so frösteln. Nach dem Laufen ist das Duschen anders. Ihnen ist warm. Sie duschen nicht mehr so, als wollten Sie Ihre Haut als Vorbereitung für den Tag gründlich abkochen, um danach aufgequollene Waschfrauenhaut zu haben. Nein, Sie duschen, um sich frisch zu machen. Nicht zu heiß genießen Sie das Wasser. Aber hey, Sie sind schon wach. Sie brauchen hier gar nicht mehr ewig unter dem Wasser rumzuplanschen. Außerdem knurrt der Magen, und Sie haben Durst. Okay, raus aus der Dusche, aber nicht ohne Powerdusche.

Für die Damen

Meine Damen, ich weiß, was das für Sie bedeutet. Aber glauben Sie mir, kein Topmodel dieser Welt macht es am Morgen vor dem Fotoshooting anders: Kaltes Wasser tonisiert. Es zieht die Gefäße zusammen und strafft Haut und Gefäße. Kaltes Wasser belebt und gibt Ihnen ein frisches Aussehen. Einmal für wenige Sekunden berührt der kalte Wasserstrahl Ihre Haut, und die Wirkung hält einen ganzen Tag. Also gut. Raus aus der Dusche. Sie haben es geschafft. Und Sie werden belohnt. Schauen Sie jetzt in den Spiegel. Straffer? Besserer Teint? Schönere Haut? Wo sind die Augenringe? Weg?! Das waren Sie selbst! Herzlichen Glückwunsch!

Und die Herren

Meine Herren, es tut mir leid. Das Verständnis haben schon die Damen abbekommen. Sie stehen immer noch da mit dem Duschkopf in der Hand und jammern ganz leise vor sich hin? Nehmen Sie den verdammten Duschkopf, sprühen Sie sich ab. Straffen Sie Ihre Haut, stählen Sie den Körper. In drei Sekunden geht es Ihnen besser. Und? Raus aus der Dusche, ab vor den Spiegel. Wie ist es? Straffer? Besser durchblutet? Geht doch! Wo sind die Augenringe? Weg?! Das waren Sie selbst! Perfekt!

Der Gang in die Küche

Rein in die Klamotten. Der Tag kann beginnen. Sie merken, dass die Effekte des natural running anhalten. Sie sind erstens immer noch wach und zweitens fühlen Sie sich weiterhin schlanker und fitter. Sehr gut. Aber da ist noch etwas. Sie haben Hunger. Sie haben Durst. Ihr Körper spricht. Und wenn er nach getaner Arbeit nach Nahrung verlangt und nicht aus Langeweile, dann sollten Sie ihm diese nicht vorenthalten.

Würden Sie mich mitnehmen in Ihre Küche? Also gut. Nutella und Marmelade in friedlicher Eintracht neben der Tüte H-Milch. Knuspermüsli, das nach Bananen schmeckt, obwohl gar keine drin sind. Aber Sie wollen nicht. Ich habe nichts gesagt. Aber ich kann mir gut vorstellen, was Sie meinen. Sie haben nämlich Durst und Hunger. Keine Langeweile. Wenn man Langeweile hat, dann trinkt man H-Milch, die durch das hohe Erhitzen gar keine Milch mehr ist. Wenn man Langeweile hat, dann schmiert man sich auch fettige Schokomasse aufs Brot. Aber Sie haben Hunger und Durst.

Das Wasser danach

Sie wollen ein Glas Wasser? Ein großes? Bitte sehr. Tun Sie etwas gegen den Durst. Tun

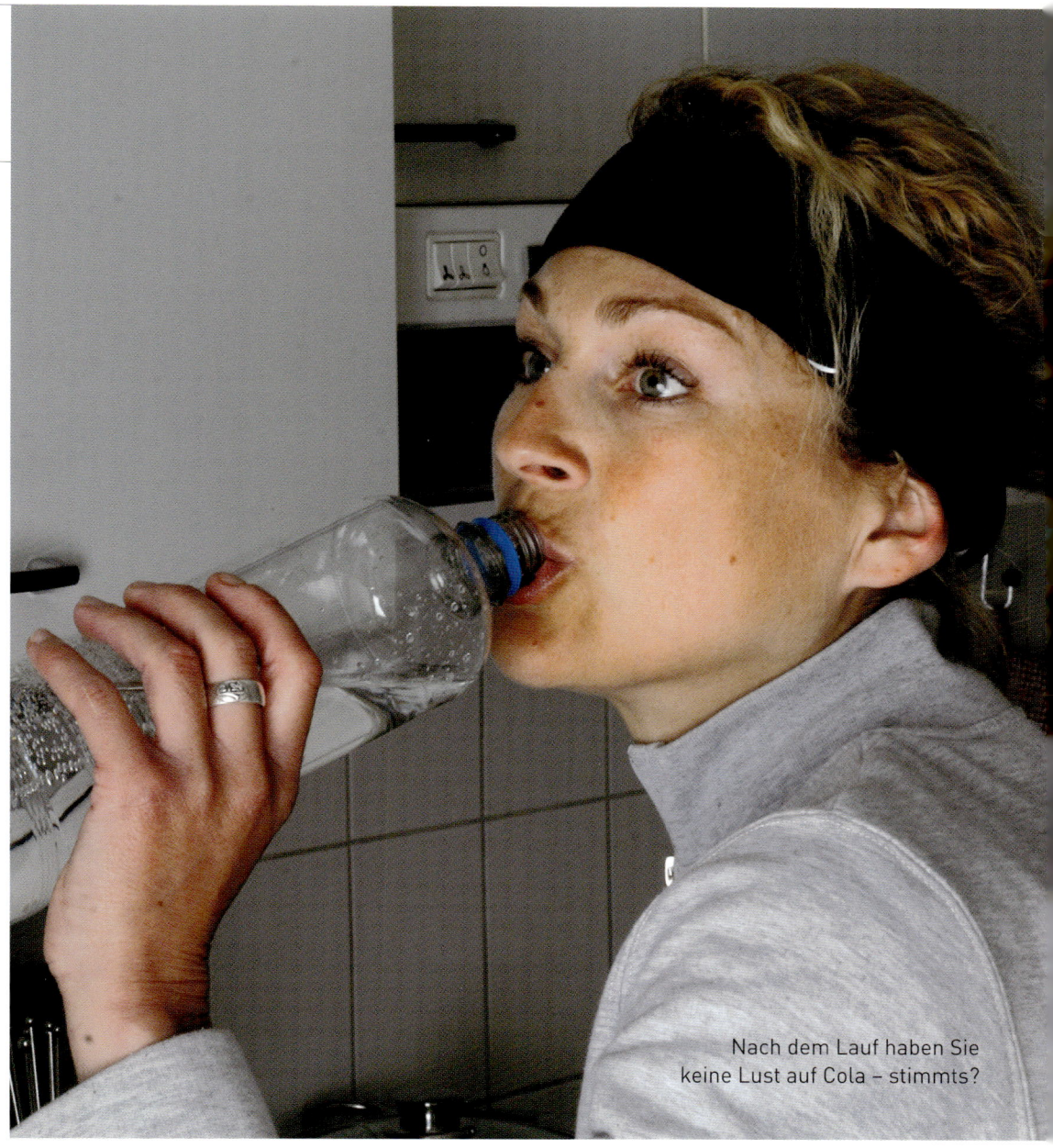

Nach dem Lauf haben Sie keine Lust auf Cola – stimmts?

Sie etwas für Ihre Haut. Sie werden frisch aussehen. Trinken Sie. Noch ein Glas? Bitte sehr. Und nun der Hunger. Keine Nuss-Nougat-Creme? Stattdessen einen Apfel? Wie Sie meinen. Beißen Sie rein. Nach einer Runde Licht, Luft und Leben vor der Tür ist das etwas ganz anderes. Sie mussten sich mal zum Obstessen zwingen? Das war gestern. Heute ist natural running, und Sie sind in einem neuen Leben. Bevor ich Ihnen erkläre, wie Sie das Frühstück noch weiter verfeinern können, gehen Sie erst mal zur Arbeit. Ich wette mit Ihnen, es wird ein besonderer Tag.

Laufproblemchen

Manchmal funktionieren die ersten Laufrunden leider nicht ganz ohne Probleme. Stellen Sie sich vor, Sie laufen los und spüren, wie Ihr Puls immer schneller schlägt. So, dass es schon unangenehm wird. Die Atmung wird ebenfalls immer schneller, und es macht Ihnen keinen Spaß mehr. Sie haben das Gefühl, sich quälen zu müssen. Bevor Sie eventuell anfangen, sich zu ärgern, denken Sie bitte daran, dass Sie sich gar nicht abquälen sollen. Sie sollen sich vielmehr wohlfühlen. Also, Sie wollen lieber gehen? Dann hören Sie auf Ihren Körper. Machen Sie langsamer. Dieses Problem wird ohnehin nur von kurzer Dauer sein, denn Ihre Fitness steigt unaufhörlich. Mit jedem Lauf. Versprochen.

Seitenstiche

Mitunter treten Beschwerden auf, die wie vom Himmel fallen. Sie laufen nichts ahnend Ihre morgendliche Runde, und plötzlich schmerzt es stark in der linken oder rechten Flanke und im Bauch. Seitenstiche. Sie kennen das bestimmt noch aus dem Schulsport. Machen Sie sich keine Gedanken, Sie haben nichts verkehrt gemacht. Das passiert jedem Sportler hin und wieder. Auch Weltklasseathleten sind nicht davor gefeit. Seitenstiche sind auch nach vielen Jahren sportmedizinischer Forschung ein Mysterium geblieben. Die Ursache für den stechenden Schmerz ist schlicht unbekannt. Eine Verkrampfung des Zwerchfells scheint am wahrscheinlichsten. Für Sie bedeutet das: langsamer laufen. Seitenstiche treten primär bei zu hohem Tempo auf. Bei dem reduzierten Tempo achten Sie auf eine tiefe, regelmäßige Atmung. So sind die lästigen Seitenstiche schnell vorbei. Bei ganz hartnäckigen Seitenstichen gehen Sie einfach ein Stück. Mit fortschreitendem Training wird dieses Problem verschwinden.

Magenprobleme

Wenn Sie beim Laufen einen gluckernden Magen bekommen und dieser Beschwerden macht, dann sind Sie mit diesem Problem ebenfalls nicht allein. Wenn es zieht und drückt und eventuell sogar noch Durchfall auftritt, dann empfiehlt es sich, zwei bis drei Stunden vor dem Laufen nicht zu essen und höchstens ein Glas Wasser vor dem Lauf zu trinken. Dies ist ein weiterer Grund, warum Sie besser am Morgen laufen sollten. Nüchtern sind solche Probleme sehr unwahrscheinlich.

Krämpfe

Sicher, auch Krämpfe können auftreten. Aber dies kommt bei Anfängern seltener vor. Wenn es Ihnen mit einem stechenden Schmerz in die Wade oder den Oberschenkel fährt, dann dehnen Sie den krampfenden Muskel, bis die Spannung nachlässt. Nach kurzer Zeit können Sie nach einer Gehpause wahrscheinlich weiterlaufen. Keine Angst vor neuen Krämpfen. In der Regel gewöhnen Sie sich binnen kürzester Zeit an die sportliche Belastung, und Muskelprobleme gehören der Vergangenheit an. Sollten Sie aber (Ex-)Raucher sein und/oder aufgrund von Übergewicht und hohen Cholesterinwerten eine Veranlagung für Gefäßverkalkung haben, dann sollten Sie einen Arzt aufsuchen, der Sie auf eine arterielle Verschlusskrankheit hin untersucht. Denn auch die kann bei sportlicher Betätigung zu Krämpfen führen. Erfahrene Sportler, die Krampfprobleme bei langen Strecken und Hitze bekommen, nehmen abends ein Magnesiumpräparat ein (300 mg täglich) und achten auf eine ausreichende Salzzufuhr vor und während des Laufs.

Exkurs:
Sport mit Handicap

Was tun bei Erkältung?

Hatschi. Und noch mal hatschi. Es hat Sie erwischt. Die Atemwege beginnen zu kribbeln, und die Nase läuft. Sie frösteln und fühlen sich matt. Eine der lästigen Erkältungen. Auch das noch, denken Sie. Hab ich mich im Bus angesteckt oder bei dem Kollegen im Büro? Oder haben die Kinder aus dem Kindergarten den nächsten Infekt eingeschleppt? Sei es drum, es bleibt Spekulation. Sie kommen von der Arbeit nach Hause und überlegen, wie Sie sich richtig verhalten. Die Erkältung rausschwitzen ist so eine Möglichkeit, die Sportler doch machen. Und da Sie ja nun auch bekennender Läufer sind …

Halt. Von solchen Ammenmärchen sollten Sie sich schnell verabschieden. Ich weiß, dass Läufer, wann immer sie krank sind, als Erstes fragen: „Darf ich weiterlaufen, Herr Doktor?" Geht es ihnen noch schlechter, lautet die Frage: „Herr Doktor, wann darf ich wieder laufen?" Aber bei Infektionskrankheiten sollte der Körper nicht belastet werden, sonst wird aus dem kleinen Infekt wie einer Erkältung schnell eine große Krankheit.

Laufen Sie niemals mit Fieber!

Laufen können Sie, wenn Ihnen wirklich nur ein wenig die Nase kribbelt und Fließschnupfen auftritt. Wenn Sie keinen Husten, keinen zähen gelben Schleim, kein weiteres Krankheitsgefühl und vor allem kein Fieber bemerken. In allen anderen Fällen bleiben Sie daheim.

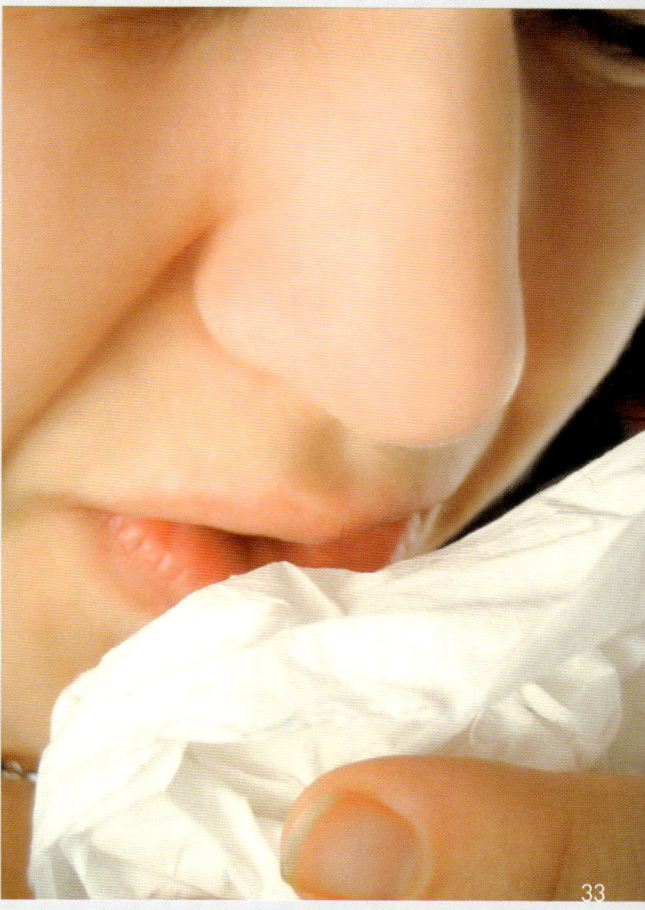

Aber warum trifft es überhaupt Sie?, grübeln Sie, auf Ihr Sofa verdonnert. Sind Sportler nicht fitter und seltener krank? Sie haben recht, Sportler haben ein besseres Immunsystem als Bewegungsmuffel, deshalb sind sie auch seltener erkältet. Ihre Großmutter lag ebenso richtig: Frische Luft, Bewegung und Obst beugen Erkältungen vor. Aber wie Sie bemerkt haben, machen diese Dinge leider nicht hundertprozentig immun.

Was tun Sie nun gegen die Erkältung?

Sie beginnen, die Hausapotheke nach Vitamintabletten und Erkältungsmedizin durchzuforsten. Schließlich soll der Spuk schnell vorbei sein. Sie wollen wieder zur Arbeit und Sie wollen vor allem wieder laufen. Nun gut. Kommen wir zu Großmutters Erkältungsregel Nummer 1: „Mit Behandlung und Medikamenten dauert die Erkältung sieben Tage, ohne dauert sie eine Woche." Lediglich Zinktabletten scheinen bei rechtzeitiger Einnahme die Dauer einer Erkältungskrankheit verkürzen zu können, aber auch nur in begrenztem Maße.

Wenn Sie alle Register ziehen wollen, dann sprechen Sie also mit Ihrem Apotheker über ein hoch dosiertes Zinkpräparat. Übliche „Er-

kältungsmedizin" lindert zwar Ihre Symptome, Sie sollten aber solche Medikamente trotzdem nicht nehmen. Diese Pillen verschleiern Ihren wahren Gesundheitszustand, und dann gehen Sie arbeiten oder laufen, obwohl Sie sich ohne die „Erkältungsmedizin" so elend gefühlt hätten, dass Sie im Bett geblieben wären. Das schwächt Ihren Körper weiter, und Sie bringen ihn um seine Regenerations- und Genesungsphase.

Das Wichtigste bei einer Erkältung ist also, dass Sie sich Zeit nehmen, sich zu pflegen. Gönnen Sie sich Ruhe, halten Sie sich warm und trinken Sie lindernde Tees. Gegen eine verstopfte Nase können Sie mit ätherischen Ölen inhalieren und so auch einem Absteigen des Infekts in die tieferen Atemwege vorbeugen. Achten Sie auf eine ausreichende Trinkmenge von wenigstens drei Litern pro Tag und eine gesunde Ernährung mit viel frischem Obst. Laufen Sie erst dann wieder los, wenn die Symptome verschwunden sind und Sie sich wirklich wohlfühlen.

Laufen mit metabolischem Syndrom und Diabetes

Sie haben die typischen Risikofaktoren für einen Herzinfarkt? Übergewicht, erhöhte Blutdruckwerte und eine gestörte Glukosetoleranz, also leicht erhöhte Nüchternblutzuckerwerte? Dann zögern Sie nicht länger. Bevor durch weitere Bewegungsarmut und Körpergewichtszunahme der Typ-II-Diabetes ausbricht, können Sie mit natural running gegensteuern. Der Ausdauersport ist für Sie ideal, um die Muskelzellen zu Zuckerverbrennern zu machen. So sinken Ihre Blutzuckerwerte wieder in den normalen Bereich und durch den gesteigerten Energieverbrauch sinkt Ihr Körpergewicht und schließlich auch Ihr Bluthochdruck. Auch Ihre Cholesterinwerte fallen wieder. Sie sollten einen ausführlichen Risiko-Check bei Ihrem Arzt durchführen lassen, bevor Sie mit dem Laufen beginnen. Ein Belastungs-EKG, eine Blutuntersuchung und eine Echokardiografie sind in diesem Fall unerlässlich.

Laufen mit Diabetes mellitus Typ II

Sind Sie Typ-II-Diabetiker und möchten mit dem Laufen beginnen? Das ist das Beste, was Sie für Ihren Körper tun können. Wie Sie vielleicht wissen, liegt die Ursache für Ihren Typ-II-Diabetes in der Insulinresistenz Ihres Muskelgewebes. Normalerweise nehmen Ihre Muskelzellen den Zucker im Blut auf und verbrennen ihn. Dies setzt so viel Bewegung voraus, dass überhaupt Energie verbraucht wird. Bei Ihnen wurde in der Vergangenheit wahrscheinlich zu wenig Energie verbraucht. Die meisten Typ-II-Diabetiker leiden unter Übergewicht, und ihre Muskelzellen verlieren aufgrund von Fetteinlagerung die Möglichkeit, auf normale Insulinmengen zu reagieren. Ihr Blutzuckerspiegel lässt sich jetzt nur noch durch Tabletten oder zusätzliches gespritztes Insulin kontrollieren.

Beseitigen Sie die Ursachen

Durch die sportliche Betätigung tun Sie genau das Richtige gegen die Ursachen des Diabetes mellitus Typ II: Sie erhöhen Ihren Energieverbrauch durch Bewegung und ernähren sich vollwertig. Ihr Körpergewicht sinkt, durch den Fettabbau reagieren Ihre Muskelzellen wieder auf das körpereigene Insulin, und im besten Fall wird der Blutzuckerspiegel bald wieder ohne Medikamente vernünftig reguliert.

Lassen Sie sich gut betreuen

Wenn Sie als Diabetiker mit natural running beginnen, dann wird Ihr Blutzuckerspiegel allerdings durch die sportliche Betätigung und zusätzlich durch die medikamentöse Behandlung mit antidiabetischen Tabletten oder Insulinspritzen gesenkt. Es besteht daher das große Risiko, beim Laufen eine Hypoglykämie, also eine Unterzuckerung zu erleiden. Sie brauchen daher dringend die Unterstützung Ihres Diabetologen, wenn Sie als Diabetiker mit natural running starten möchten.

Achten Sie auf Folgendes:

- Die Medikation muss wegen der geplanten körperlichen Mehrbelastung durch den Arzt angepasst, also reduziert werden.
- Der Blutzucker sollte noch engmaschiger kontrolliert werden – auch in der Nachbelastungsphase, da hier die Kohlenhydratspeicher wieder aufgefüllt werden.
- Führen Sie zum Schutz vor Hypoglykämien immer etwas Traubenzucker mit sich.
- Informieren Sie Ihre Laufkollegen über Ihre Krankheit und darüber, was im Fall einer Unterzuckerung zu tun ist.
- Führen Sie ein exaktes Tagebuch mit den Medikamentenmengen, Ihren Blutzuckerwerten und dem Ausmaß Ihrer sportlichen Betätigung.
- Vorsicht beim Barfußlaufen. Wenn Sie bereits geschädigte Nervenbahnen (diabetische Polyneuropathie) haben, dann bemerken Sie Verletzungen an Ihrer Fußsohle nicht, und Wunden würden nur erschwert heilen. In einem solchen Fall ist Barfußlaufen nur nach Rücksprache mit Ihrem behandelnden Arzt möglich.

Laufen mit Asthma bronchiale

Sie haben Atemnot bei körperlicher Belastung? Das Atmen fällt schwer, und Sie kennen das Gefühl, einen eingemauerten Brustkorb zu haben? Wahrscheinlich macht eine genetische Veranlagung Ihre Bronchien empfindlich. Sie reagieren mit einer krankhaften Verengung auf Kälte oder Infektionen. Sehr häufig ist auch das allergische Asthma, das zum Beispiel durch Hausstaub oder Pollen ausgelöst wird. Die Lunge pfeift bei einem solchen Asthmaanfall, und das Atmen wird zur Qual.

Wenn Sie unter Asthma leiden, sind Sie sicher schon seit geraumer Zeit in ärztlicher Behandlung und genießen hoffentlich eine moderne Stufentherapie mit modernen Asthmasprays, die Sie weitestgehend beschwerdefrei macht. Ihre Therapie ist wichtig, um gefährliche Langzeitschäden an Ihrer Lunge zu vermeiden.

Sportverzicht?

Müssen Sie nun auf Sport verzichten? Auf keinen Fall! Bei einer gut eingestellten Therapie besteht eine normale körperliche Belastbarkeit, die Ihnen natural running und auch andere Sportarten ermöglicht. Sport zu treiben wirkt durch das Training der Atemmuskulatur günstig auf den Krankheitsverlauf und kann Ihnen helfen, die Medikamentendosen zu reduzieren.

Was tun bei Belastungsasthma?

Beim Belastungsasthma sollten Sie in Absprache mit Ihrem Arzt vor dem Sport ein lang wirksames, bronchialerweiterndes Asthmaspray anwenden. Führen Sie stets eine ausreichend lange Aufwärmphase durch, da Ihr Bronchialsystem besonders zu Beginn der Belastung empfindlich ist und mit einem Asthmaanfall reagieren könnte. Seien Sie vorsichtig bei sehr kalter, trockener Luft. Hier werden leichter Asthmaanfälle ausgelöst als in mildem Klima. Bei Temperaturen über -5 Grad Celsius besteht aber nur eine geringe Wahrscheinlichkeit für einen belastungsinduzierten Asthmaanfall.

Verhaltensregeln für Asthmatiker:
- Nehmen Sie Ihre Medikamente in Abstimmung mit Ihrem Arzt regelmäßig.
- Meiden Sie verschmutzte Luft.
- Beenden Sie das Rauchen und meiden Sie verrauchte Räume.
- Meiden Sie sehr kalte und trockene Luft.
- Als Allergiker sollten Sie Allergene (Tieren und Pollen) meiden.
- Allergiker sollten während der Pollenflugzeit bei geschlossenem Fenster schlafen.
- Bei Infektasthma sind Maßnahmen wichtig, die die Abwehrkräfte stärken (Wechselbäder, vitaminreiche Ernährung, Bewegung an frischer Luft).
- Aufenthalte im Reizklima von See und Hochgebirge sind empfehlenswert.

Laufen und Schwangerschaft

Sie lesen dieses Kapitel? Dann zunächst einmal herzlichen Glückwunsch! Eine Schwangerschaft ist keine Krankheit, so viel vorweg. Laufen ist eine rhythmische Sportart, die größere Muskelgruppen beansprucht, und die Technik gewährleistet eine gute Stoßdämpfung. Ab dem vierten, fünften Monat wird selbst natural running schwieriger, dann können Sie auf Low-Impact-Sportarten wie Aquajogging oder Schwimmen umsteigen.

Bei folgenden gesundheitlichen Problemen sollten Sie auf das Laufen besser verzichten:
- bei kompliziertem Verlauf der Schwangerschaft mit Blutungen oder vorzeitigen Wehen
- bei übermäßig gesteigertem Blutdruck
- bei unbehandelter Blutarmut
- bei ausgeprägtem Erbrechen

Jetzt essen Sie für zwei

Denken Sie daran: Ihr Kind isst mit! Auch wenn Sie während der Schwangerschaft Ihr Gewicht unter Kontrolle halten wollen, müssen Sie jetzt mehr essen als früher, rechnen Sie mit zirka 300 Kilokalorien mehr pro Tag. Kohlenhydrate, Fette und Einweiß werden in erhöhtem Maß gebraucht, genauso wie Vitamine und Mineralstoffe. Vertrauen Sie auf Ihre somatische Intelligenz, Ihre Nase und behalten Sie Ihre vollwertige Ernährung bei.

Die Zeit nach der Schwangerschaft

Natürlich haben Sie nun erst einmal andere Sorgen als Ihr Lauftraining, aber um möglichst schnell wieder sportlich fit und belastbar zu werden, beginnen Sie am besten schon am Tag nach der Geburt Ihres Kindes mit Beckenbodenübungen. Ihr Beckenboden ist durch die Entbindung weit gedehnt und auch die Wirbelsäule durch die Schwangerschaft stark belastet. Ihre Aufmerksamkeit in den ersten Wochen sollte daher dem Training der Beckenboden- und Rückenmuskulatur gehören. Einige Wochen später können Sie Ihren ersten Lauf wagen. Belassen Sie es beim ersten Mal bei 15 Minuten natural running. Laufen Sie in der ersten Zeit nicht bergab, um den Beckenboden zu schonen. Bei Schmerzen sollten Sie das Training sofort einstellen und mit Ihrem Frauenarzt sprechen.

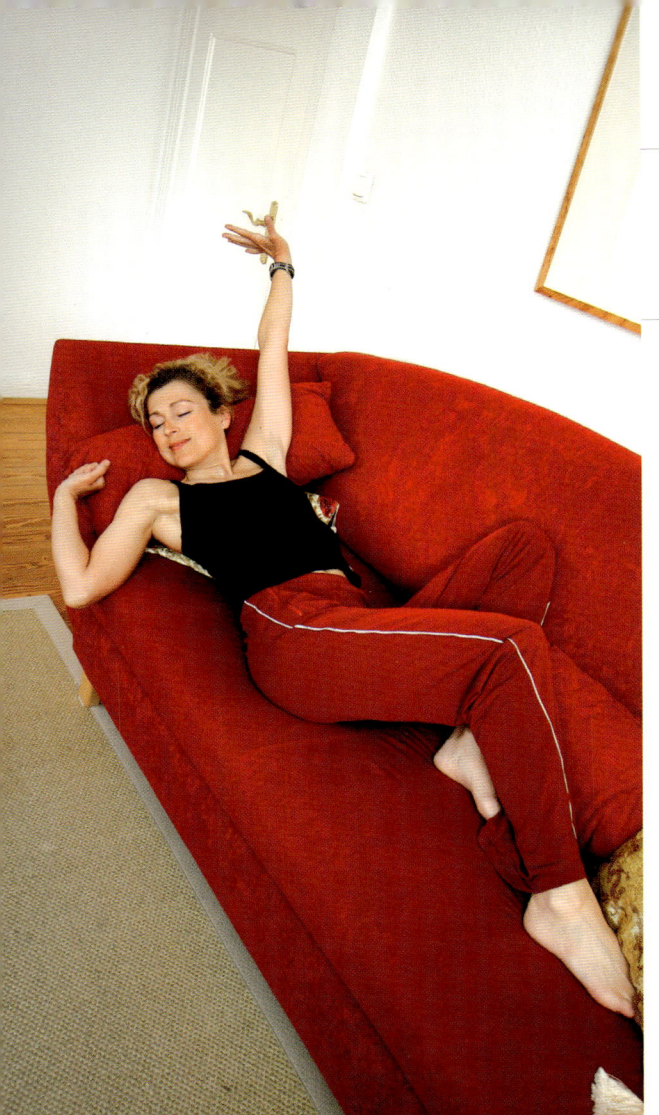

Der Tag danach

Zugegebenermaßen kläre ich Sie bewusst etwas verspätet über eine gewisse Nebenwirkung auf. Nichts Schlimmes, nein. Aber vorausgesetzt, Sie lesen dieses Buch erst am Tag nach dem ersten Lauf weiter, dann werden Sie schon wissen, wovon ich rede. Die Treppe im Hausflur war am Morgen nicht so angenehm? Das Aufstehen aus dem Bürostuhl war ebenfalls eine Plackerei? Die Beine schmerzen? Was ist passiert? Nach dem Laufen haben Sie sich doch noch so wohlgefühlt. Keine Sorge, das werden Sie auch wieder. Schon morgen. Was Sie jetzt haben, das ist ein einfacher Muskelkater. Die Muskeln sind die Arbeit noch nicht gewöhnt. Daher kam es bei jedem Ihrer Laufschritte zu mikroskopisch kleinen Rissen in den feinen Strukturen der Muskelzellen. Anfangs merken Sie davon noch gar nichts. Aber nach einem Tag reagiert der Körper auf das gereizte Gewebe, und es schmerzt. So einfach, wie die Sache zu erklären ist, so einfach verschwindet sie erfreulicherweise auch wieder. Wenn es allzu arg schmerzt, dann gönnen Sie sich abends ein warmes Bad. Mehr brauchen Sie nicht zu tun. Die Schmerzen verschwinden binnen zwei Tagen, und Sie können weiterlaufen.

Alle zwei Tage natural running

Die ersten Tage sind vorüber, und Sie haben von Anfang an gespürt, wie gut es Ihnen tut, wieder draußen zu sein. Kein Statist mehr zu sein im Leben, der sich fremdgesteuert jeden Morgen zur Arbeit schleppt und darüber ärgert, dass nur andere schlank und schön und dass die eigenen Träume längst begraben sind. Sie sind wieder dabei. Sie mischen wieder mit. Nach einem Tag Training sollten Sie aber zunächst einen Tag pausieren. Machen

Der Abend danach

Zurück zu Ihrem neuen Leben. Sie sind also gelaufen. Sie waren erfolgreich. Darf ich fragen, wie der weitere Tag auf der Arbeit war? Sie waren wach? Ihre Gedanken waren klar? Sie waren einsatzfreudig? Kein Wunder mit so viel Sauerstoff im Blut! So wird es weitergehen. Das war schließlich erst der Anfang. Abends kommen Sie heim und legen sich mit einem völlig neuen Gefühl aufs Sofa. Verdient. Nach körperlicher Arbeit. Ja, Sie dürfen ruhen, denn Sie haben längst für den Bewegungsausgleich gesorgt. Strecken Sie zufrieden die Beine aus. Sie werden heute gut schlafen. Genießen Sie es!

Die Augenringe, sie werden weniger?
Ihr Verdienst!

Sie es ganz einfach: Laufen Sie jeden zweiten Tag! So kommen Sie auf ein tolles Pensum von drei bis vier Läufen pro Woche. Genießen Sie also jeden zweiten Morgen das Gefühl, sich zu bewegen, und bleiben Sie in der ersten Woche bei dem minütlichen Wechsel zwischen Gehen und Laufen, in der zweiten Woche erhöhen Sie dann auf zwei Minuten Laufen, eine Minute Gehen.

Die 2-Wochen-Bilanz
Gratulation. Sie sind nun seit zwei Wochen dabei. Ich bin mir ziemlich sicher, dass sich das Gefühl beim morgendlichen Gang ins Bad schon verändert hat. Weg sind die immer nagenden Gedanken, ob sich der körperliche Zustand und das Äußere weiter zum Unvorteilhaften gewandelt haben. Ab jetzt werden Sie neugierig nach Ihrem morgendlichen Lauf und der Powerdusche vor den Spiegel treten. Das, was Sie leisten, kann sich sehen lassen. Die Augenringe, sie werden weniger? Ihr Verdienst. Und die Falten gehen auch zurück? Klasse, das haben Sie gemacht. Denn Sie trinken längst wie die Models auf dem Laufsteg. Drei Liter am Tag. Sie sehen, es läuft. Sie laufen – mit natural running in ein aktives Leben.

Sie machen Eindruck
Seit zwei Wochen kommen Sie jetzt schon gut gelaunt zur Arbeit. Die Kollegen fangen an, sich zu wundern, wo so viel positive Energie herkommt. Vielleicht sind Sie selbst überrascht? In der Tat stellen Sie fest, dass noch immer täglich Kleinigkeiten schiefgehen, dass nicht alles reibungslos läuft. Früher haben Sie geschimpft, gemeckert, Schuldige gesucht. Und jetzt? Die Bewegung ändert Ihre Einstellung. Mit Gelassenheit und Freundlichkeit gehen Sie die Probleme an,

um sie zu lösen. Nicht, um über sie zu reden und zu lamentieren. Das macht Eindruck! Bei Kollegen und bei Vorgesetzten.

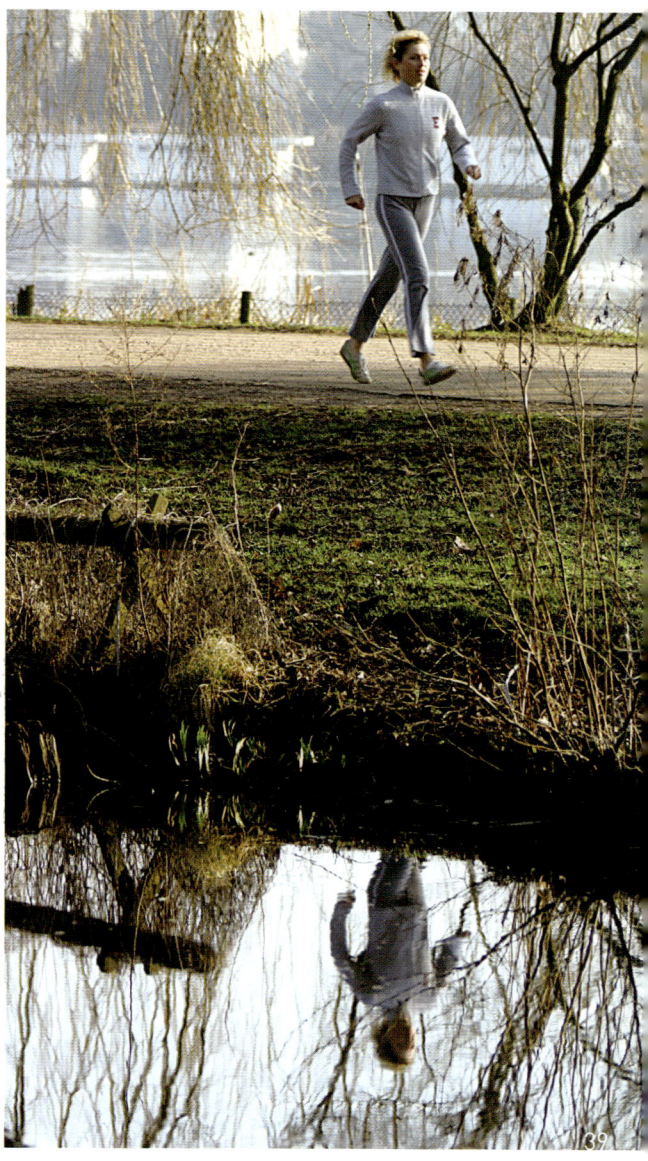

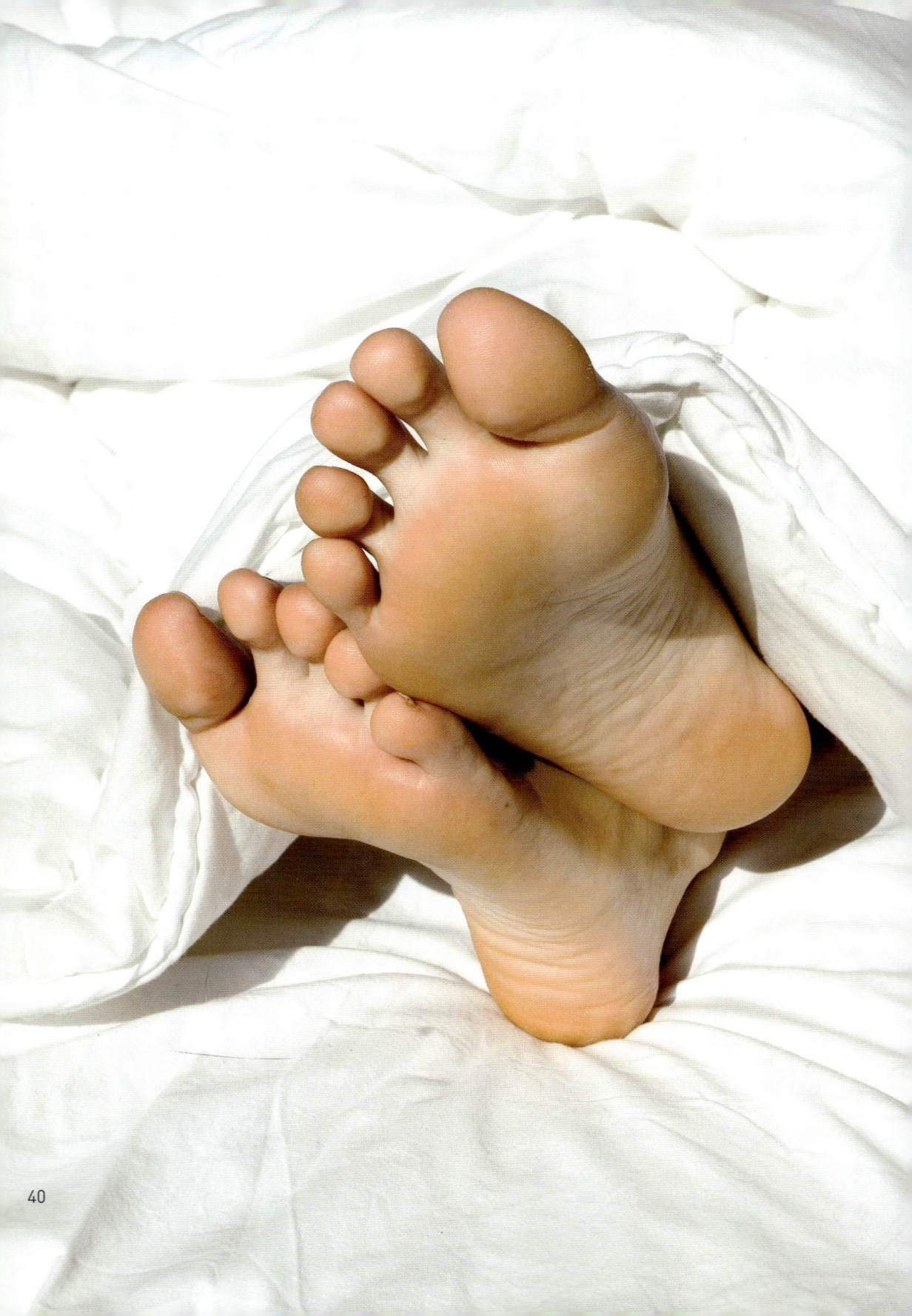

Sorge um die Füße

Bei so viel frischer Energie sollten Sie sich nun doch Ihren Füßen zuwenden. Sie erinnern sich, dass ich Ihre Forderung nach Hightech-Schuhen zunächst etwas ausgebremst hatte. Das hatte natürlich seinen Grund. Sie haben jetzt Ihre ersten Erfahrungen gesammelt. Sie sind Läufer. Das gibt Ihnen eine völlig neue Ausgangsposition, wenn Sie ein Schuhgeschäft betreten: Sie können mitreden, weil Sie wissen, wie es sich anfühlt, ein Läufer zu sein. Und der Verkäufer nimmt Sie wesentlich ernster, wenn er weiß, dass Sie bereits regelmäßig laufen. Sie werden sich viel wohler fühlen, wenn Sie das Laufschuhgeschäft als Läufer betreten.

Im Laufschuhgeschäft bekommen Sie Ihren optimalen Laufschuh, auch im Hinblick auf Geschmack und Ästhetik. Seien Sie gewiss, Verkäufer und Designer haben längst gelernt, dass so ein Schuh auch gut aussehen muss. Liebe Damen, Sie werden bekommen, was Sie wollen.

Wie funktioniert der Laufschuh?

Sie haben bestimmt hohe Erwartungen an Ihren Laufschuh der Zukunft. Die wichtigste Frage ist: Was soll der Laufschuh eigentlich leisten? Sie sind ja nun schon zwei Wochen gelaufen. Wohlgemerkt in Ihren alten Schuhen. Und siehe da, es funktionierte. Stellen wir also fest: Die Arbeit verrichten Sie mit Ihren Füßen! Und die Füße machen ihren Job verdammt gut – wenn, ja, wenn nicht die Schuhe sie daran hindern.

Sie haben den Satz jetzt bestimmt das dritte Mal verwundert nachgelesen. Ganz recht, wenn die Schuhe Ihre Füße nicht daran hindern, dann können Sie unbesorgt laufen. Viele Probleme beim Laufen entstehen durch unzweckmäßiges Schuhwerk, das zum Beispiel ein Übermaß an Dämpfung

bietet. Zu viel Dämpfung stört dann die natürliche Laufbewegung. Die Aufgabe Ihres Schuhs ist es also vornehmlich, den Fuß zu schützen. Und nicht, ihm die Arbeit abzunehmen. Es gehört zu den Grundprinzipien von natural running, dass Sie Ihren Fuß natürlich arbeiten lassen.

Die meisten Schuhe in einem Laufschuhgeschäft bieten einige erstaunliche Dinge, die das Laufen gesünder, einfacher und schneller machen sollen. Schauen wir uns das einmal genauer an und entscheiden, was wirklich Ihrer Gesundheit und Ihrem Komfort dient.

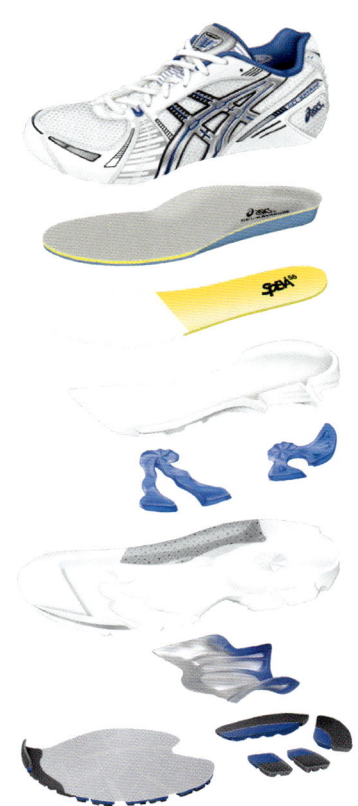

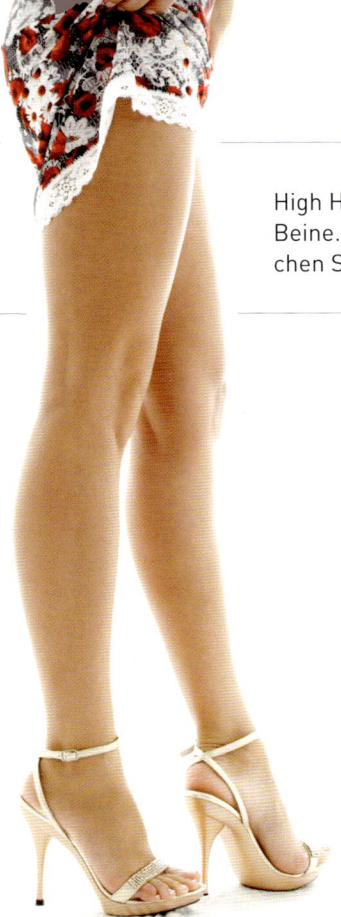

High Heels machen schlanke Beine. In der Freizeit brauchen Sie diese aber nicht.

das man in den ersten Laufschuhgenerationen einsetzte. Es kommt heute nur noch bei wenigen Schuhen zum Einsatz.

→ Wählen Sie leichte Sohlen aus modernem EVA. Die sind perfekt für natural running. Schwere PU-Modelle sollten Sie meiden.

Dämpfungssysteme

In die Zwischensohlen integrieren die Hersteller Dämpfungsmaterial. Dieses wird im Rückfußbereich (unter dem Fersenbein) und im Vorfußbereich (unter den Zehen) eingearbeitet.

Hierfür werden Luftkissen, Gelkissen und Schaumstoffpuffer unterschiedlichster Ausführung verwendet. Die Dämpfungssysteme im Rückfuß erreichen dabei Bauhöhen von über 40 Millimetern.

→ Eigentlich reicht Ihnen die Dämpfung des EVAs, also des Zwischensohlenmaterials, aus, um auf harten Belägen zu laufen. Mehr brauchen Sie für natural running nicht, da Sie sich mit der natürlichen Stoßdämpfung Ihrer Fußgewölbe und durch Ihre federnde Beinmuskulatur sicher vor Stößen schützen. Nun werden Sie die Dämpfungssysteme aber hinnehmen müssen, weil leider jeder Hersteller diese werbewirksamen Features in seinen Schuhen integriert. Wählen Sie einen Schuh mit möglichst wenig Dämpfung und mit einem flachen Absatz! Sie müssen aufpassen, dass der Schuh Ihre Laufbewegung nicht durch eine zu starke Erhöhung behindert.

Das Obermaterial und der Schaft

Der Schaft eines modernen Laufschuhs wird aus strapazierfähigem Kunstleder und sogenannten Meshmaterialien produziert. Meshmaterialien sind extrem luftdurchlässige und atmungsaktive Kunstfasergewebe, die Ihren Fuß angenehm belüften. Luft, die Ihre Füße zum Atmen und zur Kühlung brauchen. Verstärkungselemente an hoch belasteten Stellen können den Halt im Schuh verbessern.

→ Das sind gute Eigenschaften der modernen Materialien, die Sie für natural running nutzen sollten.

Die Zwischensohle

Moderne Laufschuhe besitzen eine leichte Zwischensohle aus Ethylenvinylacetat (EVA). Dieses Material ist sehr flexibel und verfügt über eine gute Eigendämpfung. Schwerer, aber auch stabiler ist das Polyurethan (PU),

Tragen Sie High Heels, aber ziehen Sie sie rechtzeitig wieder aus

Mit den Absätzen ist das so eine Sache. Sie machen bei Damen ein schlankes Bein. Sie machen sie größer. Sie betonen Gesäß und

Mit natural running stützt Ihr Fuß sich selbst.

Powerpumpe natural running

Krampfadern sind eine lästige Angelegenheit. Es gibt eine genetische Veranlagung dafür, aber ganz besonders sind sie ein Zivilisationsproblem. Viele Menschen sitzen oder stehen den Großteil des Tages. Das Blut drückt dann in die Beine, und da die Muskulatur nicht aktiv ist, wird es nicht effektiv wieder hoch gepumpt. Die Venenwände überlasten und Krampfadern entstehen. Beim Laufen ist das anders. Die Muskeln spannen sich an und vergrößern dadurch ihren Querschnitt. Bei jedem Schritt wird dadurch das Blut in den Venen zurück in Richtung Herz gepresst. Die Venen werden entlastet, es gibt keinen Blutstau und keine Krampfadern. Natürlich ist dieser Effekt wesentlich besser, wenn Sie flache Absätze tragen, weil nur so die Wadenmuskulatur ausreichend vorgespannt wird. Auf hohen Absätzen wird die Venenpumpe unwrksam, und Krampfadern entstehen.

Brust und sorgen so für ein elegantes Auftreten. Ich appelliere daher an die Damen: Bitte tragen Sie High Heels! Bei wichtigen Geschäftsterminen, auf einem Ball, auf einer Hochzeit oder bei einem Vorstellungsgespräch.

Aber bitte erhalten Sie sich Ihre Schönheit, indem Sie die High Heels schnell genug wieder ausziehen. Zum Beispiel beim Lauftraining und in Ihrer Freizeit. Von der übermäßigen Gewichtsverlagerung auf den Vorfuß, die Männer sich zugegebenermaßen gerne ansehen, kommt nämlich der schmerzende Ballen nach dem Bürotag oder dem Tanzabend. Er sorgt auch für die verbogenen, unästhetischen Großzehen, was im Großzehengrundgelenk höllisch schmerzt. Und zu allem Überfluss sorgen sie für dicke Beine und Krampfadern, weil die Muskelvenenpumpe das Blut nicht mehr nach oben fördern kann. Zu guter Letzt verkürzt sich die Wadenmuskulatur durch den Absatz, und das verursacht bei Läufern gerne Achillessehnenentzündungen. Seien Sie also so klug, im Laufschuh und in der Freizeit konsequent auf Absätze zu verzichten.

→ Viele Hersteller versuchen, ihre Schuhe mit dicken Dämpfungssystemen unter der Ferse aufzuwerten. So entstehen Laufschuhe mit gefährlichen Absätzen. Sorgen Sie für attraktive Beine und schmerzfreie Füße. Verzichten Sie für natural running auf jegliche Absätze am Laufschuh.

Stützsysteme

Als Schutz vor Überbeweglichkeiten werden bei bestimmten Schuhmodellen Stützen auf der Innenseite des Schuhs eingebaut. Diese erkennen Sie am dunkelgrauen Sohlenmaterial. Die Hersteller werben damit, dass durch diese Stützen ein sicherer Schutz vor Verletzungen gewährleistet sei. Diese Aussage hält objektiven Untersuchungen nicht stand. Stützen sollten bei nachweislichen Problemen von Bewegungsanalyseexperten empfohlen werden.

→ Mit natural running stützt Ihr Fuß sich selbst, weil Ihre Muskeln den Fuß durch die natürliche Bewegung mit kurzen Schritten selbst führen. Nur in seltenen Ausnahmefällen wäre hierfür eine Stütze erforderlich. Unterstützung kann ja nicht schaden, denken Sie? Falsch. Die Stützen können Sie in eine unnatürliche Bewegung zwingen, und deshalb sollten sie nur eingesetzt werden, wenn auch wirklich die Notwendigkeit dafür besteht.

Torsion

In der Abdruckphase dreht sich Ihr Vorfuß nach innen und Ihr Rückfuß nach außen. Das nennt man die Torsionsbewegung des Fußes. Ein guter Laufschuh gestattet Ihrem Fuß diese Verdrehung, indem der Mittelfußbereich flexibel konstruiert wird. Nur so

kann Ihr Fuß seine natürliche Bewegung ausführen.

→ Machen Sie den Torsionstest. Lassen sich bei Ihrem Schuh Vor- und Rückfußbereich gegeneinander verdrehen? Nur dann ist er für natural running geeignet.

Außensohle

Die Außensohlen aktueller Laufschuhe bestehen aus karbonisierten Gummimischungen, die eine hohe Langlebigkeit aufweisen und einen guten Kontakt zum Untergrund herstellen. Außerdem gibt es leichtere und griffigere Materialien, die jedoch nicht so langlebig sind. Quer verlaufende Kerben im Vorfußbereich der Sohle – sogenannte Flexkerben – beeinflussen das Abrollverhalten und sollten gerade dort eine frei bewegliche Abdruckbewegung gestatten.

→ Nehmen Sie eine Außensohle, die flexibel ist. Sie muss ja nicht 100 Jahre halten. Achten Sie auf tiefe Flexkerben, damit Ihre Zehen sich natürlich bewegen können.

Das Laufgeschäft

So funktionieren also Laufschuhe, die für natural running geeignet sind: wenig Dämpfung, flache Sohle, gute Beweglichkeit. Wie Sie gerade gelesen haben, ist in einem Lauf-

geschäft aber nicht alles Gold, was glänzt. Ich spreche da aus Erfahrung, da ich seit Jahren für Fachzeitschriften die Schuhe der Hersteller teste und außerdem Sportfachhändler und Bewegungsanalyse-Labore für ihre beratende Tätigkeit ausbilde und qualifiziere. Diese Tätigkeit hat mir den Titel „Enfant terrible der Laufschuhindustrie" eingebracht. Ich verstehe das als Kompliment, arbeite ich doch mit allen Laufschuhfirmen und den gut qualifizierten Händlern sehr produktiv zusammen. Gestatten Sie mir also, Ihnen bei Ihrem Schuhkauf ein wenig über die Schulter zu gucken.

Aber in welches Laufschuhgeschäft gehen Sie? Natürlich finden Sie eine Liste in den

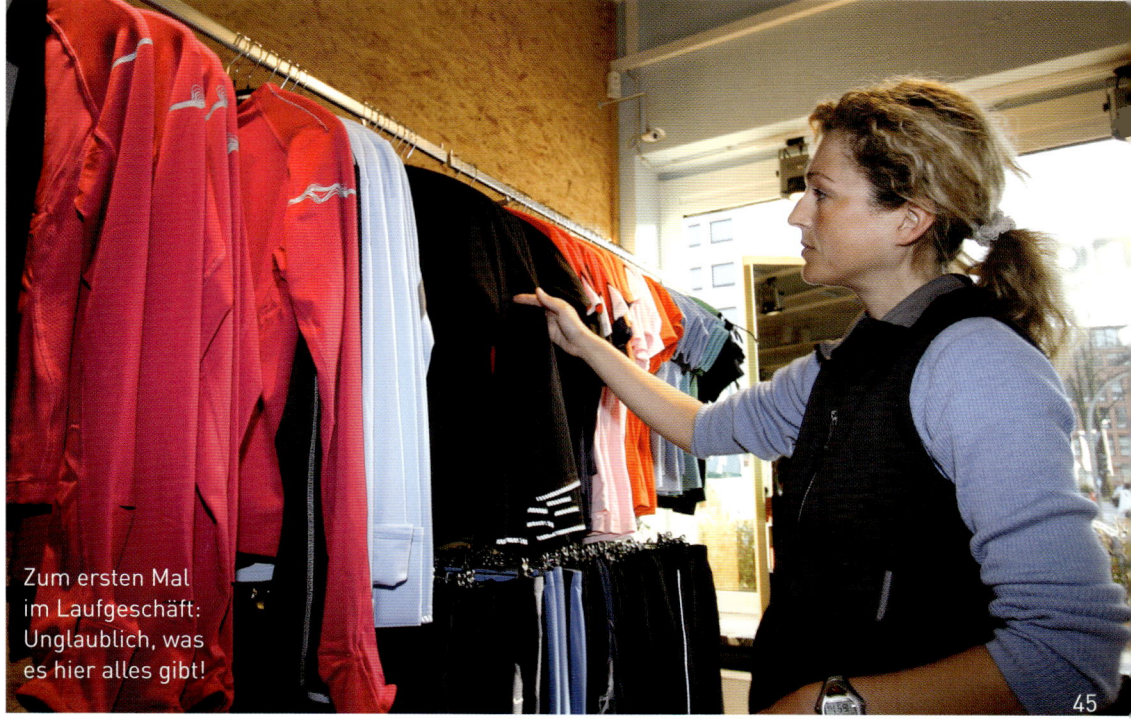

Zum ersten Mal im Laufgeschäft: Unglaublich, was es hier alles gibt!

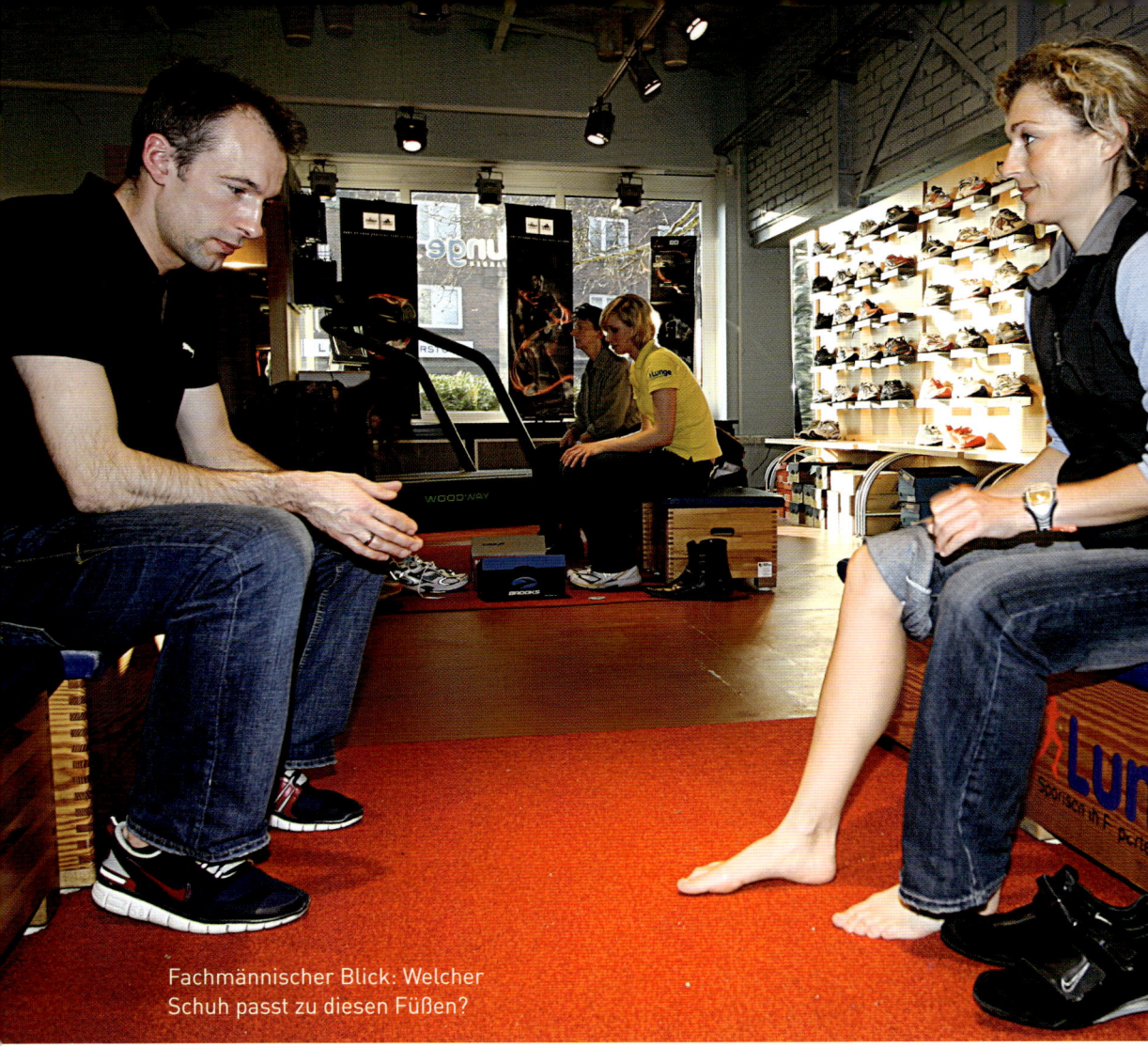

Fachmännischer Blick: Welcher
Schuh passt zu diesen Füßen?

„Gelben Seiten", aber dort bekommen Sie
keine Information, ob es sich um ein Geschäft mit guter oder schlechter Beratung
handelt. Besser ist es, Sie fragen einen erfahrenen Läufer in Ihrem Umfeld (irgendeinen
werden Sie sicher kennen). Der wird Ihnen
bereitwillig erklären, wo es ein gutes Geschäft in Ihrer Stadt gibt. Bevor Sie losfah-
ren, ziehen Sie sich bitte eine Hose an, in der
Sie ein paar Schritte laufen mögen, damit
Sie die Schuhe auch ausprobieren können.

Hereinspaziert. Sieht doch eigentlich sehr
aufgeräumt aus in einem solchen Laufschuhgeschäft, oder? Keine 200 Paar Schuhe
wie beim Schuhdiscounter, sondern nur das
Beste vom Besten. Das mögen wir! Der Ver-

käufer grüßt freundlich und wird dann nach
einem kurzen Gespräch Ihre Biomechanik
ins Visier nehmen. Was wird er dafür tun?

Zeigen Sie Ihre Füße

Er wird Sie bitten, die Schuhe auszuziehen.
Zeigen Sie ihm keinen Vogel, tun Sie, was er
sagt. Er kommt in friedlicher Mission. Es ist
alles gut. Nur an den Füßen kann der Verkäufer schwere Achsabweichungen des Bewegungsapparats erkennen. In solchen Fällen würde man eventuell eine Stütze im
Schuh einsetzen. Während Sie so barfuß da-
stehen, versuchen Sie sich zu entspannen.
Für niemanden in diesem Geschäft ist das
ungewöhnlich. Außer für Sie natürlich. Der

Tun Sie, was der Verkäufer sagt.
Er kommt in friedlicher Mission.

Verkäufer schleicht derweil einmal um Sie herum, um die Füße auch von hinten begutachten zu können.

Das Ergebnis wird er Ihnen gerne mitteilen: Ist das Fußlängsgewölbe normal ausgeprägt, so spricht man von einem gesunden Normalfuß. Ist das Gewölbe abgeflacht, so spricht man von einem Senkfuß. Der Senkfuß ist überbeweglich und kann bei schlechter Lauftechnik zu Fehlbewegungen führen. Ein Hohlfuß zeichnet sich durch ein sehr hohes Längsgewölbe aus, das den Fuß sehr steif macht.

Was für einen Fußtyp haben Sie?

Machen Sie einen Fußabdruck auf dem Badezimmerboden, wenn Sie aus der Dusche kommen. Wie sieht der Fußabdruck aus?

Knicksenkfuß
Das Längsgewölbe des Fußes ist abgeflacht, weshalb der Fuß auch auf der Innenseite einen Abdruck erzeugt, wo sich eigentlich das Längsgewölbe aufspannen sollte.

Normalfuß
Durch die Fußwölbung ist an der Innenseite des Fußabdrucks eine Aussparung zu sehen.

Hohlfuß
Durch die überhöhte Fußwölbung ist an der Außenseite des Fußabdrucks eine Aussparung zu sehen. Der Fuß hat nur im Vorfuß- und Rückfußbereich Kontakt zum Boden.

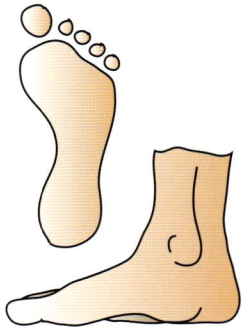

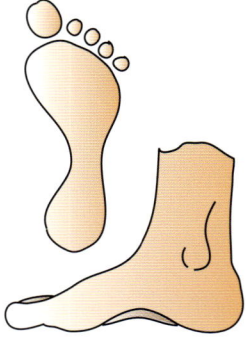

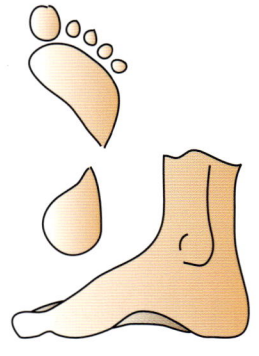

Die dynamische Beinachse

Aber nur mit dem Fußabdruck gibt sich kein ordentlicher Berater zufrieden. Was noch wichtiger ist, ist die Funktion Ihrer Beinachse. X- oder O-Bein entscheiden maßgeblich darüber, welchen Schuh Sie benötigen. Na-

türlich begutachtet Ihr Berater dies in der Bewegung, denn Sie laufen ja und sitzen nicht. Hierfür werden Sie kurz auf einem Laufband laufen oder alternativ eine einbeinige Kniebeuge machen.

Was für eine Beinachse haben Sie?

Stellen Sie sich vor den Spiegel. Machen Sie eine einbeinige Kniebeuge, bei der Sie das Kniegelenk um ungefähr 40 Grad beugen. Betrachten Sie, ob sich das Kniegelenk auf einer Linie zwischen Hüftgelenkmitte und Sprunggelenkmitte (Traglinie) bewegt.

Gerade Beinachse

Das Kniegelenk befindet sich normalerweise auf einer Linie zwischen Hüftgelenkmitte und Sprunggelenkmitte und ist durch die Hüftmuskulatur gut stabilisiert.

X-Bein

Eine X-Bein-Fehlstellung, bedingt durch Fuß- und/oder Hüftfehlstellungen, führt zu einem Abweichen von der Traglinie nach innen. Oftmals ist aber einfach die Hüftmuskulatur zu schwach, um das Becken zu stabilisieren.

O-Bein

Eine O-Bein-Fehlstellung, bedingt durch Fuß- und/oder Hüftfehlstellungen, führt zu einem Abweichen des Kniegelenks von der Traglinie nach außen.

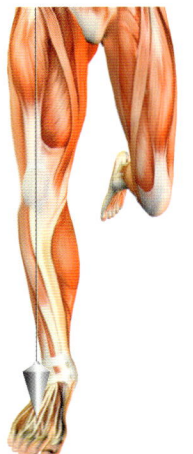 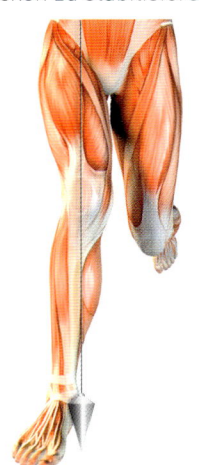 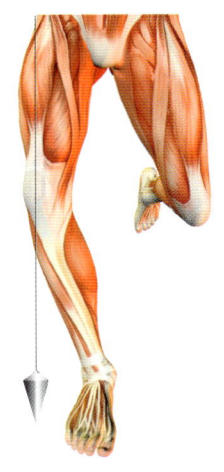

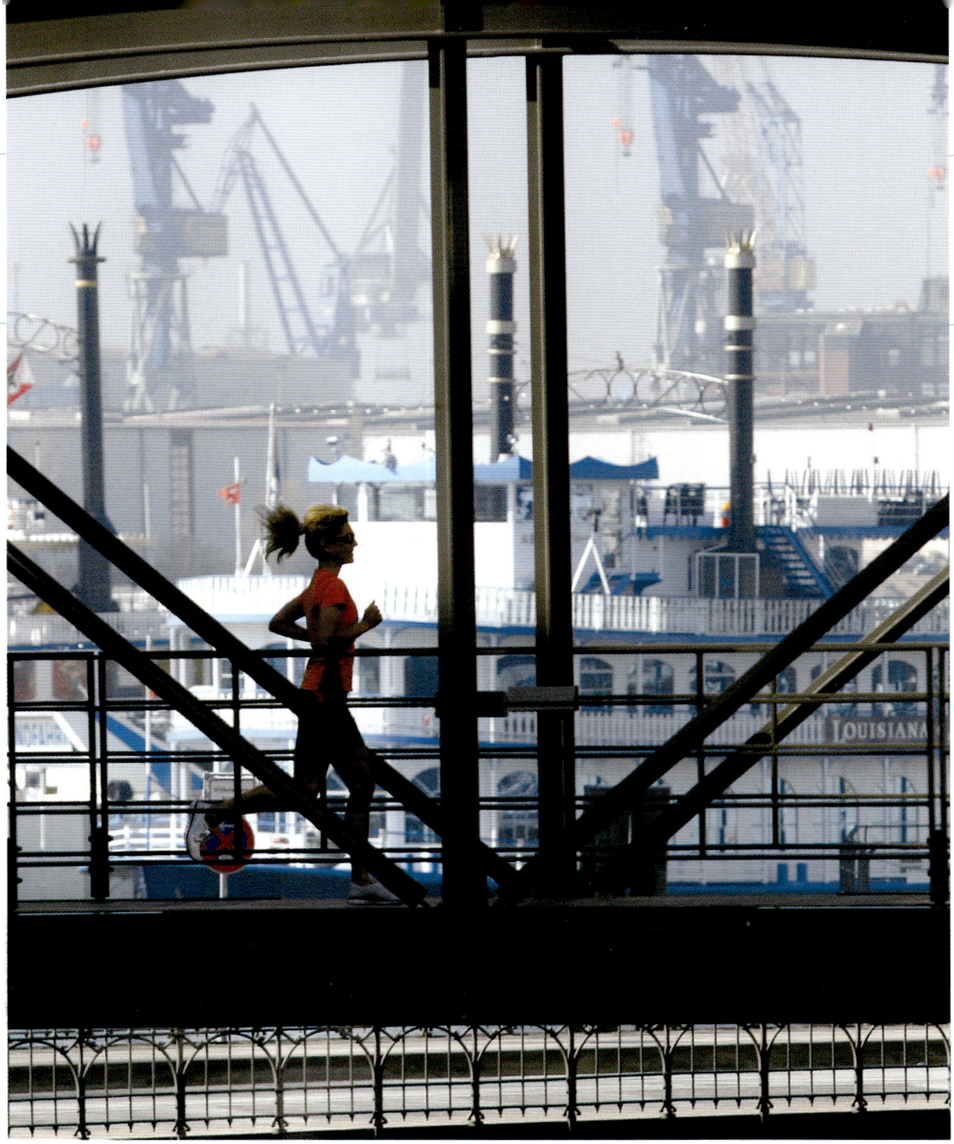

Was für einen Laufstil haben Sie?

Schauen Sie in Zukunft vor dem Schuhkauf unter die Sohle Ihres Laufschuhs.

natural running:
Ihr Schuh ist gleichmäßig abgelaufen. Es findet sich kein verstärkter Abrieb an der Ferse. Sie nutzen die Fußmuskulatur, um den Fuß zu stabilisieren und Stöße abzufangen.

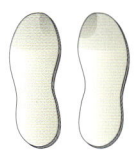

Fersenlauf:
Ihr Schuh ist außen an der Ferse abgelaufen. Dies ist ein sicheres Zeichen für den Fersenlauf. Die Fußmuskulatur hat Schwierigkeiten, den Fuß zu stabilisieren und Stöße abzufangen.

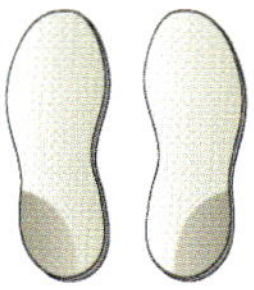

Die Lauftechnik

Außerdem wird Ihr Berater Sie nach Ihrem Laufstil befragen oder diesen selbst unter die Lupe nehmen. Rammen Sie Ihren Hacken in den Boden oder federn Sie sanft mit dem flachen Fuß Ihren Schritt ab? Der Aufsatz auf der Ferse belastet Ihre Gelenke. Mit natural running lernen Sie, die Stoßkräfte beim Laufen mit dem richtigen Fußaufsatz sanft auszufedern.

Welchen Schuhtyp brauchen Sie?

Sollte der Schuh innen oder außen gestützt sein? Sollte er überhaupt gestützt sein? In der folgenden Grafik können Sie es selbst nachlesen. In den allermeisten Fällen laufen Sie mit natural running ohne zusätzliche Stützen.

natural running					
O-Bein		**gerades Bein**		**X-Bein**	
stabiler Fuß	Knickfuß	stabiler Fuß	Knickfuß	stabiler Fuß	Knickfuß
Supiniererschuh	Neutralschuh	Neutralschuh	Neutralschuh	Neutralschuh	Überproniererschuh

Fersenlauf					
O-Bein		**gerades Bein**		**X-Bein**	
stabiler Fuß	Knickfuß	stabiler Fuß	Knickfuß	stabiler Fuß	Knickfuß
Supiniererschuh	Neutralschuh	Neutralschuh	Überproniererschuh	Überproniererschuh	Überproniererschuh

Schuhberater im Internet

Ihren orientierenden Schuhtest können Sie auch ganz einfach im Internet machen. Klicken Sie auf www.natural-running.com. Auf der gleichen Seite finden Sie auch von natural running qualifizierte und zertifizierte Shops und Bewegungsanalyse-Institute, in denen Sie von erfahrenen Laufspezialisten betreut werden, die Ihre Lauftechnik beurteilen können und Sie optimal versorgen.

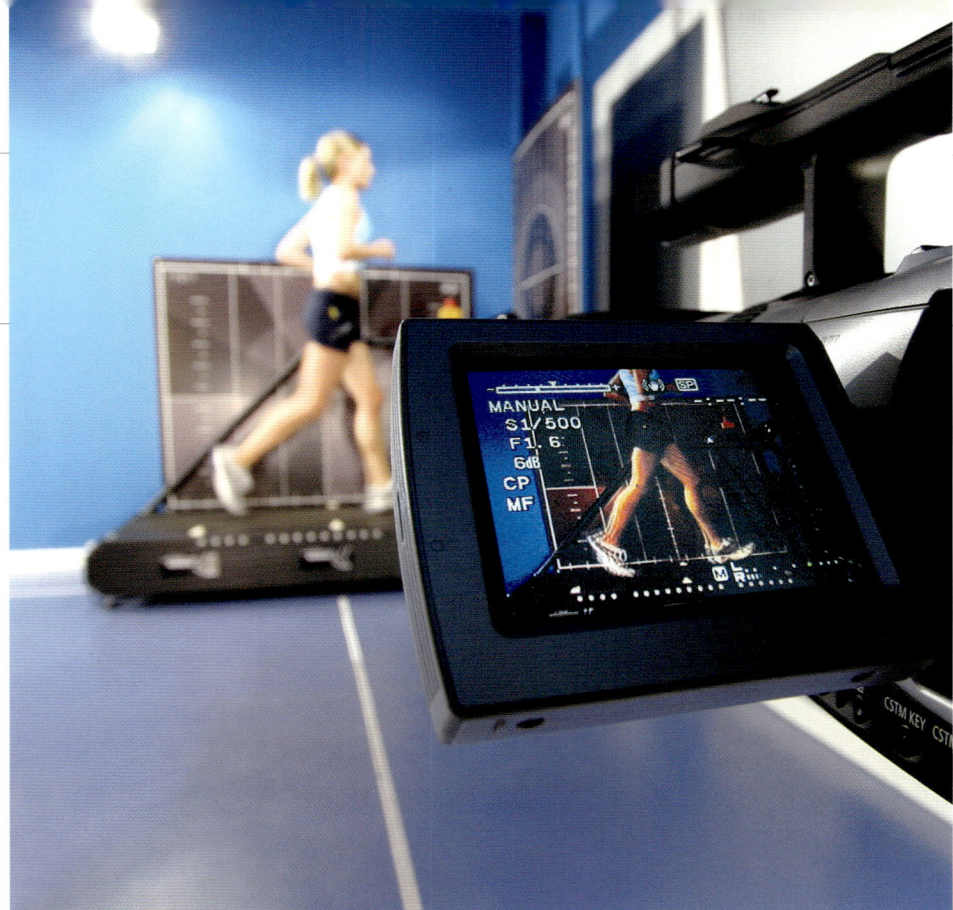

Orthopädischer Check-up

Sie halten sich und Ihre Gelenke für einen Problemfall? Sie wollen auf Nummer sicher gehen? Sie hatten sogar schon einmal Probleme mit dem Bewegungsapparat? Wenn Sie genau wissen wollen, wie es um Ihre Orthopädie steht und ob Sie auch wirklich den richtigen Schuh haben, dann ist das Laufschuhgeschäft dafür natürlich nicht der richtige Ansprechpartner. Auch wenn dort mit einer Videokamera die Füße gefilmt werden, so reichen diese Bemühungen nicht aus. Was Sie brauchen, ist eine medizinische Bewegungsanalyse in einem Bewegungsanalyselabor mit medizinisch qualifiziertem Personal.

Orthopädische Bewegungsanalyse

Ich führe diese Analysen bei meinen Sportlern und Patienten nach einer sorgfältigen Untersuchung des Bewegungsapparats durch. Ich untersuche die Muskeln auf ihre Funktion und Beweglichkeit, um danach eine aufwendige anatomische Markierung der Gelenke der Sportler vorzunehmen. So kann ich mit zwei Kameras in einem kalibrierten System die Laufbewegung aufzeichnen und später am Computer auswerten. Anhand der Daten kann ich beurteilen, ob die Bewegung gesundheitsverträglich ist oder ob Sie durch eine bessere Lauftechnik und bestimmte Trainingstipps Ihren Laufspaß steigern und Ihr Verletzungsrisiko senken können. Oftmals ist dies die entscheidende Untersuchung, um bei langjährigen Beschwerden endlich die Ursache zu finden!

Welchen Schuh wählen Sie?

Zurück zum Laufschuhkauf. Sie haben nun mit dem Verkäufer zusammen herausgefunden, ob Ihr Schuh gestützt sein muss oder nicht. In der Regel wählen Sie für Ihre Lauftechnik mit natural running einen flexiblen Schuh, der die natürliche Beweglichkeit des

Fußes nicht einschränkt. Sie sollen sich frei fühlen. Dafür kommen die folgenden Schuhe in Frage.

Lighttrainer

Mit Lighttrainern finden Sie ausreichend stabile Schuhe für natural running. Wählen Sie diesen Schuhtyp, wenn Sie zu den wenigen Läufern gehören, die eine Stütze benötigen. Es gibt die Lighttrainer aber auch ohne die sogenannten Pronationsstützen. Dann sind sie für schwere und größere Läufer interessant, denen andere Schuhe zu wenig Halt bieten.

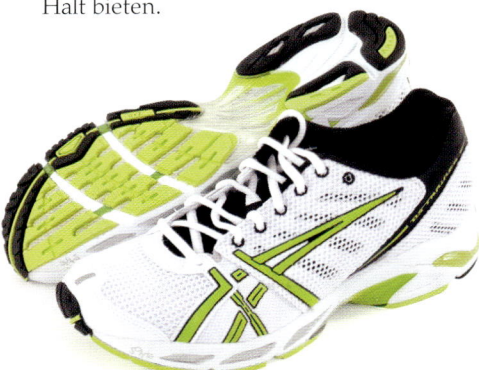

Wettkampfschuhe

Erschrecken Sie bitte nicht vor dem Namen dieser Schuhe. Läufer, die technisch nicht ausgebildet sind und immerzu ohne körpereigene Stoßdämpfung auf ihre Ferse fallen, tragen solche Schuhe in der Tat nur im sportlichen Wettkampf, weil sie leichter sind. Sie machen keine Wettkämpfe? Egal, denn diese Schuhe sind für natural running ideal. Sie haben keine überflüssigen Stützen und Dämpfungen, die Ihren Bewegungsablauf beeinflussen. Für natural running verlassen Sie sich auf Ihre Muskulatur. Hinzu kommt, dass diese Schuhe keinen schädlichen Ab-

satz haben. Schluss mit verkürzten Wadenmuskeln und Krampfadern, Sie laufen flache Schuhe.

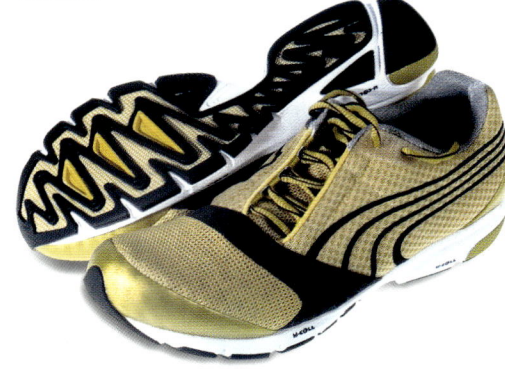

Der „Nike Free"

Sie gehen gern barfuß? Na klar. Sie können es aber nicht immer und überall? Jetzt schon. Mit dem „Nike Free" ist das kein Problem mehr. In diesem Schuh wurden die Merkmale der Barfußbewegung beachtet wie in keinem zweiten Schuh. Die Zehenbeweglichkeit und die Flexibilität sind fast so, als würden Sie barfuß am Strand laufen. Dieser Schuh ist eine ideale Wahl für natural running auf allen Belägen. Probieren Sie ihn aus.

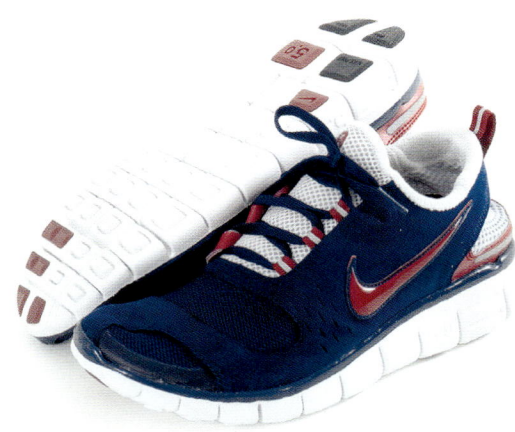

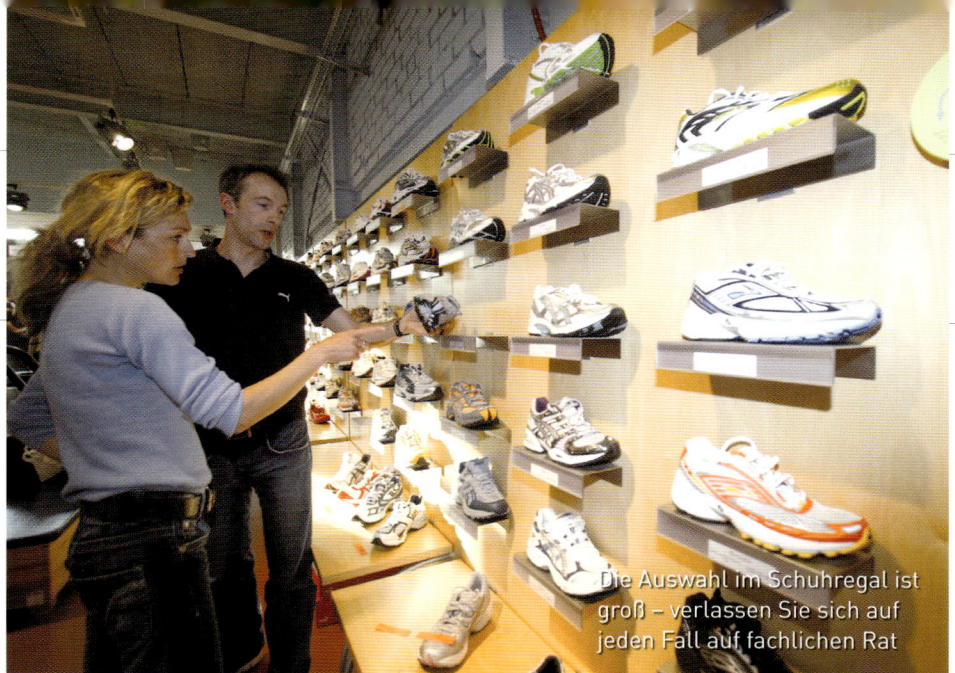

Die Auswahl im Schuhregal ist groß – verlassen Sie sich auf jeden Fall auf fachlichen Rat

Die verschiedenen Schuhsegmente

	Lighttrainer	Wettkampf	Nike Free	Fußtrainer	Stabil	Cushion
Dämpfung	gut	gut	gut	keine	übermäßig	übermäßig
Stützen	gestützte und ungestützte Modelle	meist keine	keine	keine	mittlere bis starke Stützen	keine
Absätze	o. k.	gut	o. k.	sehr gut	zu hoch	zu hoch
Torsion	gut	sehr gut	sehr gut	sehr gut	schlecht	schlecht
Gewicht (Gr. 44)	300 – 400 g	150 – 250 g	250 – 300 g	100 – 150 g	400 – 500 g	350 – 450 g
Flexibilität im Vorfuß	o. k.	gut	sehr gut	sehr gut	unzureichend	unzureichend
Eignung für natural running	gut für Einsteiger und Asphaltläufe	gut für Asphalt, Schotter und Waldwege	gut für Asphalt, Schotter und Waldwege	gut für kurze Läufe auf natürlichen Böden	nein	nein

Fußtrainer

Alle meine Athleten trainieren zusätzlich in ihren Fußtrainern. Diese Schuhe haben eine dünne widerstandsfähige Sohle und schützen Ihren Fuß vor Kälte und Verletzungen. Sonst nichts. Sie laufen damit wie barfuß. Noch unmittelbarer als im „Nike Free". Diese Schuhe können Sie auf natürlichen Belägen wie am Strand oder einer Wiese (Golfplatz) tragen. Das Laufgefühl ist unbeschreiblich gut!

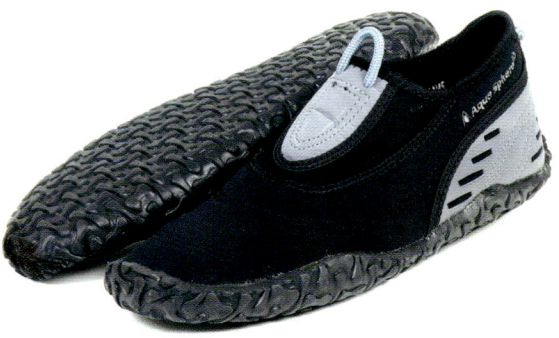

Hilfe bei Blasen

Erst merkten Sie nur ein kleines Scheuern im Schuh, dann wurde es ein heftiger Schmerz. Hinten an der Fersenkappe drückt es nun. Sie ziehen den Schuh auf der Laufrunde aus und sehen eine Rötung der Haut, die obere

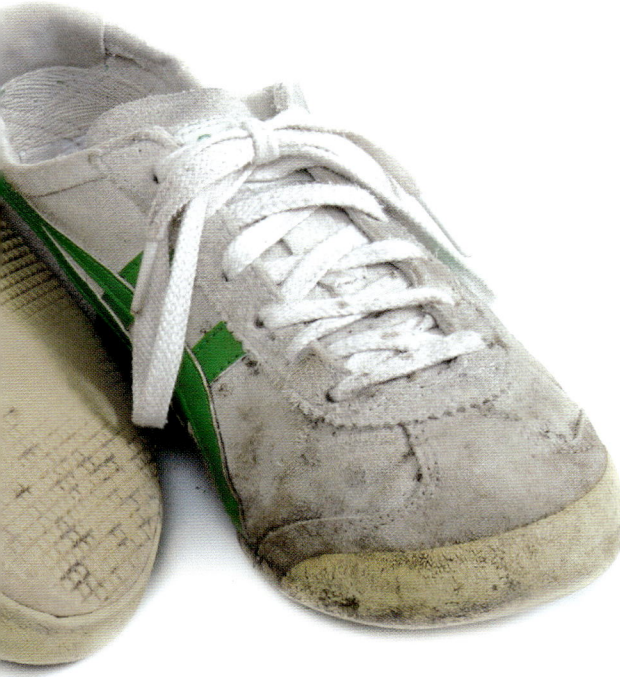

Hautschicht beginnt sich zu wellen. Als Sie den Schuh wieder anziehen wollen, halten Sie die Schmerzen kaum aus. Sie wandern nach Hause zurück und bemerken eine prall mit Flüssigkeit gefüllte Beule an der Ferse.

Das ist eine typische Blase. Durch mechanische Reibung zwischen den Hautschichten entsteht ein entzündlicher Reiz, den die Haut mit einer Flüssigkeitseinschwemmung in einen sich bildenden Hohlraum beantwortet. So entsteht eine Blase, die zu einer Spannung im betroffenen Gebiet führt. Spannung und Reizung des Gewebes führen zu Schmerzen.

Als Soforthilfe stechen Sie die Blase mit einer sterilen Nadel auf und lassen die Flüssigkeit ablaufen. Das tut nicht weh, weil die obersten Hautschichten keine Nervenversorgung haben. Die Deckhaut lassen Sie über der Wunde und decken sie mit einem Pflaster steril ab. Entfernen Sie nicht die Haut über der Blase! Die Haut muss sich im geschädigten Bereich erst neu bilden. Entfernen Sie die Oberhaut, besteht eine erhöhte Gefahr für Infektionen und Entzündungen.

Besser mit gut angepassten Schuhen

Meist sind schlecht sitzende Schuhe und Socken schuld. Oder waren Ihre Schuhe neu und noch nicht eingelaufen? Vielleicht kommen Sie aber auch einfach mit der Passform nicht zurecht. Achten Sie künftig auf optimal angepasste Laufschuhe. Besprechen Sie mit Ihrem Laufschuhhändler genau die Passform Ihrer Füße. Sollten orthopädische Einlagen zu dem Problem geführt haben, so ist dies kein notwendiges Übel, sondern ein Missstand, der vom Konstrukteur der Einlage behoben werden muss. Die Socken, die Sie in den Schuhen tragen, sollten dünn und atmungsaktiv sein und keine Falten werfen. Bei größeren Problemen tragen Sie vor dem Laufen dünn Vaseline oder Hirschtalg auf die Stellen mit der größten Reibung auf. Sie sollten ein regelmäßiges Barfußlaufen in Ihr Training einbauen, so werden die Fußsohlen an die Belastung und die Reibung gewöhnt. Dies schützt Sie vor Blasen und auch vor vielen anderen Laufverletzungen.

Die Passform muss immer das ausschlaggebende Kriterium sein.

Schuhgröße

Erinnern Sie sich noch an Ihre Kindheit? Beim Schuhkauf hat immer jemand geguckt, ob noch eine Daumenbreite Platz ist zwischen längster Zehe und Schuhspitze. Was damals dem wachsenden Fuß genügend Raum geben sollte, ist für Sie als Läufer heute wieder wichtig. Während der Abdruckbewegung schiebt sich der Fuß nämlich im Schuh nach vorn. Kann er sich dort nicht ausreichend entfalten, so gibt es Druckstellen, und die Biomechanik wird empfindlich gestört. Sie wollen keine blauen Zehennägel und schmerzhafte Reizungen an den Schienbeinkanten? Dann wählen Sie den Schuh stets mit einer Daumenbreite Platz zwischen dem längsten Zeh und der Schuhspitze.

Tipps zum Schuhkauf

Zu welcher Tageszeit kaufe ich meine Schuhe?

Sie kaufen die Schuhe am besten abends. Die Länge des Fußes hängt stark von der Verspannung des Längsgewölbes mit der Muskulatur ab. Ist diese abends erschlafft, ist der Fuß leicht eine halbe Nummer größer als am frühen Morgen. Und der Schuh soll natürlich unter Belastung die richtige Länge haben.

Brauche ich Einlagen im Schuh?

Einlagen im Schuh sind etwas für kranke Füße, deren Gewölbe nicht mehr richtig arbeiten. Treten aus diesem Grund Verletzungen und Beschwerden auf, sind Einlagen eine wertvolle Hilfe. Gesunde Füße sollten jedoch nicht mit einer Einlage ruhig gestellt werden. Die Fußmuskulatur wird sonst nicht mehr gefordert. Und Muskeln, die nicht gekräftigt werden, entwickeln sich zurück und verkümmern. Ersparen Sie Ihren Füßen dieses Schicksal!

Warum bringen andere Läufer ihre alten Laufschuhe mit?

Es ist immer sinnvoll, alte Schuhe mit in das Geschäft zu bringen. Der Abrieb der alten Schuhe gibt oft Hinweise auf bestimmte Fehlstellungen und fehlerhaftes Abrollverhalten. Der Verkäufer wird sich nicht daran stören, dass die Schuhe etwas dreckig und muffig sind. Vielmehr freut er sich über die wichtigen Anhaltspunkte, die ihm der alte Schuh gibt.

Ist der „Nike Free" für Einlagenträger gefährlich?

Die natürliche Bewegung ist für den Fuß von großer Bedeutung, für den gesunden ebenso wie für den geschwächten Fuß. Füße werden durch Muskeln stabilisiert. Es ist für jeden Sportler wichtig, diese Muskeln durch Barfußlaufen zu trainieren oder durch Schuhe, die den Füßen die Barfußbewegung ermöglichen. Läufer mit geschwächten Fußgewölben müssen mit kurzen Läufen beginnen und die Belastung langsam steigern.

Was ist wichtiger: Passform oder Technologie?

Gerne spielt sich bei der Schuhberatung die Technologiediskussion in den Vordergrund. Ist die Stütze auch optimal, ist die Vorfußdämpfung korrekt auf meine Bedürfnisse ausgelegt? Das ist in Ordnung, aber beachten Sie bitte, dass die Passform immer das ausschlaggebende Kriterium sein muss. Sobald Sie entschieden haben, ob der Schuh gestützt sein muss oder nicht, wählen Sie immer den bequemsten aus.

55

> **Spätestens jetzt schwant Ihnen,
> warum fast alle Manager laufen.**

Sind Absätze im Schuh eine Entlastung für die Achillessehne?

Auf den ersten Blick schon, aber langfristig wird die Wadenmuskulatur durch die Absätze immer kürzer, und es kommt zu einer sogenannten muskulären Dysbalance – einer Kombination aus kurzen Waden- und schwachen Schienbeinmuskeln. Außerdem wird der Sprunggelenkkomplex mit der Höhe der Absätze immer instabiler, die Überpronation wird stärker und die Achillessehne stärker belastet. Daher gilt: Wählen Sie die Absätze des Laufschuhs so flach wie möglich. Immer.

Wie wichtig sind Pronationsstützen?

Pronationsstützen sind härtere Materialien an der Innenseite des Schuhs, die ein Einknicken des Fußes in der Laufbewegung („Pronationsbewegung") verhindern sollen. Dies ist für Läufer mit einer Überpronation eine gute Sache. Läufer ohne diese Fehlstellung sollten hingegen unbedingt auf die Stützen verzichten, da diese sonst den natürlichen Bewegungsablauf behindern und so zu Verletzungen führen können.

Wie wichtig ist die Dämpfung im Laufschuh?

Als die Dämpfungssysteme populär wurden, glaubte man zunächst, alle Läuferprobleme gelöst zu haben. Heute weiß man, dass die Schuhe weder zu hart (Gefahr einer Stressfraktur) noch zu weich sein dürfen (Gefahr der Achillessehnenentzündung). Achten Sie auf eine straffe, flache Dämpfung, die Ihnen ein gutes Gefühl für den Untergrund vermittelt.

Reicht ein Laufschuh, oder benötigt man mehrere?

Immer wieder wird Läufern empfohlen, im Training zwei oder drei verschiedene Paar Schuhe alternierend zu laufen. Und das ist ein guter Rat, da sich die Laufbelastung so besser auf den Bewegungsapparat verteilt. Auf diese Weise vermeiden Sie Verletzungen.

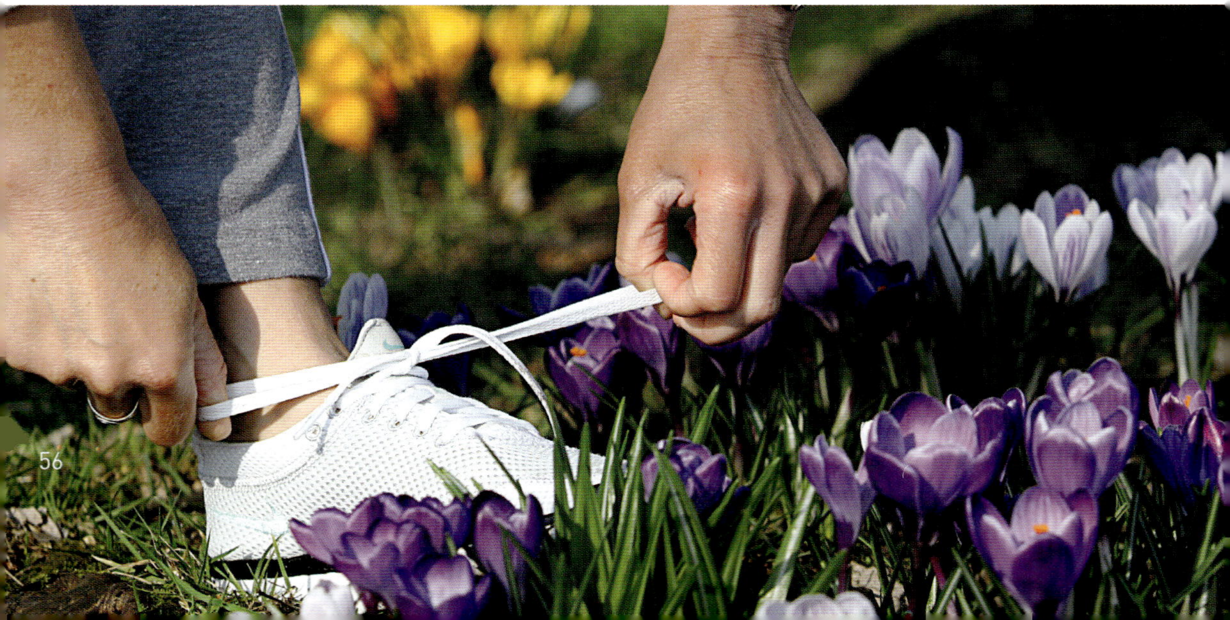

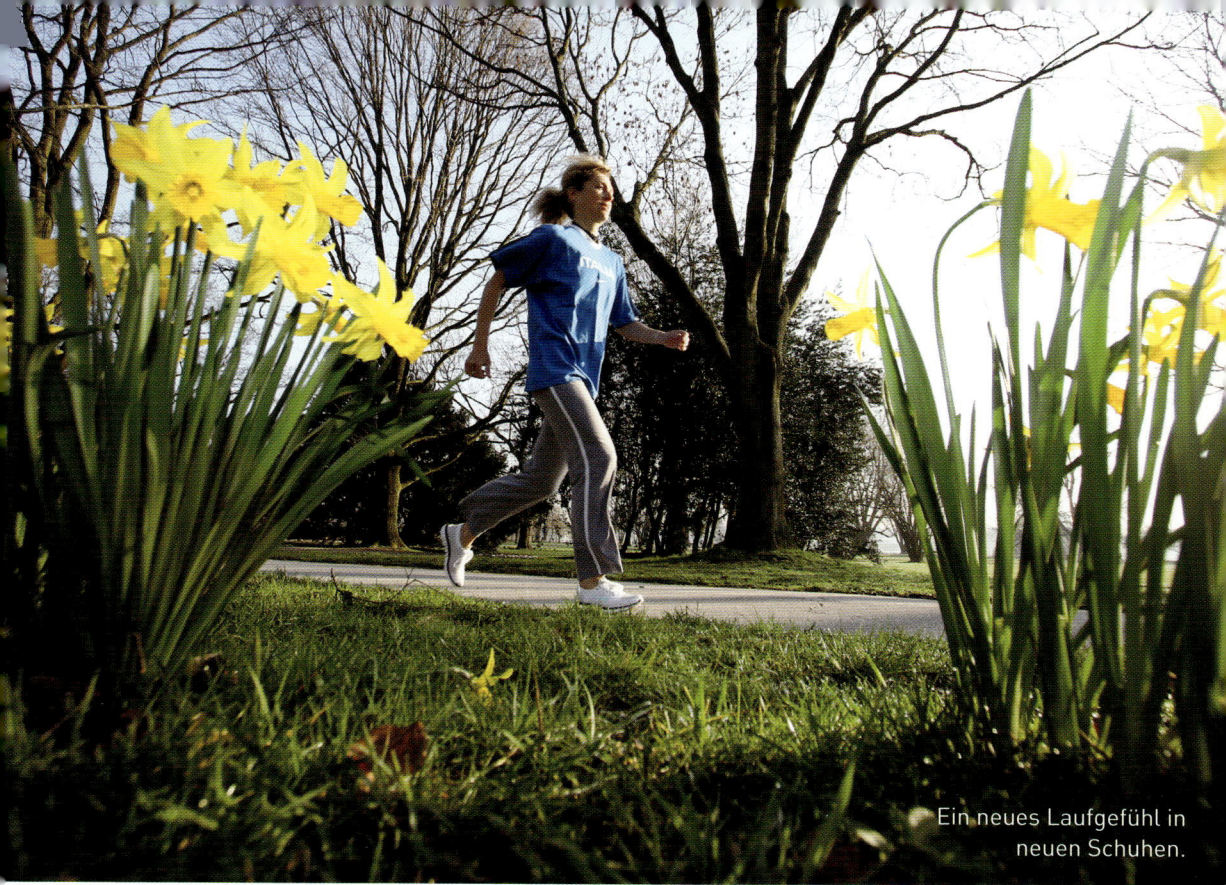

Ein neues Laufgefühl in neuen Schuhen.

Und da die Schuhe durch den Paralleleinsatz auch länger halten, wird Ihr Training dadurch nicht mal teurer!

Wie lange halten Laufschuhe?

Die Schuhindustrie erklärt häufig, dass Schuhe nach einer gewissen Kilometerzahl einen Teil der Dämpfung eingebüßt haben. Das ist richtig. Da Schuhe heute aber eher zu weich als zu hart sind, ist etwas Dämpfungsverlust nicht schlimm. Ihr Schuh ist reif für die Mülltonne, wenn er aufgrund Ihrer individuellen Fehlstellungen schief getreten und abgenutzt ist. Dann belastet er den Bewegungsapparat.

Ein neues Laufgefühl

Die neuen Schuhe passen wie angegossen. Sie sind leicht und sehen schnell aus. Sie können das nächste Training kaum erwarten. Am nächsten Morgen ist es so weit, und Sie starten erstmals in Ihren richtigen Laufschuhen. Eine gute Wahl! Aber lassen Sie sich nicht verleiten. Sie trainieren fleißig und befinden sich in der dritten Woche. Sie sollten auf keinen Fall das Laufpensum über Gebühr erhöhen und Ihren Aufbauplan verlassen. Diese Fehler lassen Sie andere machen. Die sitzen dann nämlich ruck, zuck beim Orthopäden im Wartezimmer, weil die Bänder und Gelenke sich nicht an die Belastung gewöhnen konnten.

Sie halten sich an Ihren Plan, warten gespannt auf Ihren nächsten Lauftag und genießen das neue Lebensgefühl und die Veränderung. Sie sind endlich wieder aktiv und endlich wieder draußen. In der dritten Woche laufen Sie nun schon drei Minuten am Stück, und obwohl die Laufabschnitte immer länger werden, kommt es Ihnen immer leichter vor. Eine geniale Erkenntnis. Läufer haben es leichter. Nicht nur beim Laufen. Auch im Job. Sie wissen längst, was ich meine: Sie arbeiten mehr als zuvor, sind aber schneller fertig und abends nicht so müde. Spätestens jetzt schwant Ihnen, warum fast

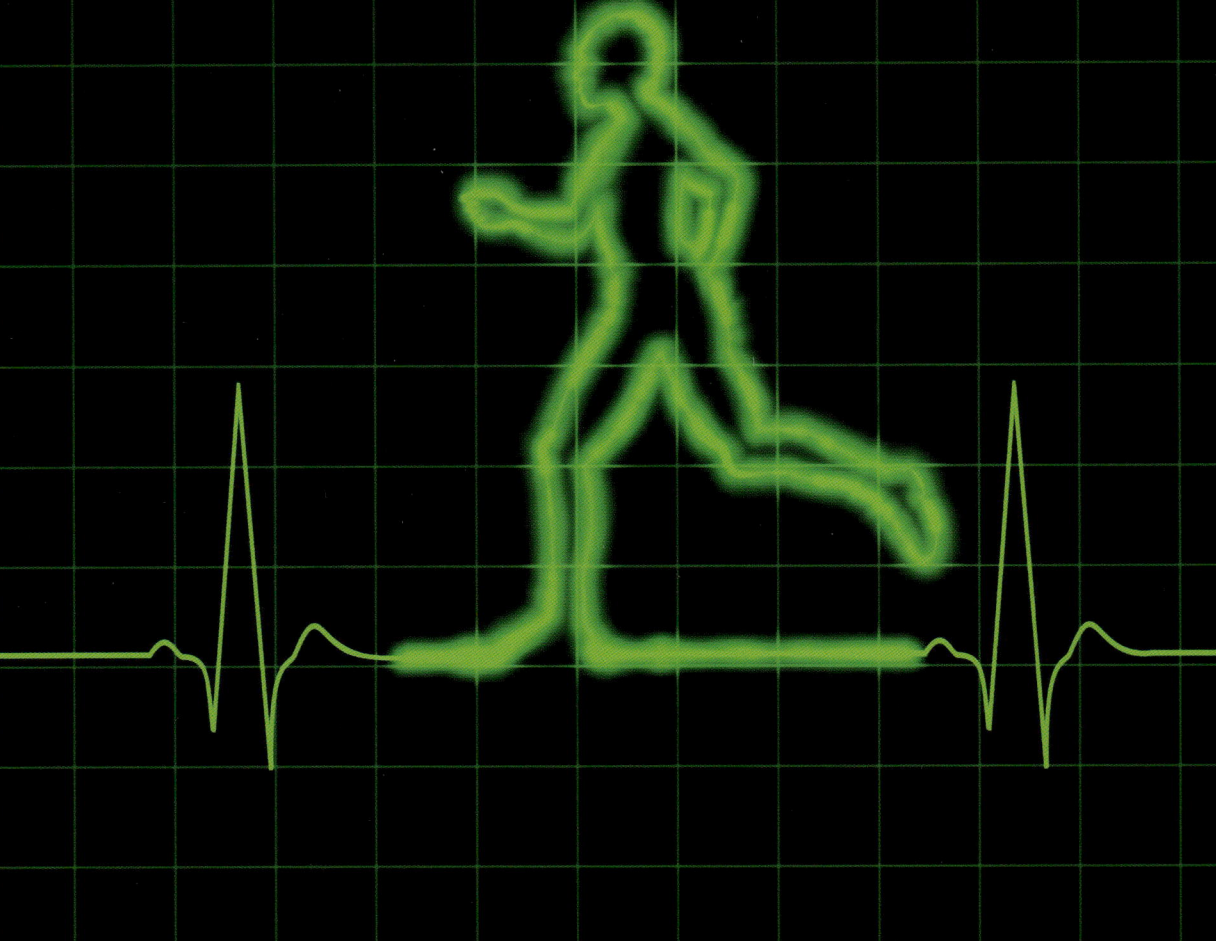

Verbrennen Sie Fett

Zurück zu Ihrem Training: Das Laufen geht jetzt zwar immer leichter, aber wie schnell sollen Sie eigentlich laufen? Welches Tempo ist am besten für Sie? Sollen Sie aus der Puste kommen, damit Ihr Training auch effektiv wird, oder lieber langsam machen? Was Sie brauchen ist eine individuelle Richtgeschwindigkeit. Eine Messgröße, die Ihnen sagt, ob Sie zu schnell oder zu langsam laufen. Einen Drehzahlmesser, der anzeigt, in welchem Belastungsbereich Sie sich gerade befinden. Wie könnte dieser Drehzahlmesser funktionieren?

Kreislaufkontrolle

Nun, Ihr Lebensmotor ist Ihr Herz. Es schlägt unaufhörlich, um Blut mit Sauerstoff und wichtigen Vitalstoffen in Ihrem Körper zu verteilen. Der Herzschlag sagt viel über Ihre körperliche Verfassung aus. Mediziner nutzen die Geschwindigkeit und Qualität des Pulses seit Jahrhunderten, um den Gesundheitszustand

Der Ruhepuls zeigt an, wie entspannt Sie sind.

ihrer Patienten zu erkennen. Nicht nur bei sportlicher Belastung, sondern auch schon in Ruhe verrät uns der Puls viel über Sie und Ihre Fitness. Das Messgerät, das somit Klarheit in Ihr Training bringt, ist Ihr Pulsmesser. Der Pulsmesser misst über einen Brustgurt EKG-genau Ihren Herzschlag und überträgt den jeweiligen Wert per Funk auf die Uhr an Ihrem Handgelenk.

Hören Sie auf den Ruhepuls

Bei einem Herzgesunden schlägt das Herz in Ruhe ungefähr 80-mal pro Minute. Pro Minute werden zirka fünf Liter Blut in Ihre Organe gepumpt. Dieser Ruhepuls ändert sich in bestimmten Situationen. Wenn Sie krank sind zum Beispiel und Fieber haben, dann steigt der Puls um zehn Schläge je Grad Körpertemperatur an. Wer seinen Ruhepuls kennt, kann damit frühzeitig Infekte bemerken, weil der Ruhepuls oftmals schon vor einer Erkältung um etwa acht bis zwölf Schläge pro Minute ansteigt.

Minus zehn Schläge: Ihr Fitness-Ruhepuls

Aber der Ruhepuls zeigt auch an, wie leistungsfähig Ihr Herz ist. Wer den ganzen Tag auf dem Bürostuhl oder im Auto sitzt, der hat ein kleines schwaches Herz. Es muss schnell schlagen, um genug Blut zu befördern. Anders ist es bei Ihrem Läuferherz. Das regelmäßige Training macht Ihr Herz größer und kräftiger. Es schafft die gleiche Leistung mit weniger Pulsschlägen pro Minute. Natürlich schont das den wichtigen Herzmuskel. Machen Sie den Test, messen Sie morgens Ihren Puls, wenn Sie noch im Bett liegen. In Ihren ersten Wochen können Sie zusehen, wie der Ruhepuls niedriger und niedriger wird. Das liegt daran, dass Ihr

Herz stärker wird. Und daran, dass Sie noch entspannter werden …

Wie Sie den Vagotonus nutzen

Der Ruhepuls zeigt an, wie entspannt Sie sind. Wenn Sie gelaufen sind, spüren Sie anschließend das wohlige Gefühl der Erholung. Dieses tolle Gefühl verschafft Ihnen Ihr erhöhter Vagotonus. Der Vagotonus beschreibt die Aktivität Ihres Regenerations-

Wie groß ist Ihr Herz?

Ihr Ruhepuls ist ein indirektes Maß für Ihre Herzgröße und Ihren Trainingszustand. Ein kräftiges, trainiertes Herz muss seltener schlagen als ein kleines untrainiertes. Ein untrainierter Mensch hat eine Pulsfrequenz von zirka 80 Schlägen pro Minute. Sie als Läufer haben bald schon weniger. Ihr Herz ist im Schongang und muss nur 60-mal pro Minute schlagen. Profisportler wie die Fahrer der Tour de France haben morgens im Bett sogar nur um die 30 Pulsschläge pro Minute. Leistungssportler haben außerdem einen starken Vagotonus, der die Frequenz weiter absenkt.

Puls	Herzgröße (ml)
70	600
60	800
50	1.000
40	> 1.100

So einen Pulsmesser bekommen
Sie in jedem Sportgeschäft.

nervens, des Vagusnervens. Ist Ihr Regenerationsnerv aktiv, dann sind Sie entspannt und frei von Stress. Ach so, denken Sie und haben recht: Das ist der Grund, warum Sie plötzlich so gut schlafen und die Dinge gelassener sehen!

Wie Sie Fett verbrennen

Der Puls zeigt noch mehr: Ob Sie gerade effektiv Fett verbrennen oder ob Sie zu schnell oder zu langsam dafür unterwegs sind, können Sie mit dem Puls feststellen. Sobald Sie nämlich in Bewegung sind, muss Ihr Herz schneller pumpen, um mehr Blut zu befördern und mehr Sauerstoff in Ihre Muskeln zu transportieren. Und natürlich benötigen Sie bei mehr Arbeit mit höherem Puls auch

mehr Energie. Die Energie, die Sie nun verbrauchen, soll aus überflüssigen Fettpölsterchen von den Hüften und vom Bauch gewonnen werden. Das ist Ihr Ziel.

Und deshalb ist der Pulsmesser so wichtig für Ihr Lauftraining. Ihr Körper kann nämlich bei geringem Tempo relativ viel Fett verbrennen (das wollen wir) oder aber bei hohem Tempo vornehmlich die Zuckerreserven aus Leber und Muskeln (das wollen wir nicht).

Finden Sie Ihren Fettburner-Puls

Der richtige Puls, um die Pfunde schwinden zu lassen, hängt ab von Ihrem Lebensalter. Sie können ihn grob ermitteln, indem Sie von dem Wert 220 Ihr Lebensalter abziehen. Die-

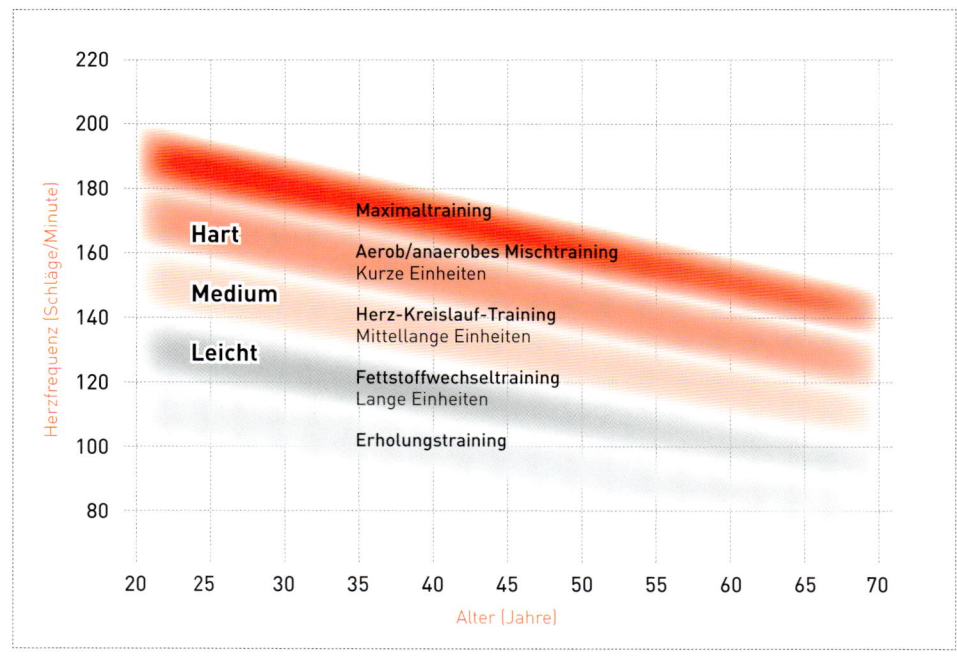

Die Pulsbereiche ändern sich mit dem Lebensalter (nach POLAR)

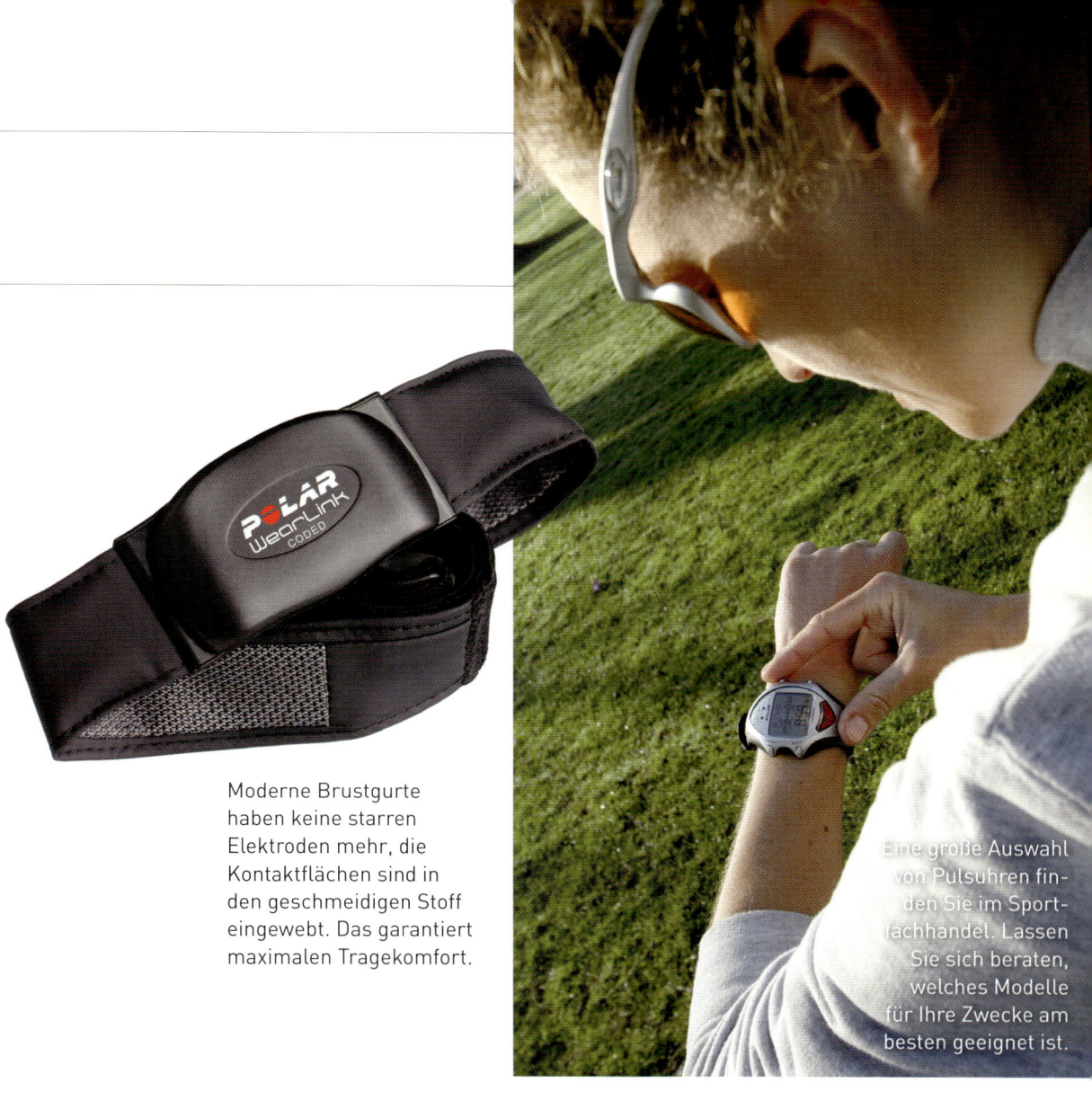

Moderne Brustgurte haben keine starren Elektroden mehr, die Kontaktflächen sind in den geschmeidigen Stoff eingewebt. Das garantiert maximalen Tragekomfort.

Eine große Auswahl von Pulsuhren finden Sie im Sportfachhandel. Lassen Sie sich beraten, welches Modelle für Ihre Zwecke am besten geeignet ist.

ser Wert ist Ihr Maximalpuls, also die Maximaldrehzahl Ihres Motors. Hier sollen Sie selbstverständlich nicht trainieren, sondern bei ungefähr 70 Prozent dieses Maximalwerts.

Ihr Drehzahlmesser

Sie sehen, das Thema Herzfrequenzmessung ist wirklich kinderleicht. natural running ist kinderleicht. So einen Pulsmesser bekommen Sie in jedem Sportgeschäft. Die hochwertigen Markengeräte haben dabei sogar schon Brustgurte aus elastischem Stoff. Die Elektroden zum Messen der Frequenz sind dabei in den Stoff eingewebt! So tragen Sie den Gurt wie eine zweite Haut. Nehmen Sie also vor dem nächsten Training einen Pulsmesser mit und legen morgens vor dem Loslaufen den Gurt um. Denken Sie bitte daran, dass dieser Gurt nur vernünftig messen kann, wenn Sie ihn etwas feucht gemacht haben. Halten Sie daher die Elektroden des Brustgurts kurz unter den Wasserhahn und machen sie feucht.

Besser nicht. Immer wenn Sie anhalten, um den Puls im Stehen zu tasten und zu messen, verändert sich die Frequenz. Anders als beim kontinuierlichen Pulsmessen während des Laufens, wo sich die Pulswerte eher träge anpassen, ändern sich diese sehr plötzlich, wenn Sie stehen bleiben, weil so viel Blut in den weit gestellten Beingefäßen versackt. Ihr Herz muss blitzschnell gegenregulieren, und Sie messen andere Werte, als Sie beim Laufen eigentlich hatten. Nutzen Sie deshalb dringend einen elektronischen Pulsmesser.

Verbrennen Sie Fett mit Sauerstoff

Die Uhr legen Sie an das Handgelenk und laufen wie gewohnt in die Frische des Morgens. Ab jetzt bestimmen Sie, was Sie verbrennen! Und Sie verbrennen Fett! Laufen Sie ruhig und inhalieren Sie die frische Luft. Sie brauchen viel Sauerstoff, um die Fettreserven anzuknabbern. Sauerstoff ist der eigentliche Fettkiller, nur mit Sauerstoff verbrennen Sie die lästigen Fettdepots.

Sie werden merken, dass Ihre Pulswerte beim Laufen etwas träge reagieren. Es vergehen einige Sekunden, bis das Herz auf eine Tempoverschärfung oder Tempoverringerung reagiert. Gucken Sie nun regelmäßig auf die Uhr, um den richtigen Bereich zu treffen. Ob Sie zu den Läufern gehören wollen, die sich Ihren Trainingsbereich von der Uhr durch Piepen anzeigen lassen, wage ich zu bezweifeln. Diese armen Läufer verderben sich die schönsten Läufe durch eine permanent piepende Uhr am Handgelenk, die immer dann warnt, wenn Sie den idealen Pulsbereich nach oben oder unten verlassen. Aber so schlimm ist es nicht, wenn Sie den Bereich mal kurz verlassen. Ich plädiere hier für etwas mehr Entspannung. Gucken Sie einfach regelmäßig auf Ihre Uhr, um den Bereich mit ausreichender Genauigkeit zu treffen. Dann werden Sie zum Fettburner.

Probleme mit dem Puls?

Macht Ihr Pulsmesser Schabernack mit Ihnen? Manchmal haben die Messwerte auf der Uhr Lücken, oder es werden abenteuerliche Werte angezeigt. Sollte dies der Fall sein, dann überprüfen Sie bitte zunächst, ob der Gurt gut sitzt. Er soll Sie nicht einengen, darf aber auch nicht zu locker sitzen. Und der Gurt muss, wie bereits erwähnt, feucht gemacht werden. Sie haben immer noch keine vernünftigen Messwerte auf dem Dis-

Auch bei Herzrhythmusstörungen kann Ihre Pulsuhr unter Umständen keine sauberen Werte anzeigen, weil die Rhythmusstörung immer wieder Aussetzer verursacht. Finden Sie keine befriedigende Ursache für die fehlerhafte Funktion des Messgeräts, sollten Sie Ihren Arzt aufsuchen, der mit einem Belastungs-EKG die Herzfunktion unter sportlicher Belastung überprüfen wird. Danach können Sie beruhigt weiterlaufen, ohne sich wegen der Messfehler Gedanken zu machen.

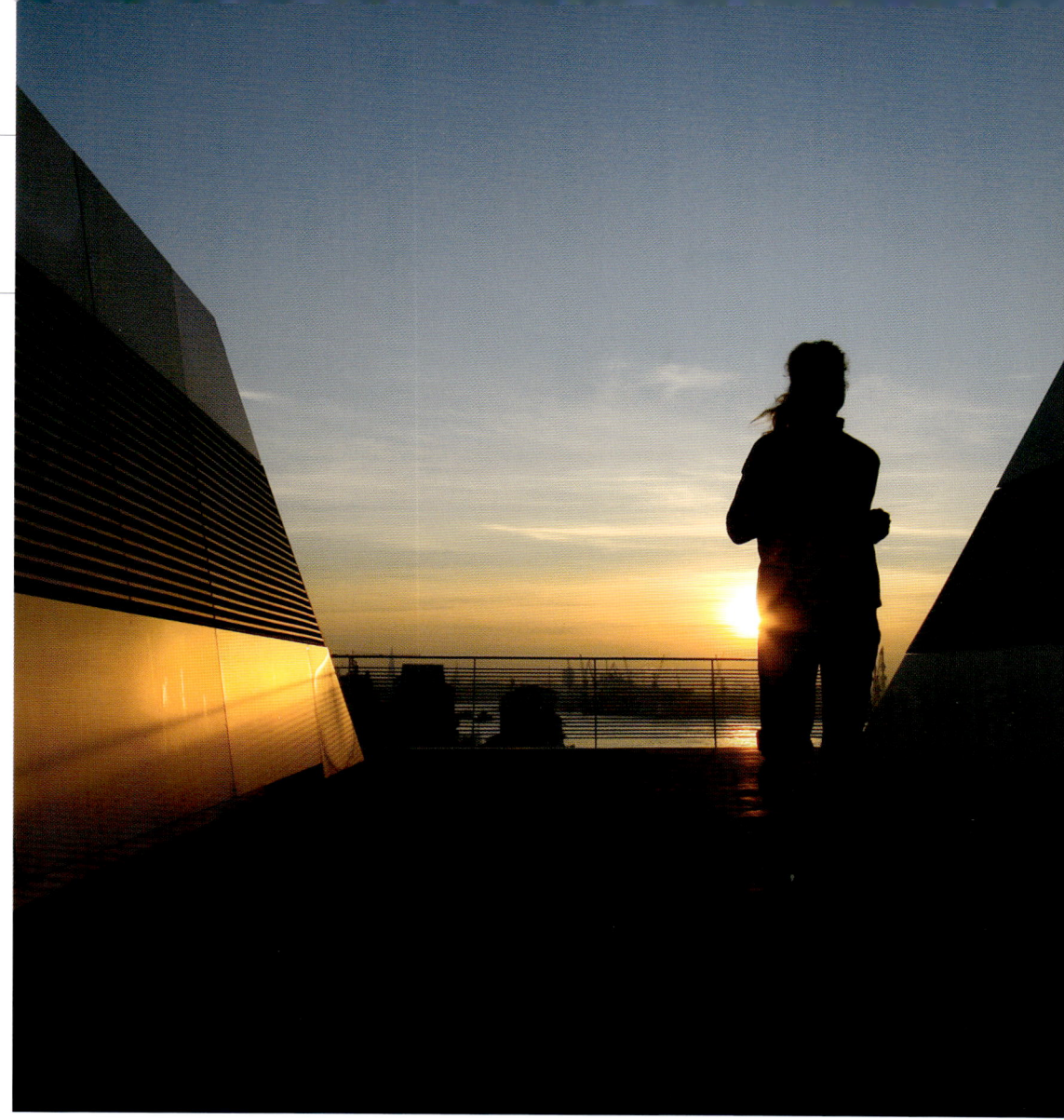

play? Dann gibt es zwei weitere Möglichkeiten: Die Uhr kann durch Mitläufer, die ebenfalls einen Pulsmesser haben, oder durch Hochspannungsleitungen gestört werden. Im ersten Fall können Sie spezielle Pulsmesser mit einer Codierung des Signals benutzen. Ihr Sporthändler berät Sie gerne, sodass Sie mit Ihren Laufkollegen ohne Störungen der Pulsmessung gemeinsam laufen können. Im zweiten Fall halten Sie Abstand zu Hochspannungsleitungen, wie sie beispielsweise an Bahnstrecken zu finden sind.

Trainieren Sie wirklich im Fettburner-Puls?

Sie sind nun schon einige Male mit Ihrem Pulsmesser gelaufen? Und Sie fühlen sich wohl mit Ihrer neuen Richtgeschwindigkeit und Ihrem Trainingspuls? Sehr gut. Es gibt allerdings die Möglichkeit, Ihren Stoffwechsel noch exakter medizinisch zu untersuchen. Zum einen, wenn Sie Ihren Fettburner-Puls noch besser treffen wollen, zum anderen, wenn Sie das Gefühl haben, mit dem errechneten Puls aus der Tabelle chro-

Mit der Laufgeschwindigkeit steigt die Herzfrequenz kontinuierlich an. Die Laktatwerte beginnen erst später anzusteigen und zeigen den Fett- und Zuckerstoffwechsel an.

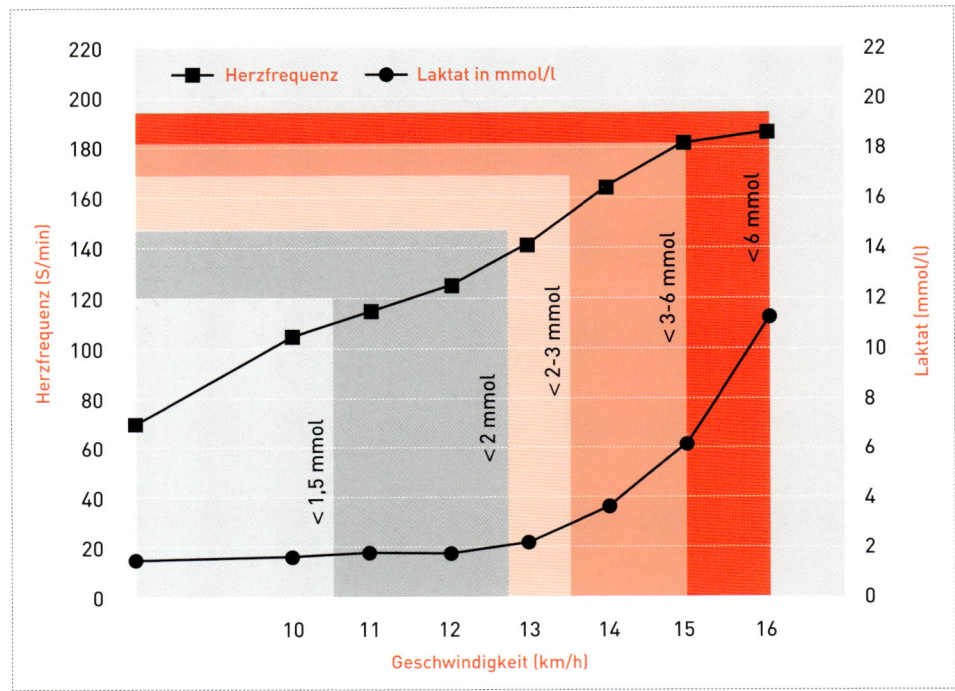

nisch über- oder unterfordert zu sein. Am besten ist es eben immer, man misst nach. Ich mache das bei allen Sportlern, die ich betreue, mit einem sogenannten Laktattest.

Ihr Laktat weiß es besser

Der Laktattest hilft mir, den Stoffwechsel der Sportler bei unterschiedlichem Tempo genau zu messen und sagen zu können, wo beispielsweise die ideale Fettverbrennung stattfindet. Die Laktatwerte im Blut sind hierfür bestens geeignet: Laktat wird von Ihren Muskeln gebildet, wenn diese Zucker verbrennen und bei hohem Lauftempo nicht genügend Sauerstoff für die Verbrennung zur Verfügung haben. Mit dem Laktat ist es also ganz einfach: Haben Sie viel Sauerstoff im Blut, weil Sie langsam genug laufen und tief genug at-

men können, dann bilden Sie wenig Laktat. Werden Sie aber schneller und geraten zunehmend außer Atem, dann muss Ihr Körper den Zucker in den Muskeln ohne Sauerstoff abbauen, und dabei entsteht Laktat.

So fühlt sich Laktat an

Sie können Laktat auch spüren. Es ist nämlich das Salz der Milchsäure und macht Ihr Blut daher sauer. Sie kennen dieses Gefühl von Ihrem letzten Sprint, egal ob der in der Schulzeit beim 1.000-Meter-Lauf war oder aber vor vier Wochen, als Sie den Bus noch erreichen wollten und beherzt einen Gang zulegen mussten. Sie kommen dann außer Atem, weil der Sauerstoff fehlt, und die Beine fangen an zu schmerzen, weil die Muskeln mangels Sauerstoff Laktat bilden.

Auf der Suche nach dem Fettburner-Puls

Um Ihren exakten Fettburner-Puls heraus-zufinden, würde ich Sie einmal auf ein Lauf-band bitten. Sie laufen dort auf unterschied-lichen Tempostufen. Erst ganz langsam und dann in Schritten von 1 km/h immer schnel-ler. Wir messen dabei Ihren Puls mit einem Pulsmesser, und ich nehme Ihnen auf jeder Tempostufe etwas Blut ab. Keine Angst, nur aus dem Ohrläppchen. Das ist wirklich nur ein kleiner Pikser. In dem Blut kann ich mit speziellen Messgeräten den Laktatwert be-stimmen. Wenn ich diese Werte auftrage, dann gehört zu jedem Laktatwert ein Puls-wert. Ihr idealer Fettburner-Puls gehört zum Laktatbereich 2 bis 3 mmol/l (das ist die Konzentration des Laktats in Ihrem Blut). In diesem Bereich laufen Sie relativ zügig, so-dass Sie viel Energie verbrennen, denn es soll den Fettpolstern an den Kragen gehen. Sie laufen aber noch in einem Bereich, in dem Ihrem Körper ausreichend Sauerstoff zur Verfügung steht. Sie sind also ein Fett-burner und kein Zuckerburner.

Mit so einer medizinischen Laktatleistungs-diagnostik laufen Sie jetzt definitiv im rich-tigen Tempo und brauchen nicht mehr das Gefühl zu haben, zu schnell oder zu lang-sam zu sein.

Sie sind ein Fan des Vagotonus

natural running beflügelt Sie nun seit über vier Wochen. Die regelmäßigen Läufe sind längst zum Wohlfühlgaranten geworden. Sie sind ein Fan Ihres Vagotonus geworden – und das ist gut so. Sie lernen Ihren Körper über den Pulsmesser immer besser kennen. Sie entwickeln ein neues Körpergefühl. Und das nicht nur beim Sport oder danach, son-dern in Ihrem gesamten Leben. Das Essen, das Trinken, das Aktivsein und das Ruhen. Alle Dinge bekommen eine ursprüngliche, nachvollziehbare Bedeutung zurück. Die Tage waren gezählt, als Sie müde ins Büro kamen, übel gelaunt waren und müde wie-der nach Hause gingen. Sie haben es geän-dert. Durch Bewegung, Licht und frische Luft haben Sie ein besseres Körperbewusst-sein. Sie wollen nicht mehr mit dem Fahr-stuhl fahren? Sie mögen das ewige Sitzen nicht mehr? Ich kann Sie gut verstehen. Ma-chen Sie weiter so. Es ist gut!

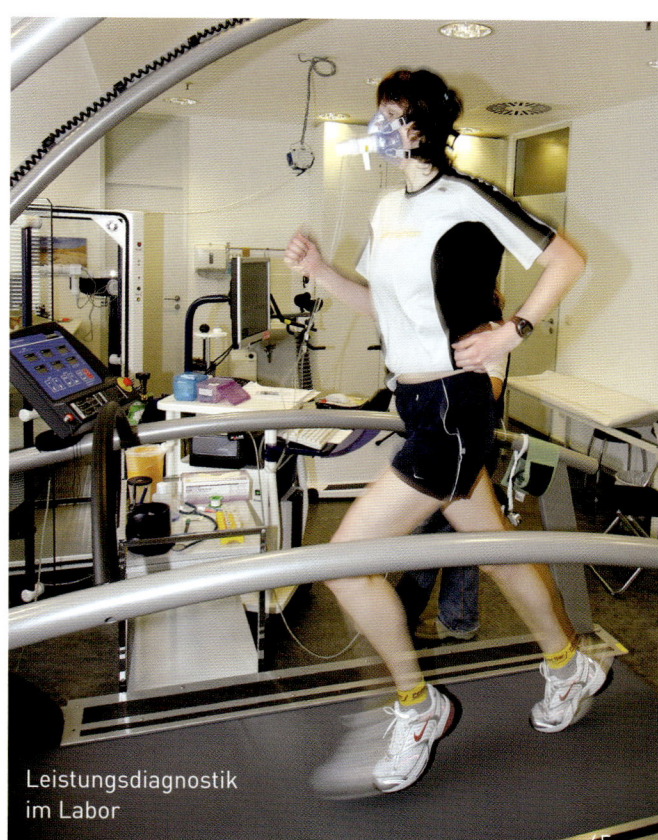

Leistungsdiagnostik
im Labor

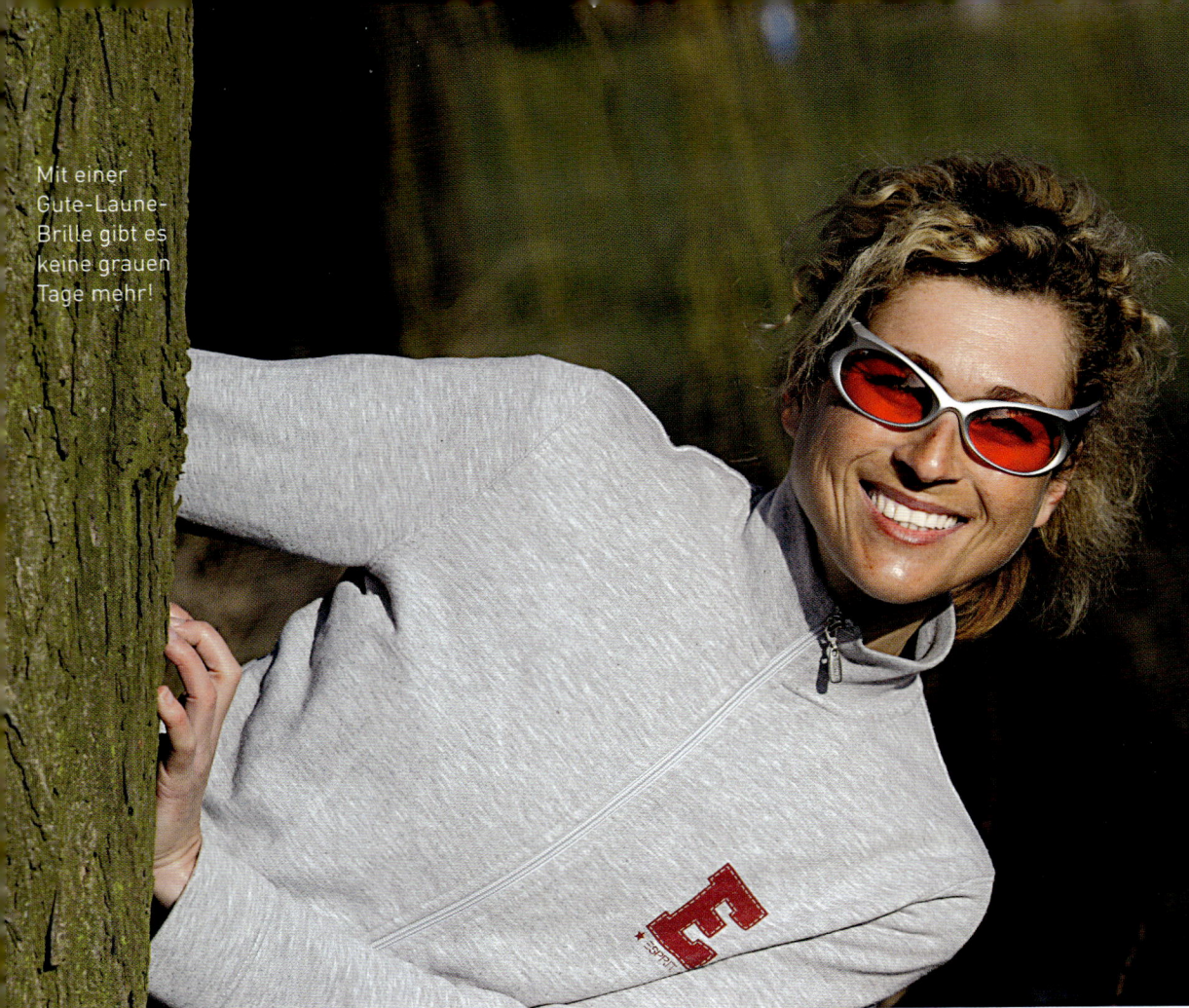

Die Gute-Laune-Brille

Sie genießen das Sonnenlicht, wenn Sie morgens rauskommen zum Laufen. Sie spüren, wie es Ihre Stimmung positiv beeinflusst. Genießen Sie es! Es ist Balsam für Ihre Seele und stärkt Ihre Knochen. Sie wissen ja, Sonnenlicht bildet in Ihrer Haut die Extraportion Vitamin D, die Ihre Knochen brauchen. Leider scheint im Herbst und im Winter die Sonne nicht jederzeit, und Sie fragen sich, wo Sie in der trüben Jahreszeit die positive Energie des hellen Lichts auf Ihre Psyche hernehmen sollen.

Es gibt da bei Sportlern einen Trick, den ich Ihnen gern verrate: Lassen Sie einfach nicht alles an sich heran. Nicht alle Wellenlängen des Lichts, meine ich. Im Sommer schirmen Sie sich mit der Sonnenbrille gegen übermäßige Helligkeit und gegen übermäßiges UV-Licht ab. Bauen Sie diese Brille für den Winter doch einfach in eine Gute-Laune-Brille um. Es gibt für Sonnenbrillen auch Gläser, die bestimmte Wellenlängen herausfiltern und so ein wesentlich helleres Licht entstehen lassen. Diese gelben Visiere machen Ihre Sonnenbrille im Winter zur Gute-Laune-Brille. Sie laufen bei Dämmerung und wolkenverhangenem Himmel mit der Brille wie an einem strahlenden Tag. Und so wird auch Ihre Laune.

Zwischen**bilanz**

Nach vier Wochen Lauftraining kommt der Punkt, an dem Sie mehr wollen. Das Training wird nun ausgeweitet. Ihre morgendlichen Rituale haben sich zwischenzeitlich ziemlich verändert. Sie sind morgens wach und ausgeschlafen, und das Gefühl, vom Laufen mit Ihrem Fettburner-Puls nach Hause zu kommen und nach der Powerdusche die Haut geglättet und die Gefäße tonisiert zu haben, macht Ihnen Freude und gibt Ihnen Selbstbewusstsein. Das Fett schmilzt. Sie können es sehen und Sie können es fühlen. Sie wollen keine vier Kilogramm in vier Wochen verlieren. Das hat eh keinen Sinn. Sie sind schlau und arbeiten nachhaltig. Der erste Gang zur Waage. Voller Spannung können Sie sich auf ein Kilogramm weniger freuen, vielleicht auch zwei. Wichtig ist nur eines: Das ist kein Wasser und das sind keine leeren Energiespeicher wie bei einer Hungerdiät. Da verlieren Sie schnell ein paar Kilogramm, die Sie dann umso schneller wieder drauf haben. Nein, das, was Sie jetzt messen, sind die Fettverluste. Das ist wirklich verlorenes Gewicht. Und das haben Sie auch nicht nach der nächsten Mahlzeit wieder auf den Hüften.

Sie wollen mehr

Sie wollen mehr davon? Sie wollen weitermachen? Das werden Sie. Mit den besten Übungen überhaupt. Ich werde Ihnen Übungen zeigen, die Ihnen ein noch besseres Lebensgefühl geben. natural running gibt Ihnen in rasantem Tempo Ihr natürliches Körpergefühl zurück. Sind Sie bereit?

Sie werden in Zukunft 20 Minuten trainieren. Ihre Gehpausen werden weniger, und Ihr Training wird insgesamt länger. Das schaffen Sie spielend, weil Sie sich mit einem guten Startprogramm, den richtigen Schuhen und jeder Menge positiver Energie selbst aufgebaut haben.

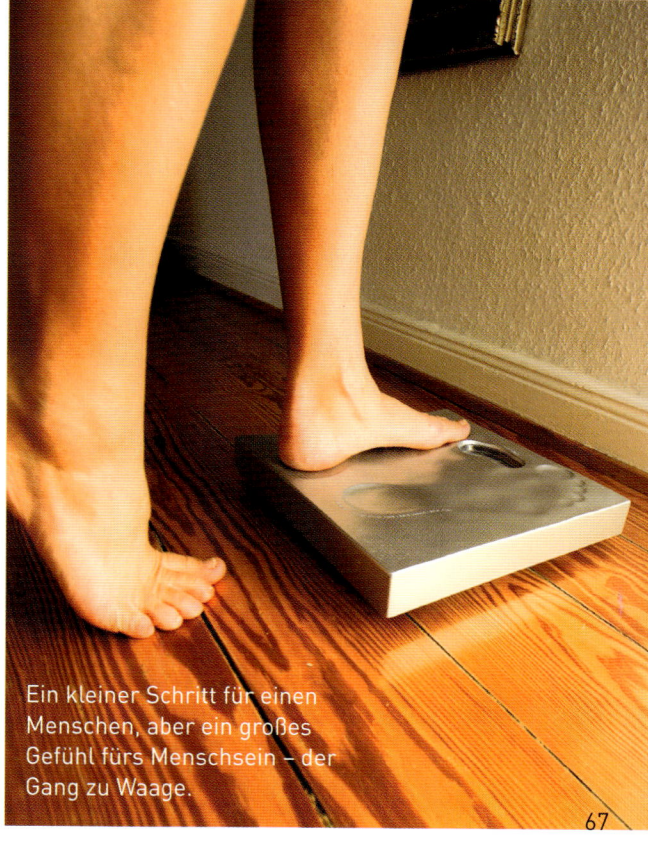

Ein kleiner Schritt für einen Menschen, aber ein großes Gefühl fürs Menschsein – der Gang zu Waage.

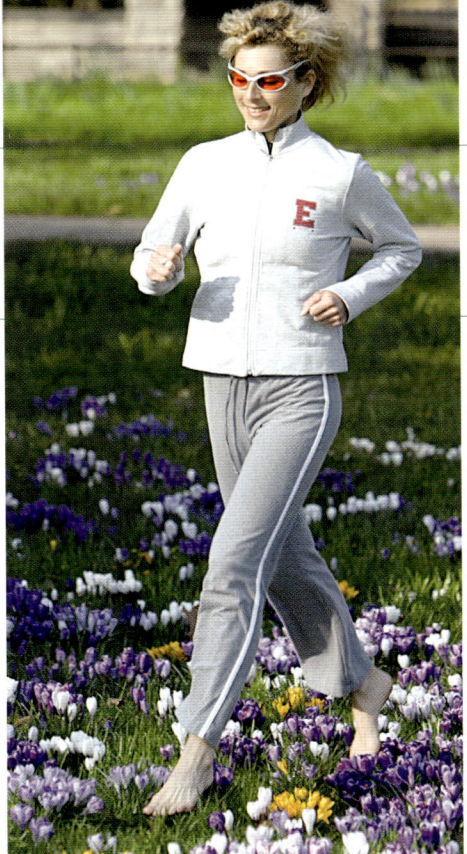

Barfußlaufen ist Balsam für die Füße – und die Seele.

Ihre Füße
wollen auch mehr

S chöne, kräftige und gesunde Füße. Ohne Druckstellen und Hornhaut. Wie Sie ästhetische Füße bekommen und sich auch noch wohler fühlen in Ihrer Haut, dass sage ich Ihnen als Arzt und bekennender Fußgucker sehr gerne: Raus aus den Schuhen! Gehen Sie mit Ihren Füßen auf natürlichem Untergrund. Spüren Sie das weiche Gras einer Wiese. Meine Seminarteilnehmer lernen dies am ersten Tag. Barfuß laufen. Wie im Urlaub am Strand. Das Gefühl von Freiheit. Füße, die atmen können. Füße, die nicht mehr schwitzen. Druckstellen, die endlich Entlastung finden. Die Haut wird straff und geschmeidig, ohne lästige Hornhaut. Sie wundern sich vielleicht, aber die meiste Hornhaut haben diejenigen am Fuß, die permanent Schuhe tragen. Ganz einfach, weil die Haut nicht abgeschilfert wird. Die Füße meiner Seminarteilnehmer sind nach dem Seminar seidig wie nie zuvor. Weil die Haut sanft abgerieben wurde und gut durchblutet ist. Ihre Füße werden kräftig und bleiben gesund.

Krampfadern und verbogene Großzehen, der Hallux valgus, entstehen gar nicht erst.

Barfuß ist „best practice"
Barfußlaufen kann noch mehr: Sie brauchen keine teuren Einlagen. Sie müssen nicht stundenlang im Wartezimmer des Orthopäden sitzen, nur um sich mit lästigen Läuferbeschwerden behandeln zu lassen. Sie finden stattdessen Entspannung. Tiefe Entspannung. Sie brauchen keine Fußmassage, wenn Sie erst mal wieder barfuß über eine Wiese gelaufen sind. Sie sind eins mit sich und der Natur. Sie spüren den kühlen Boden unter den heißen Füßen, wenn Sie aus den Schuhen steigen. Sie spüren das nasse Gras, den rauen Untergrund. Sie sehen den Himmel und riechen die Umgebung. Endlich wieder Mensch sein und den Alltag vergessen. Barfußlaufen heißt Urlaub machen.

Wie Sie barfuß Stress abbauen
Wenn ich stressige Auftritte hinter mir habe, dann ziehe ich die Laufsachen an und

laufe im Wald oder in einem Park. Ich laufe barfuß über eine Wiese und auf Waldwegen. Die Schuhe nehme ich einfach in die Hand. Ich spüre dann den Untergrund, ich gucke in den Himmel. Wenige Minuten genügen, und Entspannung macht sich breit. Schon Pfarrer Kneipp, den ich sehr verehre, hat seine Patienten so behandelt. Ich mache über 100 Jahre später das Gleiche mit meinen Patienten. Im Management würde man es „best practice" nennen.

Sie können das auch machen. In jedem Stadtpark gibt es eine Wiese, und in jedem kleineren Dorf gibt es einen Fußballplatz, auf dem Sie barfuß Ihre Runde drehen können. Wenn es zu kalt wird, dann nehmen Sie einen Fußtrainer. Mit dem Fußtrainer ermögliche ich meinen Athleten auch in der kalten Jahreszeit das Barfußtraining für gesunde Füße. Außerdem können Sie mit den Spezialschuhen auch auf Untergründen laufen, die vielleicht Verletzungsgefahren bergen, da sie einen Trittschutz vor kleinen Steinchen oder Fremdkörpern bieten.

Gesunde Füße in Ihrem Laufprogramm

Sie integrieren den Barfußexkurs ganz einfach am Ende in Ihre Trainingsrunde. Dies kann im Stadtpark sein oder aber auf einem örtlichen Fußball- oder Golfplatz. Alle von mir betreuten Athleten und meine Seminarteilnehmer kennen es gar nicht mehr anders: Am Ende des Trainings werden die Schuhe ausgezogen, und Sie laufen eine kurze Runde barfuß. Genießen Sie die Freiheit, genießen Sie die Entspannung und den noch größeren Vagotonus am Ende Ihres Trainings. Sie wissen ja, wie gut das tut. Anfangs reichen zwei Minuten völlig aus.

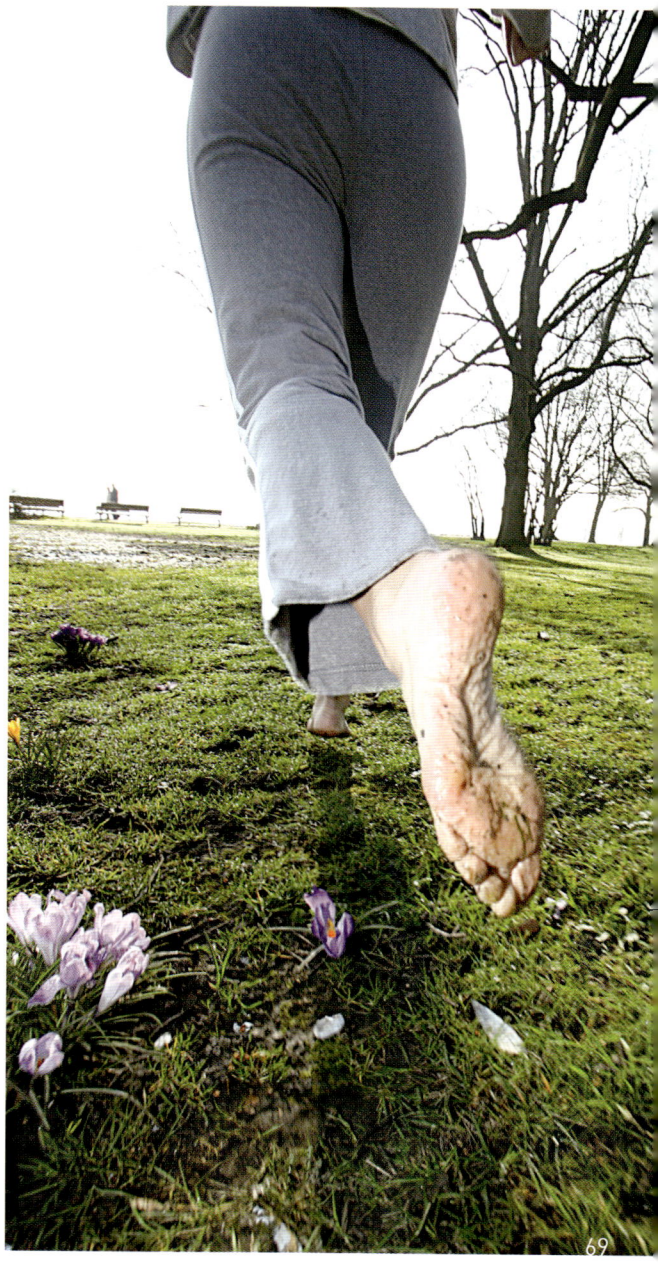

> **Vor nassen Sachen auf unserer Haut warnten uns schon unsere Großmütter.**

„Schatz, ich hab nichts anzuziehen!"

Müssen Sie eigentlich viel mit dem Auto fahren? Wer viel mit dem Auto fährt, der tut dies irgendwann nur noch ungern im VW Polo oder im Opel Corsa. Nicht, dass häufige Langstreckenfahrten im Kleinwagen unmöglich wären, aber es ist eben wesentlich komfortabler, in einer entsprechenden Limousine zu reisen. Bei Ihren sportlichen Aktivitäten ist das nicht anders. Sie können in Ihren Sportsachen laufen, in denen Sie schon von Anfang an unterwegs sind. Oder Sie machen sich das Leben einfacher und angenehmer mit der richtigen Sportkleidung.

Während die einen dieses Angebot als willkommenen Startschuss betrachten, endlich mal wieder stylish einkaufen zu können, werden die Asketen dankend ablehnen. Schließlich hat auch das alte T-Shirt bisher funktioniert. Nun, bemühen wir nochmals einen Vergleich mit einem Automobil: Was den Mercedes-Benz nämlich noch von einem Kleinwagen unterscheidet, ist die Sicherheit. Und auch hier punktet die Profisportkleidung: Während Baumwolle Erkältungskrankheiten verursachen kann, bietet die Profifaser wirksamen Schutz.

Wie Baumwolle zu Erkältungen führt

Ich bin früher auch in einfachen T-Shirts gelaufen. Aus Baumwolle. Zwar wurden die Baumwollhemden und Hosen immer sehr schwer und klebten nass auf der Haut, wenn ich schwitzte, aber ich wusste nicht, dass es

bereits Fasern gab, die sich nicht wie die Naturfaser um ein Vielfaches ihres Eigengewichts mit Wasser voll saugen. Denn vor nassen Sachen auf unserer Haut warnten uns schon unsere Großmütter, weil das zur Auskühlung und zu Erkältungen führt. Wie unangenehm diese Materialeigenschaften für das Laufen sind, wurde mir erst dann bewusst, als ich das erste Mal ein Hemd aus der Mercedes-Klasse trug.

Schützen Sie sich vor Erkältungen

Schützen Sie sich mit modernen Fasern in Sporttextilien vor überflüssigen Erkältungen. Diese Fasern saugen Feuchtigkeit nicht auf und liegen deshalb nicht nass, schwer und kalt auf Ihrer Haut. Die modernen Fasern leiten die Feuchtigkeit einfach weiter. Weg von Ihrer Haut, sodass Sie warm und trocken bleiben. Und eine trockene, warme Haut ohne das unangenehme Fröstelgefühl hält Sie gesund.

Sie laufen am liebsten morgens. Angst vor Erkältungen? Nicht mit der passenden Kleidung!

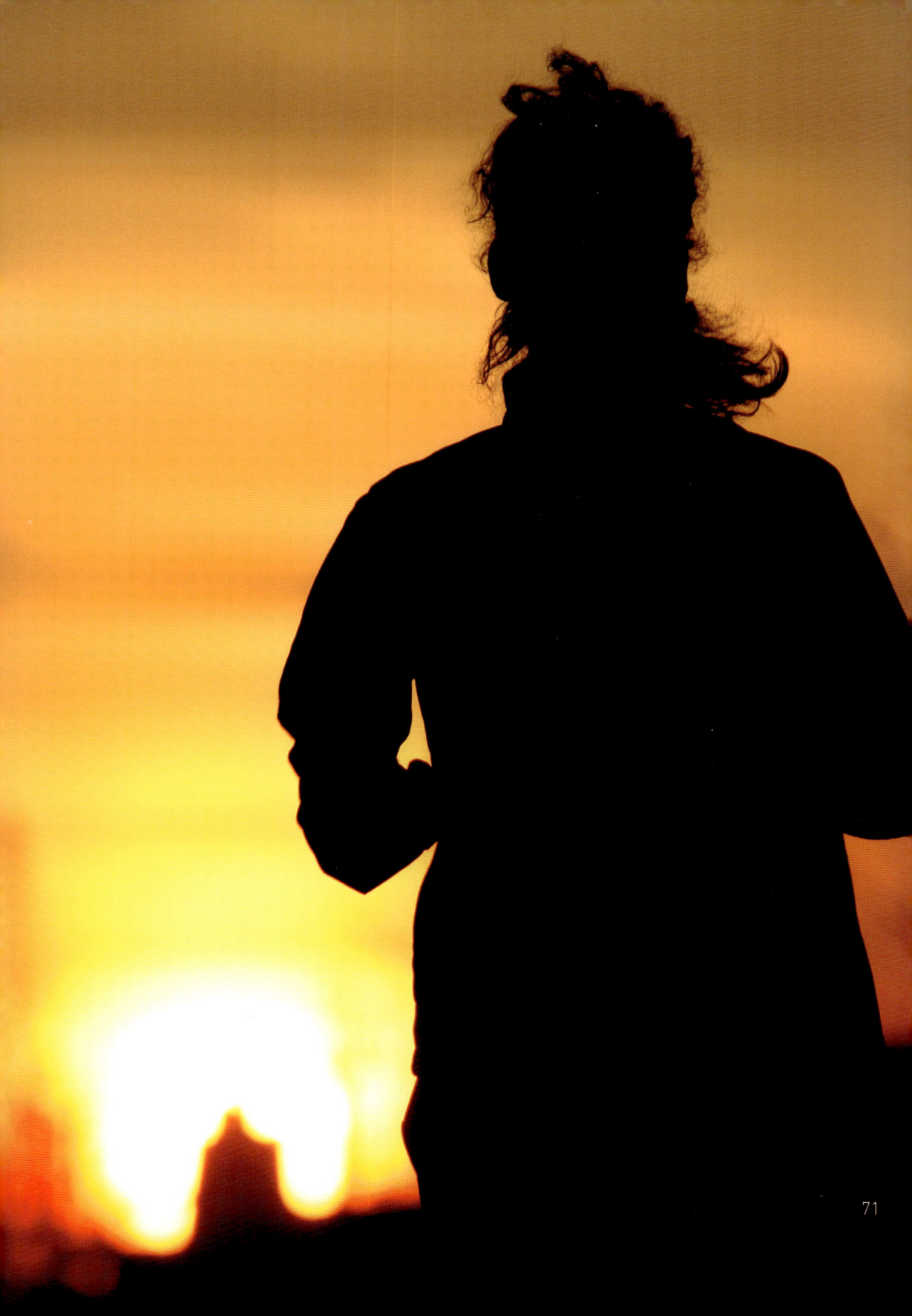

Das Zwiebelschalenprinzip aus Ihrer Kindheit hat ausgedient.

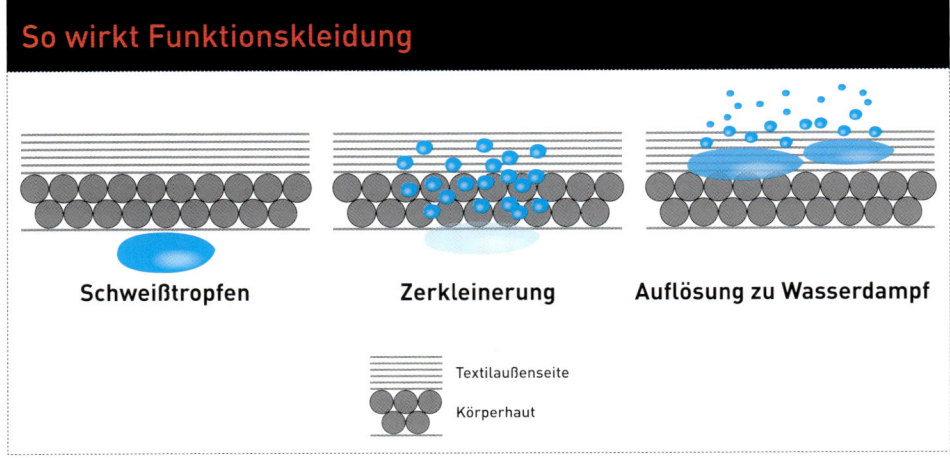

So wirkt Funktionskleidung

Schweißtropfen Zerkleinerung Auflösung zu Wasserdampf

Textilaußenseite
Körperhaut

Natürlich reicht eine einzelne Bekleidungsschicht in der kühleren Jahreszeit nicht aus, und Sie werden die Bekleidungsstücke entsprechend ihrer Funktion je nach Jahreszeit und Witterung kombinieren.

Ihre zweite Haut im 3-Schichten-Prinzip

Das Zwiebelschalenprinzip aus Ihrer Kindheit, für das wahllos Kleidungsstücke übereinander gezogen wurden, hat ausgedient. Für das 3-Schichten-Prinzip werden innovative Funktionsfasern gefertigt, die ihren Aufgaben und Bedingungen entsprechend kombiniert werden.

Die erste Schicht hält Ihre Haut trocken

Die eng anliegende Sportunterwäsche besteht aus Kunstfasern, die keine Feuchtigkeit aufnehmen, sondern diese so rasch wie möglich von Ihrer Haut weg und zur darüber liegenden Schicht transportieren. Sie bleiben trocken und frieren nicht. Erkältungen haben keine Chance.

Die zweite Schicht schützt Sie vor Kälte

Über die Unterwäsche ziehen Sie eine Isolationsschicht, die ebenfalls eng anliegt und die die Feuchtigkeit nach außen weiterleitet. Diese Isolationsschicht sorgt auch bei niedrigen Temperaturen dafür, dass Sie warm bleiben. An der Vorderseite sollte ein Reißverschluss eingenäht sein, den Sie öffnen können, wenn es doch einmal wärmer wird als erwartet.

Die dritte Schicht schützt Sie vor dem Wetter

Sollte es sehr windig sein oder regnen, dann können Sie über der Isolierschicht noch eine Schutzschicht tragen. Diese Schutzschicht ist winddicht oder je nach Faser sogar wasserdicht. Mit modernen Membranen ist es möglich geworden, dass Wind und Wasser draußen bleiben, der Schweiß und die Wärme aber entweichen können. Da aber auch die beste Membran bei höherem Tempo auf die Grenzen ihrer Atmungsaktivität stößt, achten Sie bitte auf Ventilationseinsätze im Achsel- und Rückenbereich.

Schneegestöber: Ihr Outfit bei -10 bis 0 Grad Celsius

Im Winter nutzen Sie alle drei Schichten der Funktionsbekleidung. Die Haut bleibt trocken, Sie werden gewärmt, und Schnee und Regen bleiben draußen.

Kopfbedeckung

Über den Kopf verlieren Sie einen Großteil Ihrer Körperwärme. Passen Sie auf, dass Sie in diesem empfindlichen Bereich keine Zugluft bekommen, und schützen Sie sich mit einer leichten, den Schweiß abtransportierenden Mütze oder einem Stirnband.

Gute-Laune-Brille

Ihre Laufbrille im Winter schützt Sie bei Sonne vor UV-Licht, da es durch die Reflexionen im Schnee sehr hell werden kann. Ist es dunkel und ungemütlich, machen Sie mit der Gute-Laune-Brille einfach das Licht an und laufen lächelnd wie bei Sonnenschein!

Handschuhe

Auch wenn Pfarrer Kneipp angeblich nie welche getragen hat, so sind Handschuhe im Winter doch ein wichtiges Accessoire. Dick brauchen die Schützer nicht zu sein, und meist geht es auch ohne winddichte Membrane. Meist sind dünne Fleece-Handschuhe völlig ausreichend.

Unterwäsche

Die Unterwäsche muss Sie warm halten und Ihren Schweiß nach außen transportieren. Vermeiden Sie gerade im Winter Baumwolle und nehmen stattdessen atmungsaktive Funktionsunterwäsche.

Isolationsschicht

Wählen Sie entsprechend der Temperatur eine Isolierschicht, zum Beispiel aus Fleece, das keine aufquellenden Fasern hat und die Feuchtigkeit weiterleitet.

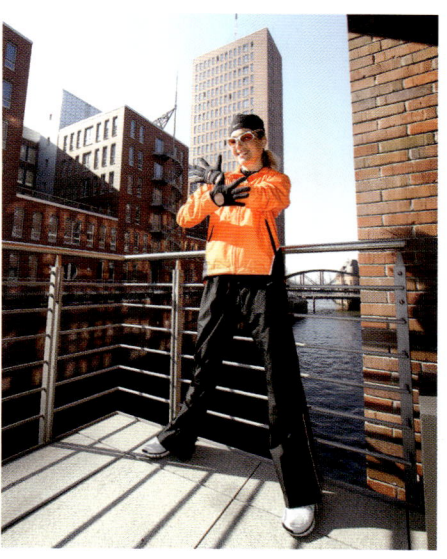

Schutzschicht

Je nach Witterung sollten Sie im Winter eine winddichte und bei sehr schlechtem Wetter eine wasserdichte Jacke tragen.

Hose

Für kalte Wintertage gibt es Tights mit angerauter Innenseite, die wärmen sehr gut. Wenn Sie es weiter geschnitten mögen, sind Jogginghosen eine gute Wahl.

Socken

Eigentlich bekommen Sie beim Laufen niemals kalte Füße, weil der Fuß sehr gut bewegt wird. Ich laufe sogar im Winter ohne Socken, um das Gefühl für den Untergrund zu verbessern. Wenn Sie Socken tragen, dann brauchen diese aber auf keinen Fall zusätzlich zu wärmen.

Schuhe

Sollten Sie auf Wegen mit vielen Pfützen und Schneematsch laufen, dann sind wasserdichte Schuhe mit Membran ein guter Tipp.

Genießen Sie die Übergangszeit: Ihr Outfit bei 0 bis 15 Grad Celsius

Die Bekleidung in der Übergangszeit darf nicht zu warm sein. Oft verschätzt man sich in dieser Zeit beim Anziehen in Richtung zu warmer Kleidung. Auf dicke Isolationsschichten sollten Sie nun verzichten. Die eventuell notwendige Schutzschicht können Sie direkt über die Funktionsschicht auf der Haut ziehen. Ist es nicht windig, sondern nur etwas kühl, so reicht oft ein dünnes Trikot über der Unterwäsche.

Gute-Laune-Brille

Ihre Laufbrille schützt Sie auch in der Übergangszeit vor UV-Licht. Ist es dunkel und ungemütlich, wechseln Sie einfach die Gläser und machen Ihre Brille zur Gute-Laune-Brille.

Unterwäsche

Wählen Sie dünne Funktionsfasern als Unterwäsche. Die Unterwäsche muss jetzt nicht mehr wärmen, sondern maximal die Feuchtigkeit abtransportieren. Meiden Sie Baumwolle, die durch das Aufnehmen von Flüssigkeit schwer und unangenehm zu tragen ist.

Trikot

Bei milden Temperaturen wählen Sie ein Trikot mit guter Ableitung der Feuchtigkeit. Wenn es noch kühl ist, sind lange Ärmel ideal, sonst wählen Sie kurze Ärmel. Wenn doch einmal die Sonne rauskommt, ist ein Reißverschluss zur Wärmeregulation sinnvoll.

Hose

In der Übergangszeit können Sie je nach Temperatur lange, dreiviertel- oder halblange Hosen tragen. Es gibt diese als eng anliegende Tights aus dünnem Feuchtigkeit transportierendem Stoff, aber auch weiter geschnittene Varianten sind erhältlich.

Schutzschicht

Wenn es sehr windig ist oder Sie mit Schauern rechnen müssen, dann tragen Sie einen atmungsaktiven Windbreaker oder eine Wasser abweisende Jacke. Wasserdichtigkeit ist bei Schauern nicht erforderlich. Und die Wasser abweisende Jacke ist in der Regel atmungsaktiver als die wasserdichte!

Socken

Eigentlich bekommen Sie beim Laufen niemals kalte Füße, weil der Fuß sehr gut durchbewegt wird. Ich laufe auch in der Übergangszeit ohne Socken, um das Gefühl für den Untergrund zu verbessern. Wenn Sie Socken tragen, dann wählen Sie dünne Socken, damit Sie den Untergrund spüren.

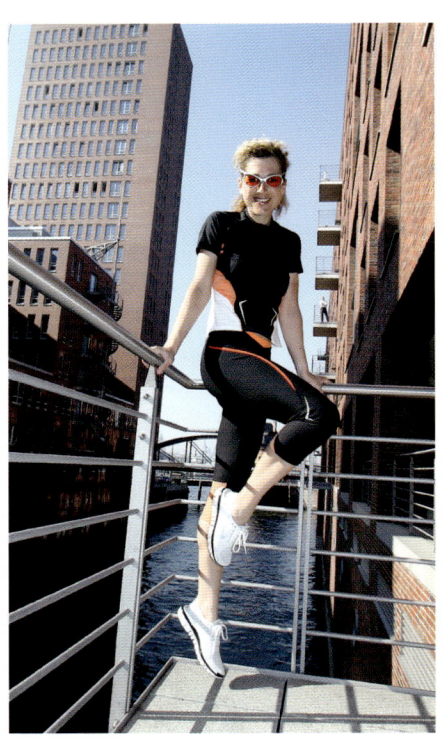

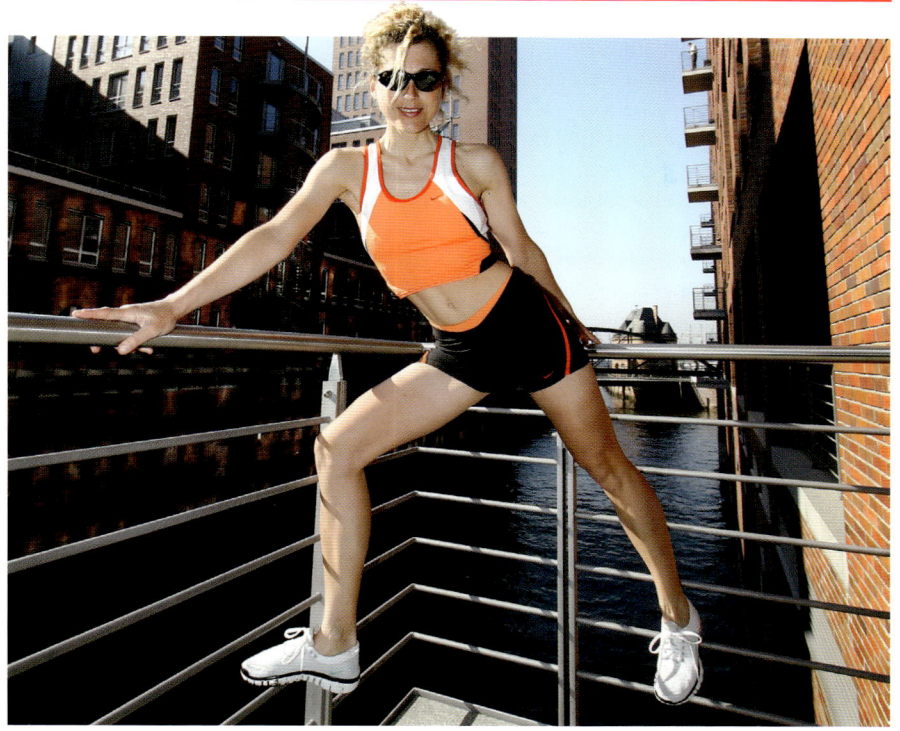

Die Sommerbekleidung hat für Temperaturkomfort zu sorgen, auch bei Hitze. Dafür muss sie den Körperschweiß abtransportieren und den Körper kühlen. Die Bekleidung richtet sich nach der Wetterlage und der Außentemperatur. Die Baumwolle, als typische Sommersportbekleidung, genügt nur begrenzt den Anforderungen. Bevorzugen Sie Kunstfasern. Diese nehmen den Schweiß auf und leiten ihn von Ihrer Haut ab. Dadurch entsteht der kühlende Effekt.

Brille
Ihre Laufbrille schützt Sie im Sommer vor gefährlichem UV-Licht.

Trikot
Bei hohen Temperaturen wählen Sie ein Trikot mit kurzem Arm, bei großer Hitze auch ohne Ärmel. Das Material sollte über einen erstklassigen Feuchtigkeitstransport verfügen. Achten Sie auf Sonnenschutz durch Sonnencreme.

Hose
In der Sommerzeit können Sie je nach Temperatur halblange oder kurze Hosen tragen. Ganz kurze Hosen sind bei muskulöseren Oberschenkeln unangenehm, da sie leicht scheuern. Wählen Sie in diesem Fall halblange Tights.

Socken
Ich laufe auch im Sommer ohne Socken, um das Gefühl für den Untergrund zu verbessern. Wenn Sie Socken tragen, dann wählen Sie dünne Socken, damit Sie den Untergrund spüren.

Kleine Materialkunde

Baumwolle: der Klassiker

Baumwolle ist ein Naturstoff, dessen Fasern sich voll saugen und bis zu 40 Prozent ihres Volumens aufquellen. Dadurch ist der Körper immer mit einer feuchten Schicht umgeben, die bei Zugluft zu Unterkühlungen führen kann. Die nasse, aufgequollene Faser lässt keine Temperaturregulation mehr zu, und das Kälteempfinden wird durch die Verdunstungskälte weiter verstärkt.

Mikrofasern: doppelt so fein wie Seide

Mikrofasern sind feiner als alle natürlichen Faserarten. So fein, dass man mit einem Gramm des Materials einen Faden von über zehn Kilometern Länge spinnen kann. Üblicherweise werden Mikrofasern aus Polyester, Polyamid oder Polyacryl hergestellt. Der große Vorteil der Mikrofasern liegt darin, dass sie keine Feuchtigkeit aufnehmen, sondern diese durchleiten und an die nächste Textilschicht abgeben. Sie ist somit atmungsaktiv und bietet gleichzeitig einen zuverlässigen Wind- und Regenschutz.

Polyester: die weltweit führende synthetische Faser

Zu den wichtigsten Eigenschaften von Polyestern zählen die besondere Licht- und Wetterbeständigkeit. Gewebe aus Polyesterfasern oder Baumwoll-Polyester-Mischungen mit einem entsprechend hohen Polyesteranteil besitzen eine geringe Knitterneigung und behalten ihre Formbeständigkeit auch bei Einwirkung von Feuchtigkeit. Polyesterfasern verfügen über ein gutes Feuchtigkeitstransportvermögen und trocknen schnell.

Polyamidfasern: mehr als nur Nylonstrümpfe

Polyamidfasern sind sehr haltbar und verhindern ein Scheuern auf der Haut. Sie haben eine hohe Elastizität, was sie für die Fertigung von eng anliegender Sportkleidung prädestiniert (Einsatz auch in „Nylonstrümpfen"). Textilien aus Polyamidfasern sind leicht zu waschen und trocknen schnell. Obendrein sind sie formbeständig.

Membranen: zuverlässiger Schutz vor Nässe und Wind

Mit der Entwicklung der sogenannten Membranen steht uns wetterschützende Kleidung zur Verfügung, die atmungsaktiv ist („Sympatex", „Gore-Tex"). Der Schweiß wird durch den Temperaturunterschied zwischen Körper- und Außenluft in Richtung der kühleren Umgebung geleitet („Sympatex"), oder entweicht durch mikroporöse Öffnungen der Membran („Goretex"), sodass Schweiß, der von der Haut in Form von Wasserdampf abgeführt wird, ungehindert ins Freie passieren kann, während dicken Regentropfen der Weg von außen nach innen versperrt wird.

Elastan: die elastische Revolution

Da Elastanfasern („Lycra") aufgrund ihrer Dehnfähigkeit einen hohen Tragekomfort mit großer Bewegungsfreiheit garantieren, werden sie gerne in der Sportbekleidung, zum Beispiel für Tights, eingesetzt. Schon zwei Prozent Elastan reichen aus, um beispielsweise einer Hose Formbeständigkeit zu verleihen. Geht es um eine körpernahe Silhouette und hohe Dehnfähigkeit wie bei Sportbekleidung, werden 15 bis 40 Prozent Elastan beigemischt.

Erwischt, Sie sind Läufer!

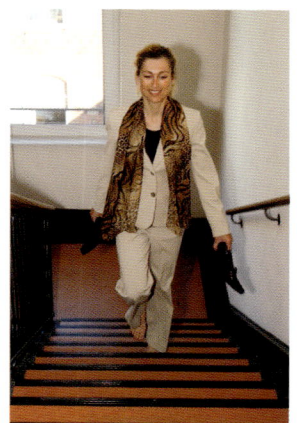

Sie werden heute den Moment wahrscheinlich nicht mehr exakt erinnern, aber irgendwann war es da, das Gefühl, Läufer zu sein. Sie fahren neuerdings am Stadtpark vorbei, sehen die Läufer und freuen sich. Früher haben Sie spitze Bemerkungen von sich gegeben, sich lustig gemacht und eigentlich hatten Sie nur ein schlechtes Gewissen. Und es fühlt sich unwahrscheinlich gut an, sich nichts mehr einreden zu müssen, sich nicht mehr vormachen zu müssen, alles sei in Ordnung, obwohl man jeden Tag träger, dicker und kränker wurde.

Das ist Vergangenheit, Ihr Körper ist gesund, und auch Ihr Geist hat sich von unnötigen Sorgen befreit. Darauf können Sie stolz sein. Und Sie können stolz antworten, wenn Sie das nächste Mal gefragt werden, ob Sie eigentlich Sport machen. Sie können antworten: Ich laufe!

Jetzt sind Sie Läufer. Sie belasten sich nicht länger mit Ausreden, dass Sie eigentlich Mitglied im Fitnessstudio seien, aber im Moment so wenig Zeit hätten. Sie sind Läufer. Basta.

Die Fragen ändern sich

Die Fragen, mit denen Ihre Kollegen Sie löchern, ändern sich ebenfalls im Verlauf der Wochen. Es ist so ähnlich wie mit den Nachbarn, denen zu Beginn keine dumme Bemerkung zu viel war. „Ach, Sie gehen laufen?", hieß es anfangs mit der besagten Mischung aus Häme und eigenem schlechten Gewissen. Später wuchs der Respekt vor Ihren sportlichen Aktivitäten. Der Grund für diese Wandlung ist einfach: Die Kollegen wollten Sie aufziehen und erwarteten nur den Tag, an dem Sie bei einer Currywurst zugeben, dass Ihre Laufschuhe eh nur noch im Schrank stehen, weil Sie nicht mehr laufen. Aber Sie haben durchgehalten!

Mit dem Essen ist es nicht anders: Bei Ihrem ersten Salat sind Sie noch dem Hohn ausgeliefert: „Ach so, verstehe, du bist ja jetzt Läufer …" Der Unterton spricht Bände. Aber lassen Sie den vierten Currywursttag vorbei sein, an dem Sie lieber Fisch und Salat gegessen haben, dann verstummen die unkenden Kollegen sehr schnell. Die Angriffsfläche ist weg.

Und auf einmal kommen keine Bemerkungen mit Häme im Unterton mehr, sondern sehr neugierige Fragen. Warum trinkst du so viel Wasser? Wie viele Kilometer läufst du denn? Wo läufst du eigentlich? Auch bei Regen? Ist das nicht anstrengend? Wie schaffst du das alles mit dem anspruchsvollen Job? Sie werden die Antworten wissen …

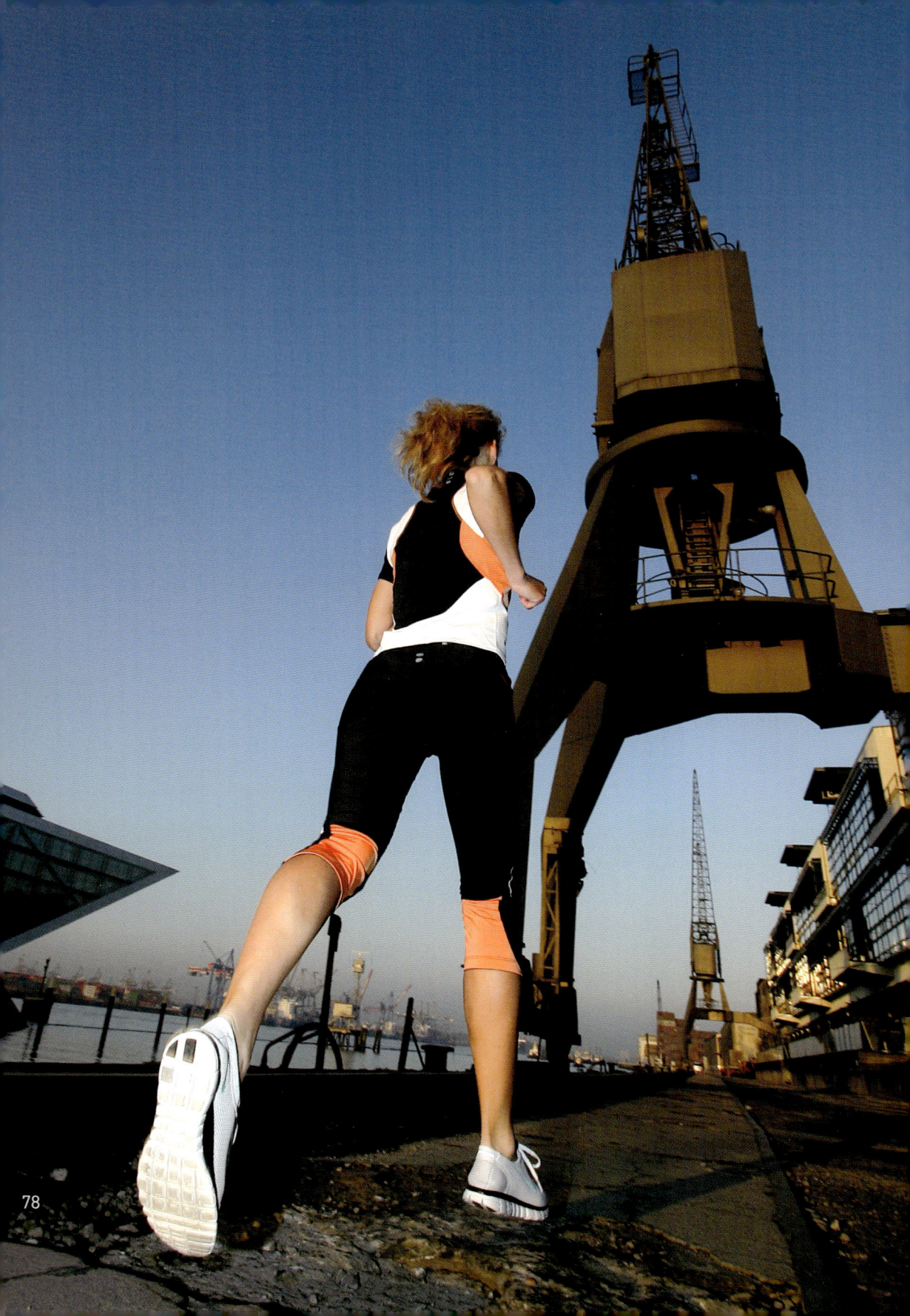

> *Der Kopfmensch kauft Dinge ein,
> die er für richtig und gesund hält.*

Küchen**visite**

Apropos Kantine. Apropos Essen. Ihnen wird nicht entgangen sein, dass Ihr verändertes Essverhalten sich auch auf Ihre Küche ausgewirkt hat. Zeit, das Thema Ernährung einmal durch die Läuferbrille zu betrachten. Durch die Läuferbrille betrachten heißt, dass wir uns nicht mit aberwitzigen Diätempfehlungen auseinandersetzen, sondern über vitale Ernährung für gesunde und aktive Menschen sprechen wollen, die Sie unterstützt, Ihre Ziele zu erreichen.

Kopf- oder Bauchmensch

Man ist eben, was man isst. Und man isst, was man in seinen Schränken hat. Deshalb bin ich ein bekennender Schrankgucker, seitdem ich als Arzt und Trainer Menschen zu mehr Leistungsfähigkeit und Gesundheit verhelfe. Ein weiterer Grund hierfür ist, dass der Inhalt der Küchenschränke auch psychologisch sehr interessant ist. Denn selbstverständlich ist in den Schränken nur das, was der Eigner der Küche eingekauft hat. Und der Eigner kauft die Dinge ein, die er gerne mag – der Bauchmensch. Oder er kauft Dinge ein, die er für richtig und gesund hält – der Kopfmensch.

Wer ist glücklicher?

Die Taktik der Bauchmenschen ist genial einfach: Hunger auf Käsebrot? Her damit. Hunger auf einen Apfel? Her damit. Solange sie sich dabei gesund und im Rahmen ihrer Energiebilanz ernähren, ist natürlich alles perfekt. Dann essen sie, was sie möchten, und sind gesund und schlank dabei. Was

braucht der Mensch mehr? Allerdings ist es mehr als fraglich, ob Bauchmenschen mit dieser Lebensweise bei Pommes frites, Schokolade und Chips glücklich werden. Besonders wenn sie sich zu wenig bewegen und dadurch spielend drei bis fünf Kilogramm pro Jahr zunehmen.

Die Taktik der Kopfmenschen ist anders. Man sieht sie mit der Kalorientabelle in der Hand durch die Regale im Supermarkt streifen. Dieses gezielte Auswählen und Überprüfen ihrer Nahrungsmittel verleiht ihnen eine Befriedigung – aber erst später, wenn sie ihr Idealgewicht halten. Ansonsten macht das Essen den Kopfmenschen wenig Freude. Es fordert strikte Disziplin, sonst nimmt man zu. Ist man glücklich, wenn man bei jedem Essen hinterfragen muss, ob es in die Tagesenergiebilanz passt?

Somatische Intelligenz macht Läufer glücklich

Was glücklich macht, ist ganz einfach: Sie essen, worauf Sie Lust haben, so wie der Bauchmensch. Sie halten Ihre Figur so wie der Kopfmensch. Ein Wunschtraum? Mitnichten. Mit natural running brauchen Sie sich um das Thema Essen und Gewicht bald keine Gedanken mehr zu machen. Und können entspannt mit Freunden beim Italiener sitzen, ohne beim Hauptgang darüber nachdenken müssen, ob Sie einen Nachtisch essen „dürfen". Sie entscheiden einfach aus dem Bauch heraus, ob Sie „möchten" oder nicht. Ein fantastisches Gefühl!
Wir werden nun eine Küchenbesichtigung

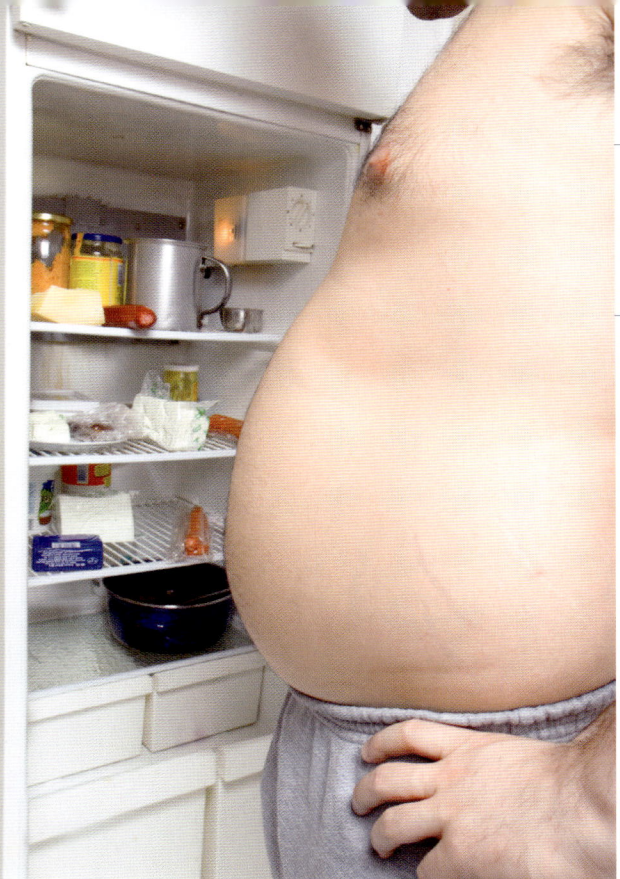

Der Kühlschrank eines
Bauchmenschen.

auskommen: Wir finden Ketchup, H-Milch,
Margarine und etwas abgepackten Käse.

Hören Sie auf Ihre Nase
Ein formidables Organ zum Beurteilen von
Speisen ist seit Jahrtausenden die Nase.
Auch heute ist sie weitaus besser als das
Auge, das irgendwelche Nährwertangaben
liest. Nutzen Sie also einmal Ihre Nase. Hal-
ten Sie sie über eine geöffnete Tüte mit H-
Milch. Wie war es? Ein muffiger, abgestan-
dener Geruch schlägt Ihnen entgegen.
Wollen Sie das trinken?
   Versuchen Sie das mal mit frischer Milch.
Halten Sie Ihre Nase darüber. Sie riechen ein
frisches, unverdorbenes Lebensmittel. Den
gleichen Test wiederholen Sie bitte mit Margarine und mit Butter. Schulen Sie Ihre
Nase! Sie wollen lieber Butter essen? Bitte
sehr. Tun Sie es. Mehr über die Fettphiloso-
phie erfahren Sie später.

Unzählige Ausreden
Wir blicken uns weiter in der Küche des Bewegungsmuffels um, der ohne Unterbre-
chung erklärt, warum er gar keine Zeit zum
Kochen hat, dass es sich nicht lohne, frische
Sachen einzukaufen, weil die zu schnell
schlecht würden, dass er auch viel lieber vernünftige Sachen äße und deshalb sehr bewusst fettarme Dinge einkaufe. Ja, ja, Recht-
fertigungen haben wir genug gehört.
Fettarm hin oder her. Sie wollen vernünftige
Lebensmittel und vertrauen auf Ihre Nase.

Tausend Bananen in einem Müsli
Eine Obstschale mit frischen Früchten finden wir in dieser Küche nicht. Wir sehen uns
also in den Schränken weiter um. Wir finden
das Pendant zur H-Milch. Das Knuspermüsli. Geschmacksrichtung „Banane". Wollen

bei einem Bewegungsmuffel und bei einem
Läufer durchführen. Wir werden auf gigan-
tische Unterschiede stoßen, die uns viel über
diese Menschen verraten. Danach gebe ich
Ihnen die entscheidenden Hinweise, wie Sie
Ihre somatische Intelligenz beflügeln. Somatische Intelligenz? So nennt man das, wenn
Sie aufgrund von Aktivität, Bewegung und
frischer Luft lieber Fisch und Salat essen
statt Currywurst und Pommes frites.

Die Küche des Bewegungsmuffels
In der Küche des Bewegungsmuffels findet
man erstaunliche Dinge. Dinge, die ein Läufer kaum essen würde. Aber eben nicht, weil
in irgendeinem Ernährungsbuch steht, dass
sie nicht gesund sind, sondern weil er sie
schlichtweg nicht mag. Aber gut, beginnen
wir unsere Stippvisite mit dem Kühlschrank.
Dieser ist bei Bewegungsmuffeln in der Regel auffällig leer. Die Dinge, die drinstehen,
würden zur Not auch ohne Kühlschrank

Sie lesen oder riechen? Sie riechen, ich lese. Und? Es stinkt. Es stinkt nach Banane, sagen Sie. Es stinkt wie ein ganzer LKW mit Bananen in einer kleinen Tüte. Appetit? Fehlanzeige. Der Grund dafür steht auch auf der Inhaltsangabe der Packung: Aromastoffe, gehärtete Fette und Zucker. Kein Wunder, dass die Menschen nicht mehr wissen, wann sie genug gegessen haben, wenn ihre Geschmacksnerven durch Aromastoffe irritiert werden.

Zwei Jahre alte Erbsen und Möhren

Wir finden eine verwaiste Dose mit Erbsen und Möhren. Na, Lust auf Gemüse? Eher nicht. Kann ich gut verstehen. Auch wenn sich der Test fast erübrigt, bitte ich Sie, auch über die geöffnete Dose einmal Ihre Nase zu halten. Kennen Sie den Geruch frischer Karotten? Ja? Und können Sie Ähnlichkeiten mit dem Doseninhalt feststellen? Nein? Ich auch nicht.

Gedopte Würze

Das Gewürzregal. Wir sehen Brühwürfel und Tomatensalz. Beides sind Würzmittel, die primär einen Inhaltsstoff haben: Salz. Das erhöht bei vielen Menschen – bei übermäßigem Konsum – den Blutdruck. Und damit der Bewegungsmuffel davon noch mehr isst, als er es ohnehin schon tut, und um seine abgestumpften Geschmacksrezeptoren ir-

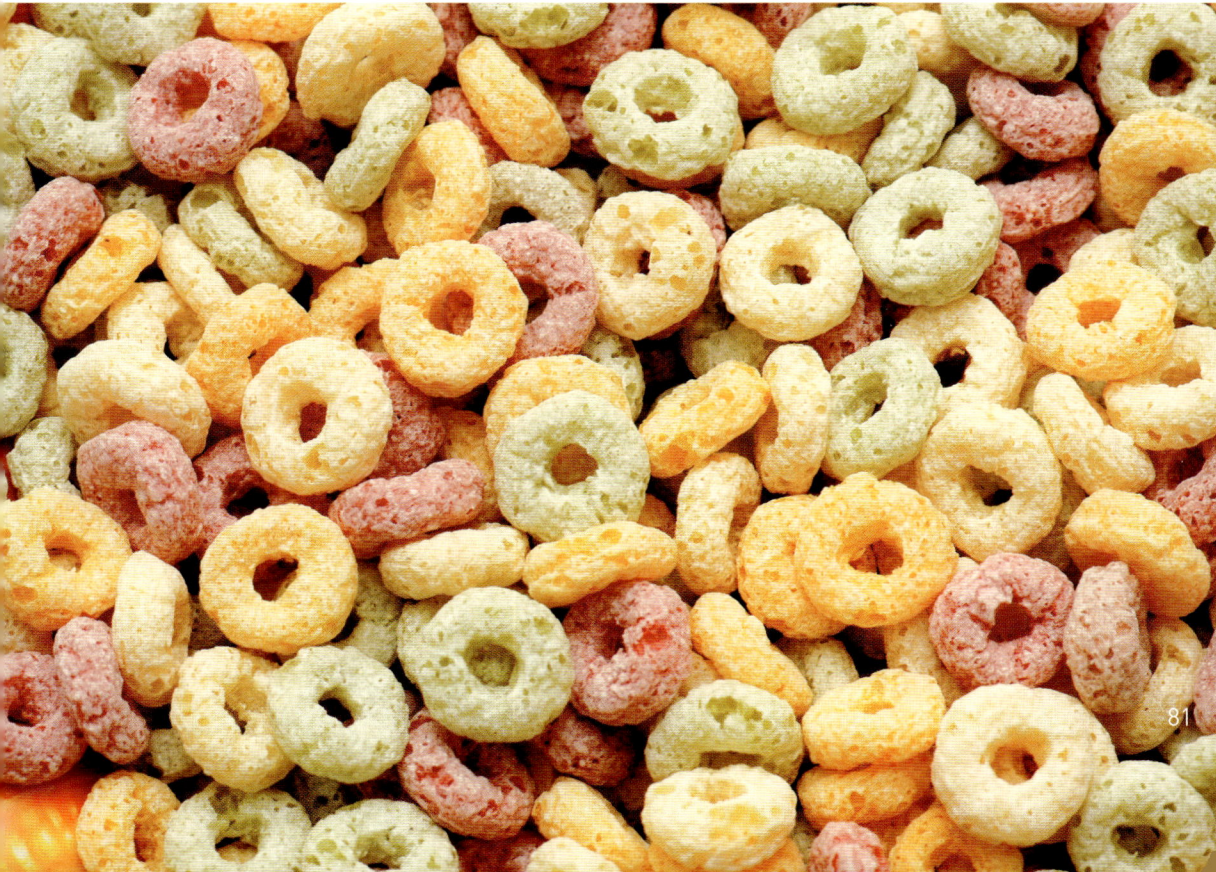

Was tun bei Mangelerscheinungen?

Sie fühlen sich gerade so schlapp? Sie kommen kaum zum Laufen vor Stress? Sie sind unausgeglichen? Das kann vorkommen. Ob ein Vitamin- und Spurenelementmangel schuld daran sein könnte, fragen Sie? Theoretisch schon. Alle Menschen haben Angst vor Mangelerscheinungen, und das Vertrackte an ihnen ist, dass die Symptome diskret und schleichend sind. Müdigkeit, Abgeschlagenheit, verminderte Belastbarkeit, rissige Fingernägel. Wer, bitte schön, hat das noch nicht bei sich selbst diagnostiziert?

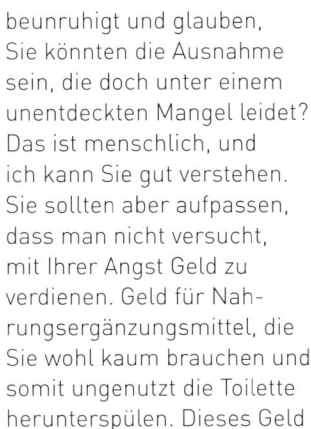

Mangelerscheinungen sind eine Rarität

Allen Schreckensmeldungen der Pharmaindustrie zum Trotz möchte ich Sie beruhigen: Mangelerscheinungen sind in unserer tendenziell überernährten Republik eine Rarität. Als Arzt sieht man Mangelerscheinungen eigentlich nur bei:

- Magersüchtigen
- mangelernährten Alkoholikern und Drogenabhängigen
- Schwangeren
- Frauen im gebärfähigen Alter (Eisenmangel)
- Schwerkranken mit Unterernährung
- Darmpatienten mit Resorptionsstörungen
- Sportler im Hochleistungstraining (mehr als 20 Stunden in der Woche) bei Hitzebedingungen

Bei einem gesunden, sportlich aktiven Menschen, der sich abwechslungsreich ernährt, sind Mangelerscheinungen quasi ausgeschlossen. Sie sind trotzdem beunruhigt und glauben, Sie könnten die Ausnahme sein, die doch unter einem unentdeckten Mangel leidet? Das ist menschlich, und ich kann Sie gut verstehen. Sie sollten aber aufpassen, dass man nicht versucht, mit Ihrer Angst Geld zu verdienen. Geld für Nahrungsergänzungsmittel, die Sie wohl kaum brauchen und somit ungenutzt die Toilette herunterspülen. Dieses Geld ist in einem Gourmetrestaurant besser angelegt.

Wie gehen Sie auf Nummer sicher?

Überprüfen Sie zunächst, ob andere Einflussfaktoren in Ihrem Leben die Missempfindungen hervorgerufen haben könnten. Sind Sie sehr gestresst? Haben Sie zu viel gearbeitet und zu wenig geschlafen? Gibt es Ärger mit den Arbeitskollegen? Oder mit der Familie? Haben Sie Liebeskummer? Versuchen Sie, die Störfaktoren zu beseitigen, und überprüfen Sie, ob es Ihnen dann besser geht.

Wenn Sie immer noch glauben, dass Sie an einem Nährstoffmangel leiden, dann lassen Sie sich von einem Internisten untersuchen. Keinesfalls sollten Sie aufgrund unwissenschaftlicher Untersuchungsmethoden wie der Haaranalyse oder einer Irisdiagnostik teure Substitutionspräparate mit Vitaminen und Spurenelementen kaufen.

Hat Ihr Arzt einen Mangel nachgewiesen, dann sollten Sie mit ausgewählten Präparaten diesen Mangel gezielt beheben. Von billigen Kombinationspräparaten aus dem Supermarkt ist abzuraten. Oftmals handelt es sich hier um sinnlose Wirkstoffkombinationen.

Wie soll ein Gemisch aus
Öl und Zucker auch gut riechen?

gendwie befriedigen zu können, sind beide noch kräftig um Geschmacksverstärker ergänzt. Na dann, guten Appetit.

Die Gesundheitspillen für ein besseres Gewissen

Bewegungsmuffel wollen aber nicht nur immer mehr Salz und Aromastoffe. Sie wollen auch mehr Gesundheit. Da es um die Gesundheit bei permanentem Sitzen auf dem Bürostuhl und Essen aus der Tüte nicht allzu gut steht, muss gegengesteuert werden. Die Gesundheit kommt beim Bewegungsmuffel nicht aus der Tüte, sondern aus der Dose. Oder aus dem Röhrchen. Fein säuberlich aufgereiht finden wir Mineralstoffe, Spurenelemente und Vitamine im Regal. Auf einer Packung heißt es, die wichtigen Bestandteile aus fünf Portionen Obst und Gemüse fänden sich hier in nur einer Tablette. Ob diese genauso gut schmeckt wie das Obst, fragt hier keiner. Und ob sie genauso viele sekundäre Pflanzenstoffe enthält, die uns vor Krebs schützen, auch nicht.

Und zum Frühstück?

Was gibt's zum Frühstück? Weißbrot, das auch nach Tagen noch schön weich und haltbar ist, und Nuss-Nougat-Creme. Letztere wird bekanntlich auch nicht schlecht. Während Sie den Nasentest an diesem Glas machen, stelle ich Ihnen eine Frage, die sich der Bewegungsmuffel schon gar nicht mehr stellt: Warum ist sein Weißbrot tagelang haltbar und immer weich? Haben Sie einmal selbst ein Weißbrot gebacken? Das ist nicht sehr schwer: Außer Mehl, Hefe, Wasser und Salz braucht man dafür nichts. Dann wissen Sie, dass es nach spätestens zwei Tagen hart wird. Nicht so das Brot vom Bewegungsmuffel: Es ist voll mit künstlichen Konservie-

rungsstoffen, damit es länger „frisch" bleibt. So viel dazu. Was sagt Ihre Nase zur Nuss-Nougat-Creme? Geht so? Nun, wen wundert es. Wie soll ein Gemisch aus Öl und Zucker, angereichert mit sogenannten Kakao- und Milchauszügen sowie einigen Haselnüssen, auch gut riechen? Wir sollten von solchen Lebensmitteln nicht zu viel erwarten.

Der Blick ins Gefrierfach

Nicht, dass Sie mich jetzt falsch verstehen, wenn wir uns übers Gefrierfach unterhalten. Gefrierfächer genauso wie Gefriernahrung sind eine tolle Sache. Es kommt nur wieder darauf an, über welche Gefriernahrung wir sprechen. Leider kann man an einer Fertiglasagne nicht riechen, aber ich kann Ihnen übersetzen, was drin ist: gehärtete Fette, Farbstoffe, Aromastoffe. Danke sehr, es

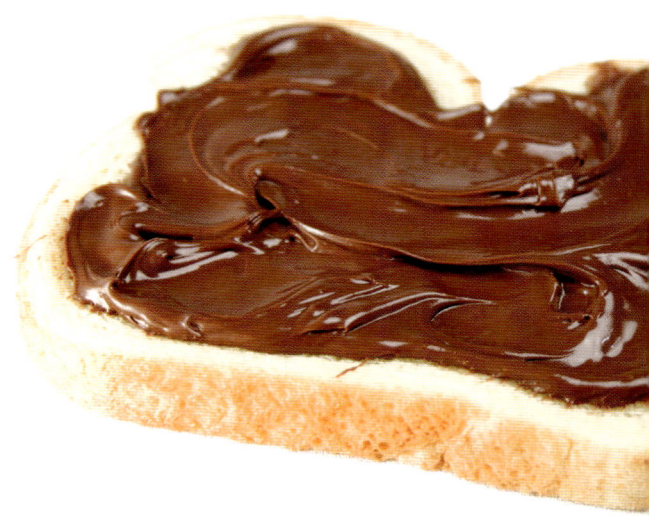

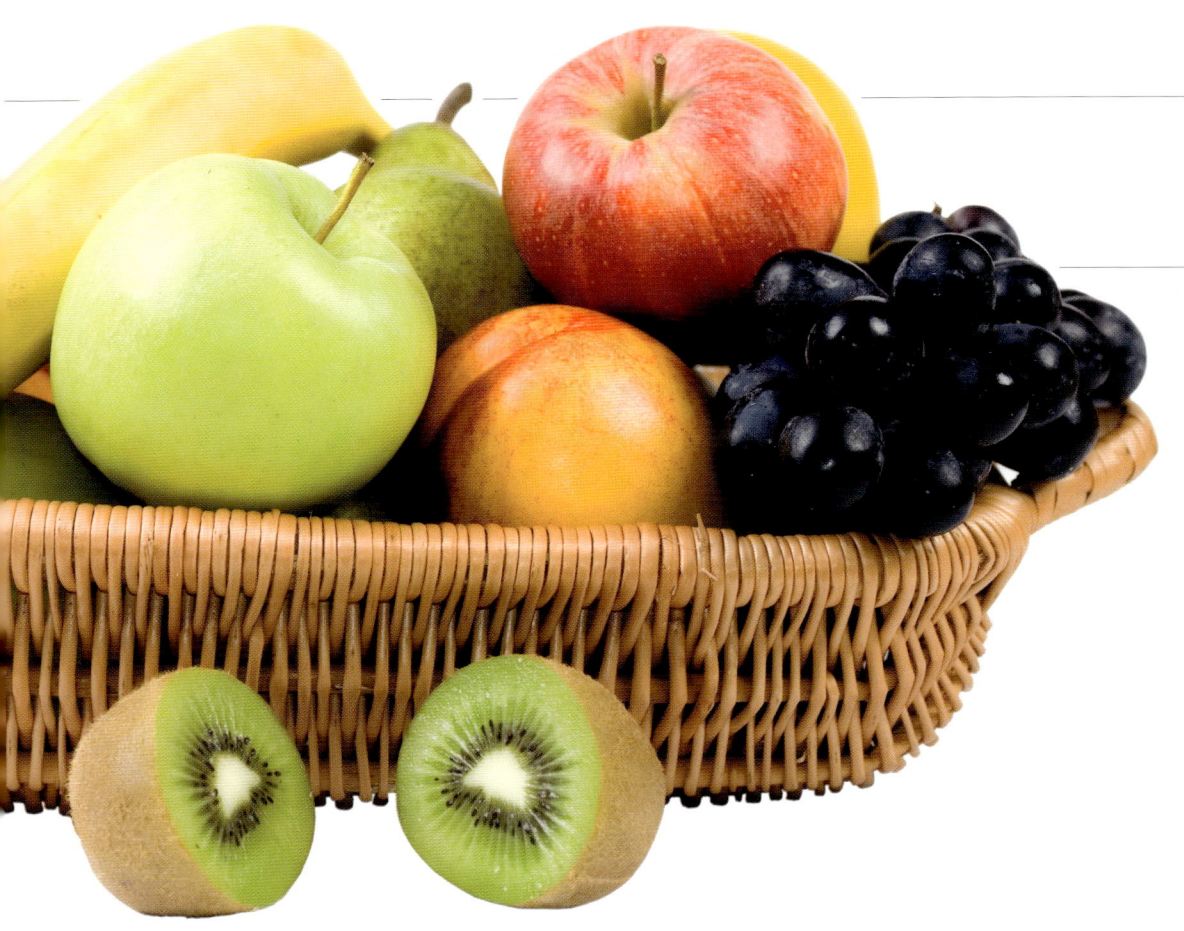

reicht. Wir sparen uns das Erhitzen und den Geruchstest. Interessanter, auch im kalten Zustand, ist die Eiscreme, die wir finden. Die Nase sagt: „Vanille. Viel Vanille, unsagbar viel Vanille." Das Auge sagt nach Inspektion der Packung: Zucker und Fett. Unsagbar viel Zucker und Fett mit Aromastoffen. Mir reicht's.

Und die Getränke?

Kaffee? Meinetwegen. Aber Fertigespresso aus dem Kaufhaus? Muss das sein? Riechen Sie einmal an richtigem Kaffee und richtigem Espresso und dann nehmen Sie mal das chemiegeschwängerte Pulver. Natürlich ist das kein Vergleich. Und ungesund sind die Pulver auch, weil sie gefährliche Transfette enthalten, über die wir später sprechen.

Saft? Ja, wir finden etwas mit Früchten auf der Packung. Aber Saft? Saft ist ein ge-

schützter Begriff für Getränke mit einem Fruchtgehalt von 100 Prozent. Äpfel kann man natürlich auch auf die Packung eines Nektars oder eines Fruchtsaftgetränks malen. Der Fruchtgehalt beträgt dann nur noch 50 beziehungsweise 30 Prozent, und der Rest wird mit Wasser, Zucker und Aromastoffen aufgefüllt. Wohl bekomm's. Auch das kann man übrigens riechen, wenn man gut geübt ist. Probieren Sie mal! Ohnehin trinkt der Bewegungsmuffel lieber Cola. Da weiß man, was man hat. Wasser, Zucker, Koffein, Aromastoffe. Prost.

Hauptnahrung im Wohnzimmer

Eigentlich reicht es mir ja jetzt schon, aber es liegt in der Natur des Bewegungsmuffels, sich mehr im Wohnzimmer als in der Küche zu ernähren. Dort finden wir Schokolade und Chips. Nun gut, jeder nascht mal gerne, aber es gibt eben Schokolade und Schokolade. Haben Sie sich mal die Mühe gemacht, edle Schokolade mit hohem Kakaoanteil mit billiger Schokolade für 69 Cent pro Tafel zu vergleichen? Wenn schon naschen, dann bitte mit Niveau und Geschmack. Der Bewegungsmuffel weiß eben nicht, dass man von einer hochwertigen Schokolade mit hohem Kakaoanteil automatisch nach zwei Stücken seinen Schokoladenhunger gestillt hat. Seine Fett-Zucker-Schokolade mit Aromastoffen lässt ihm keine Ruhe, bis die gesamte Tafel aufgegessen ist.

Die Küche des Läufers

Verlassen wir die Küche des Bewegungsmuffels und gehen in die eines Läufers. Wohlgemerkt, wir gehen nicht in die Küche eines Gesundheitsapostels und Kostverächters. Nein, nein. Wir gehen in die Küche einer Person, die Schokolade isst, die gerne ihren Wein trinkt und beim Italiener Tiramisu zum Nachtisch bestellt. Wobei diese Person gute Schokolade von schlechter unterscheiden kann und sicherlich nicht bei jedem drittklassigen Italiener Tiramisu isst, sondern auch hier weiß, wann es sich lohnt.
Der Gang in die Küche macht Spaß. Warum?

Natürlich wegen des Inhalts, der den Kenner verzückt. Aber ganz besonders auch, weil nicht permanent jemand damit beschäftigt ist, sich für den Inhalt der Küche zu rechtfertigen wie der vermeintlich gestresste Bewegungsmuffel. Oder versucht, die Nahrungsmittel zu analysieren und zu kategorisieren wie der Kostverächter und der Diätbuchleser.

Obstteller

Was fällt uns zuerst ins Auge? Der große Obstteller. Eine Vielzahl von Früchten, mit sicherer Hand ausgewählt. Der fortgeschrittene Küchenprofi fragt hin und wieder Eltern oder Großeltern, wann eigentlich welches Obst- und Gemüse in Deutschland Saison hat, um nicht aus Versehen im Dezember Erdbeeren zu kaufen.

Kerne, Nüsse, Müsli

Ein kurzer weiterer Blick in die Schränke genügt: Wir finden Kerne, Nüsse und Müsli in allen Variationen. Lassen Sie uns einen Nasentest machen. Gute Nüsse riechen nach Nüssen, gute Kürbiskerne riechen nach Kürbiskernen, und gutes Müsli hat weder zugesetzte Fette noch irgendwelche Aroma- oder Farbstoffe. Ihre Nase verrät dies ebenso wie

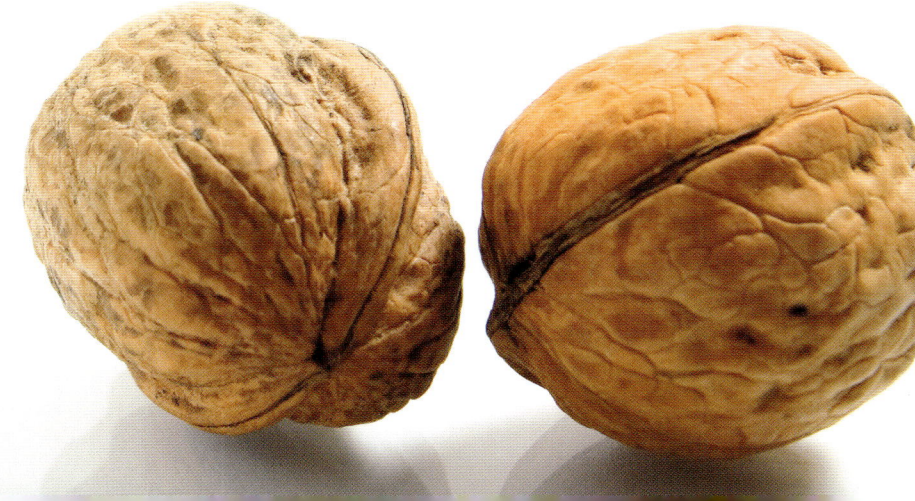

Ihr Blick auf die Packung. Hier ist alles in Ordnung. Hier brauchen Sie keine Nährwerttabelle zu lesen. Hier brauchen Sie kein Gesundheitslexikon zu befragen.

Im Kühlschrank

Ein Blick in den Kühlschrank verrät, was noch in die Müslischüssel kommt. Frische Milch, Quark, Joghurt. Und Säfte finden wir auch. Sie riechen schon wieder? Sehr gut. Der Kenner weiß, dass Saft zwar zu 100 Prozent aus Saft besteht, aber diesem wird im Ernteland das Wasser entzogen. Das Konzentrat wird im Abfüllland mit Leitungswasser wieder aufgefüllt. Das schmeckt man. natural runner nehmen Direktsaft. Das ist der Saft, der beim Pressen aus der Frucht kam. Und kein anderer. Halten Sie einmal Ihre Nase drüber.

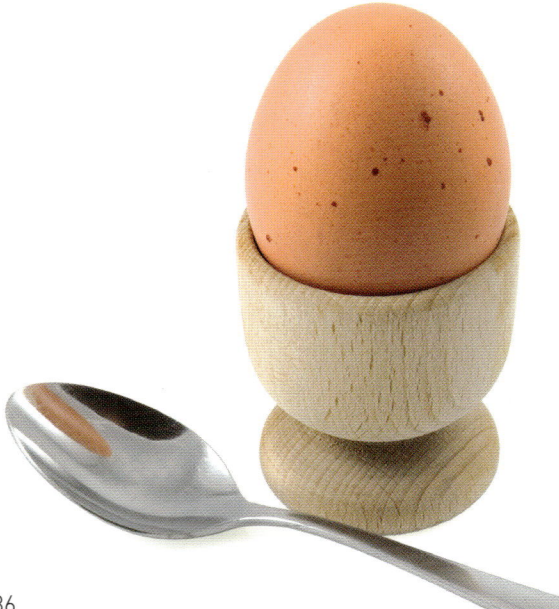

Ein Hoch auf das Ei

Im Kühlschrank finden wir ferner frischen Käse, Gemüse der Saison und Eier. Dass der Cholesterinspiegel im Blut mehr mit der Bewegung eines Menschen zu tun hat als mit der Menge an Cholesterin in seiner Nahrung, müssen mittlerweile auch sämtliche Ernährungsapostel eingestehen. Aber glücklicherweise kontrollieren nicht diese die Bedürfnisse unseres Läufers, sondern dessen somatische Intelligenz und somit seine Nase. Eier sind demnach, und auch wissenschaftlich betrachtet, ein exklusives Lebensmittel, das gerne verzehrt werden darf, wenn man darauf Hunger hat und sich regelmäßig bewegt. Gleiches gilt für Butter. Der Cholesterinspiegel leidet hierunter nicht.

Natürlich befinden sich in dem Kühlschrank des Läufers frisches Fleisch und Fisch. Selbstredend in einer würdigen, naturbelassenen Form. „Schlemmerfischfilets" aus

Schokolade ist Nervennahrung.
Auch für den Läufer.

dem Kühlregal mit fettigen Soßen und Aromastoffen suchen Sie nach wie vor vergebens.

Das Tiefkühlfach

Im Tiefkühlfach finden Sie all die Dinge, die man schlecht in frischer Form bevorraten kann. Denn auch der Läufer ist viel unterwegs und hat nicht immer genug Zeit zu seiner freien Verfügung. Hier lassen sich Spinat, Paprika, Pilze, Fisch und auch Fleisch sehr schonend und natürlich konservieren. Und nach dem Auftauen riechen Erbsen noch nach Erbsen und Pilze noch nach Pilzen. Ein Frevler, wer dieses Kühlfach für Tiefkühlpizza missbraucht.

Für die Sinne

Schokolade ist Nervennahrung. Auch für den Läufer. Er wird sich diesen Genuss sicher nicht nehmen lassen. Die Frage ist eben nur, was man unter Genuss versteht. Hochwertige Schokolade mit gutem Aroma oder die billige Schokolade aus Fett und Zucker. Öffnen Sie Ihre Sinne für die richtigen Genüsse.

An vollwertiger Schokolade isst sich niemand dick, dafür ist der Genuss viel zu intensiv und daher meist nach einem Stück beendet. Die Gier verschwindet von allein. Ganz hoch im Kurs bei den Profinaschern mit einer Vorliebe für Natürliches ist übrigens auch Marzipan. Wie immer, Nase drüber: Gutes Marzipan besteht zu mehr als der Hälfte aus Mandeln, das riecht man. Ansonsten sind nur Zucker und Rosenwasser drin. So lässt es sich durchaus mal naschen. Dieses Marzipan muss man aber suchen und nicht etwa das Zuckermarzipan mit Aromastoffen und einem Mandelanteil von unter 30 Prozent wählen.

Erstaunliche Unterschiede

Interessanterweise unterscheidet sich die Nahrungsmittelauswahl des natural runners von dem des Bewegungsmuffels nicht aufgrund des akribischen Studiums von Gesundheitsbüchern. Ketzerisch könnte man sagen, dass sich dieses gesunde Essverhalten bei Läufern einstellt, weil sie eben keine Diätbücher mehr lesen. Ihr Körper entwickelt wieder die Lust auf Frisches und Naturbelassenes, er muss nicht mit dem Kopf davon überzeugt werden. Solche Kopfarbeit würde nur kurzzeitig wirken, wie bei dem Beginn einer Diät. Früher oder später wird das Fleisch schwach, weil die Lust auf „Verbotenes" obsiegt. Mit natural running ändern Sie einfach Ihre Lust auf Lebensmittel. Machen Sie sich Lust auf Nahrung, die Ihr Körper wirklich braucht. Lust auf Gesundes.

87

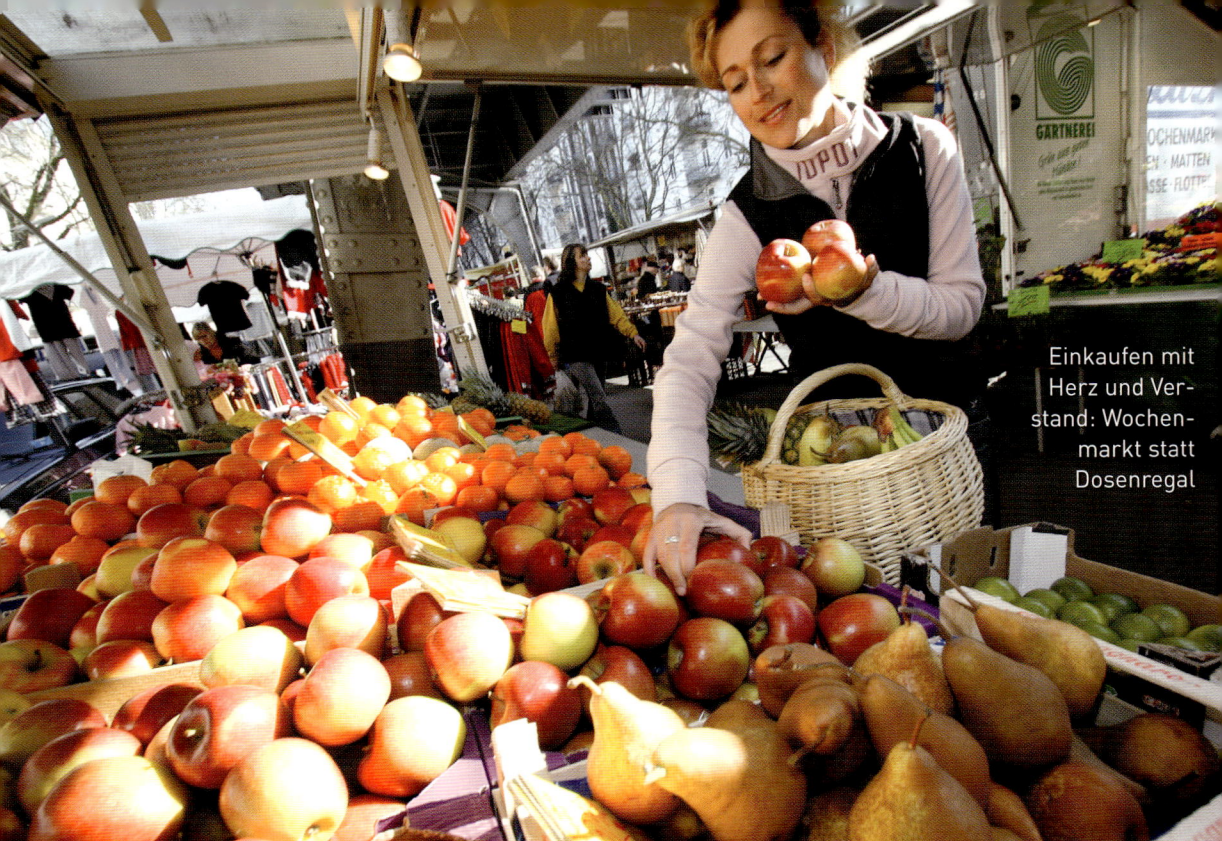

Einkaufen mit Herz und Verstand: Wochenmarkt statt Dosenregal

Sie müssen nicht mehr müssen

Dann wird auch endlich das Wort „müssen" rund ums Essen aus Ihrem Wortschatz verschwinden. Sie werden wollen. Sie werden Fisch, Fleisch, Salat oder Äpfel essen wollen. Und nichts mehr müssen. Deshalb gucken die Kollegen Sie so neidisch an, wenn Sie sich freudestrahlend den Fisch und den Salat beim Mittagessen bestellen und sich nicht mit Pommes und einem Salzstreuer zufriedengeben.

Laufen statt lesen – für die somatische Intelligenz

Dieses tolle neue Körpergefühl steht in keinem Buch, dieses Körpergefühl haben Sie sich erlaufen. Mit natural running. Für Körpergefühl und Körperintelligenz ist es also wichtiger, sich zu bewegen, draußen an der frischen Luft zu sein, barfuß über eine Wiese zu laufen und die Sonne zu sehen und zu spüren als zu lesen.

So unterstützen Sie Ihre somatische Intelligenz

Kaufen Sie Lebens-Mittel

In Ihren Küchenschränken finden Sie nur das, was Sie eingekauft haben. Und nur was sich in den Schränken befindet, essen Sie auch. Kaufen Sie also die richtigen Dinge ein und benutzen Sie dabei Ihre Nase und Ihre Augen. In eben jener Reihenfolge. Es gilt folgende einfache Regel: Unwürdige Nahrung und Lebensmittel, die den Namen kaum mehr verdienen, bleiben im Regal.

Sie kaufen Lebens-Mittel. Alles was Lebensenergie hat – wie Äpfel, Mangos, Karotten, frische Milch oder Fisch und Fleisch. Nehmen Sie Lebens-Mittel künftig wörtlich. Für die Nicht-Läufer unter Ihnen, die Ihre Nase noch nicht wiederentdeckt haben: Ein Glas Nuss-Nougat-Creme hat genauso wenig Lebenskraft wie eine Dose mit Leberwurst. Aber wenn Sie erst mal laufen waren, dann möchten Sie ohnehin etwas anderes essen.

> **Wenn Sie lange genug laufen, wird Ihr Schokokonsum sich von ganz allein regulieren.**

Mutieren Sie nicht zum Kopfmenschen

Menschen kaufen am ehesten das, was sie gerne mögen. Irgendwann meldet sich eben immer wieder der Bauchmensch zu Wort. Und der ist auf lange Sicht auch immer der Stärkere. Es gibt nur ganz wenige Kopfmenschen, die sich den Befehlen des Bauchs dauerhaft widersetzen können (mit diesen Zeitgenossen geht übrigens niemand gerne zum Italiener).

Deshalb haben so viele Bewegungsmuffel ihre Probleme beim Einkaufen. Auch sie wollen sich gesund ernähren, doch ihr Bauch befiehlt ihnen etwas anderes: „Kauf Schokolade!", „Kauf Marshmallows!", „Kauf Pizza!". Solche Attacken werden umso stärker, je mehr man sich vorher gezwungen hat, ganz vernünftig einzukaufen. Verwirrt stehen die Bauchmenschen vor vollen Regalen und erliegen diesen kranken Befehlen.

Sie haben nur die Chance, sich mit dem Bauch zu verbünden und Ihre Lust auf Lebensmittel durch natural running zu beeinflussen. Probieren Sie nicht, zu schnell zu sein und den Bauch nach Lektüre dieses Buchs zu überholen. Wenn Sie nach vier Wochen Laufen doch noch Lust auf die scheinbar unwiderstehliche Zuckerschokolade haben, dann kaufen Sie sie und gönnen sich ein Stück. Sonst fahren Sie nachts um halb zwei zur Tankstelle und kaufen sie dort.

Niemand stirbt an einer Tafel Schokolade, und Ihr Bauch siegt ohnehin. Wenn Sie lange genug laufen, wird Ihr Schokokonsum sich von ganz allein regulieren.

Kaufen Sie frisch oder tiefgefroren

Wer Lebensmittel im Wortsinne kauft, der kauft frische Nahrungsmittel. Nun ist mir bewusst, dass wir nicht zu jeder Zeit über den Wochenmarkt schlendern können, um uns frische Äpfel zu besorgen. Aber auch im Supermarkt hat man, wie immer im Leben, eine Wahl. Entweder trifft man Sie zwischen den Regalen mit Dosen und Konserven an oder in der Abteilung für Obst und Gemüse sowie bei den Kühlregalen.

Hier können Sie auch im Supermarkt vernünftig einkaufen. Und wer sich Sorgen um die Haltbarkeit seiner Lebensmittel machen muss, weil er viel unterwegs ist, der sollte unbesorgt und großzügig die Möglichkeiten der Tiefkühlkost nutzen. So haben Sie frische Nahrungsmittel jederzeit daheim verfügbar.

---

5 Tipps: Weniger ist mehr

Verzichten Sie auf Konservierungsstoffe!
Konservierungsstoffe machen haltbar, was längst nicht mehr frisch ist.

Verzichten Sie auf Aromastoffe!
Aromastoffe machen schmackhaft, was gar nicht schmeckt.

Verzichten Sie auf Farbstoffe!
Farbstoffe machen appetitlich, was eigentlich unappetitlich ist.

Verzichten Sie auf Emulgatoren!
Emulgatoren führen zusammen, was nicht zusammengehört.

Verzichten Sie auf gehärtete Fette!
Beim künstlichen Härten von Ölen (die eigentlich flüssig sind) entstehen gesundheitsschädliche Transfette!

Jetzt essen Sie nur noch so viel, wie Ihnen guttut, und nehmen ab!

Natürlich packen Sie naturbelassene, frische Lebensmittel wie Fisch, Fleisch, Gemüse und Meeresfrüchte in Ihr Eisfach und keine eingeschweißten Fertiggerichte mit Fett, Salz und Aromastoffen. Aber das wissen Sie ja.

Kaufen Sie reine Lebensmittel, die wenig industrialisiert sind

Grundsätzlich gilt: je weniger behandelt, desto besser. Leider hat die Nahrungsmittelindustrie ein vitales Interesse daran, Nahrungsmittel, so gut es geht, weiterzuverarbeiten. Dies steigert die Gewinnmargen. Für die fertige Pizza kann ich eben mehr Geld verlangen als für etwas Mehl, Hefe und ein paar Tomaten. Die fertige Gemüsepfanne bietet eine größere Marge als das naturbelassene Gemüse.

Dennoch kann man in jedem Supermarkt Naturbelassenes einkaufen. Eier, frische Milch, Nüsse, Joghurt, Butter, Kerne, Müsli – diese Nahrungsmittel bekommen Sie allerorten. Und auch beim Brot haben Sie die Wahl, ob Sie ein Vollkornbrot wählen oder ein Weißbrot aus raffiniertem, totem Mehl.

Verzichten Sie auf überflüssige Zusatzstoffe

Ein guter Hinweis, um mit seinem Gewicht und mit seinen Essgewohnheiten ins Reine zu kommen, ist der vollständige Verzicht auf überflüssige Zusatzstoffe. Dies ist sicherlich eine Maßnahme für Fortgeschrittene, weil die Industrie heute fast alle Convenienceprodukte mit solchen Stoffen versieht. Aber es bietet große Vorteile, sich im Verzicht zu üben: Zum einen sinkt das ständige Verlangen nach Nahrungsmitteln, die mit gigantischen Geschmacksintensitäten durch Aromastoffe aufwarten. Jetzt essen Sie nur noch so viel, wie Ihnen gut-

tut, und nehmen ab! Zum anderen ist dies eine Maßnahme für Gourmets, denn ein Erdbeerjoghurt, der nicht nach Zucker und Aromastoffen schmeckt, sondern nach Erdbeeren, ist ein wahrer Genuss. Wann haben Sie Ihren letzten Erdbeerjoghurt gegessen, der nach Erdbeeren geschmeckt hat und nicht nach Aromastoffen?

Geben Sie viel Geld aus

Es gibt Menschen, die finden Lebensmittel im 21. Jahrhundert zu teuer. Denen sind acht Euro für ein gutes Stück Fisch zu viel. Die achten beim Mittagstisch darauf, dass sie möglichst viel Essen für drei Euro neunzig bekommen, um sich danach einen Cappuccino im Designercafé für fünf Euro zu genehmigen.

Es ist eben definitiv eine Einstellungssache, ob man bereit ist, für gute Lebensmittel auch gutes Geld zu zahlen. Ich rate Ihnen: Geben Sie viel Geld aus. Denn gute Ware hat ihren Preis und wir haben durch den Kostendruck am Markt in den letzten Jahren eine wahre Verramschung von Lebensmitteln erlebt, die mit Qualitätseinbußen einhergehen musste.

Die Deutschen haben es nicht anders gewollt. Hat man in den 50er-Jahren noch 43,4 Prozent seines Einkommens für Nahrungsmittel ausgegeben, so sind es heute nur noch weniger als zehn Prozent. Essen ist also nicht teuer geworden, sondern geradezu unvertretbar billig. Und was machen die Deutschen mit ihrem Geld? Es wird anderweitig investiert: Urlaube, CD-Player, Autos und Computer.

Kaufen Sie sich einfach mit guten Nahrungsmitteln Ihre Lebensqualität und Ihre Gesundheit zurück. Das macht Sie leistungsfähiger. Nachweislich verdienen

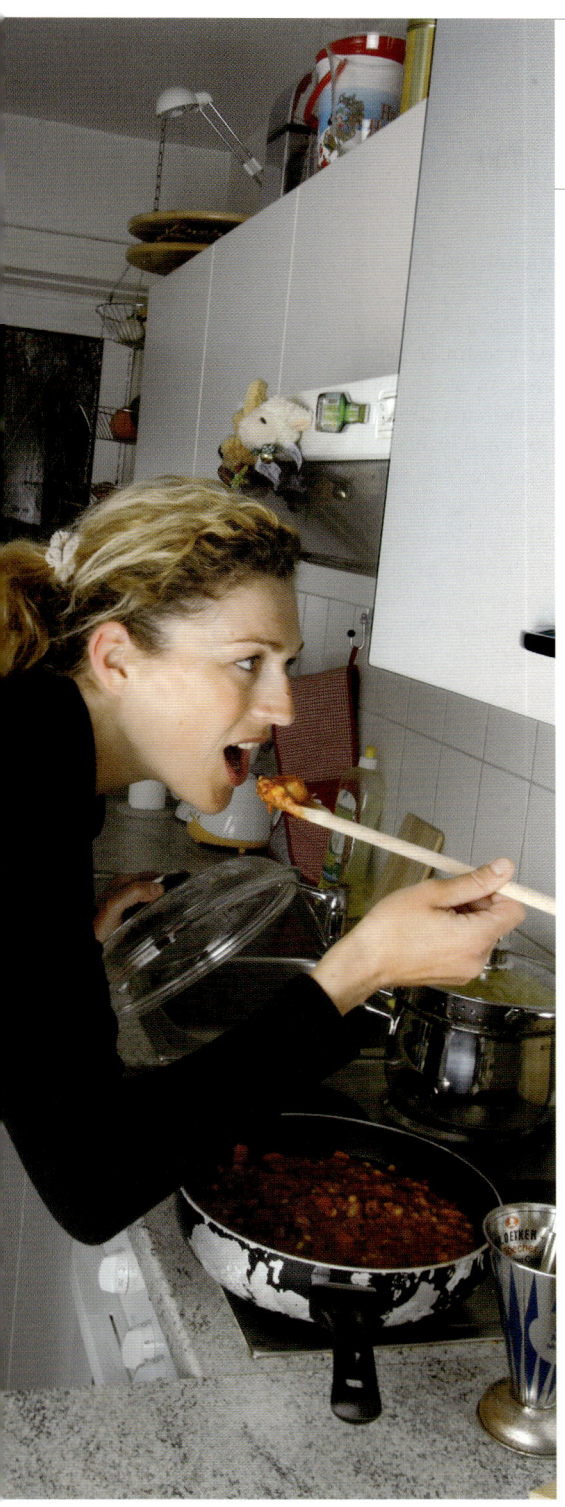

Kochen ist mehr als die
Zubereitung der Nahrung.
Kochen ist Lebensart.

gesunde, aktive, laufende Menschen mehr
Geld als andere. Für die Urlaubsreise wird
also gerade dann, wenn Sie sich gesund ernähren, noch genügend Geld übrig bleiben.

Bereiten Sie das Essen vernünftig zu

Am liebsten ist es Ihnen sicherlich auch,
wenn Sie Ihren Fisch oder Ihr Gemüse schonend dünsten. Wenig Fett, maximaler Geschmack, schonender Garprozess. Und niemand wird ein Problem damit haben, wenn
Sie Ihr Fleisch oder Ihren Fisch hin und wieder braten möchten. Wenn Sie die richtigen
Öle verwenden, und darüber sprechen wir
gleich, brauchen Sie mit dem Fett nicht zu
geizen. Aber eines lassen Sie bitte für immer
sein: das Frittieren. Am Frittieren kann man
kein gutes Haar lassen: schlechte, degene-
rierte Fette, oft zu heiß (bei hohen Temperaturen entsteht krebserregendes Acrylamid),
widerlicher Geschmack. Hatten Sie nach
dem Laufen an der frischen Luft schon mal
Hunger auf frittierte Pommes oder frittierten
Fisch. Nicht? Dann verzichten Sie doch einfach. Notfalls halten Sie Ihre Nase über die
frittierten Sachen: Sie wird Ihnen den rechten Weg weisen.

Wahren Sie die richtigen Verhältnisse

Natürlich müssen für eine gesunde Ernährung die gesunden Sachen auch im richtigen
Verhältnis zueinander konsumiert werden.
Die Wissenschaft hat sich hierfür etwas aus-
gedacht: die sogenannte Ernährungspyramide. Diese hat sich im Laufe der Jahre etwas
geändert, weil Obst und Gemüse mit den
richtigen Ölen in die Basis gerutscht sind
und dort die stärkehaltigen Getreidepro-
dukte abgelöst haben. Jeder kennt diese Py-
ramiden. Das Problem ist nur, dass die meisten Menschen Bauchmenschen sind und

Sie essen Obst, Gemüse, Fisch und Fleisch einfach gerne, ohne sich zu zwingen.

keine Kopfmenschen, die nach einer Pyramide frühstücken und zu Mittag essen. Vielmehr greifen sie immer wieder zu dem, was sie wollen, nicht zu dem, was sie sollen. Nur mit einem Ermahnen zum „Sollen" wird es nichts werden mit der Schlankheit und Gesundheit. Dies stellen Millionen übergewichtiger Bewegungsmuffel in Deutschland und überall auf der Welt täglich unter Beweis.

Sie haben den Trick hingegen längst verstanden, mit natural running ändern Sie Ihr „Wollen". Und dann klappt's auch mit der Umsetzung der Ernährungspyramide. Weil Sie Obst, Gemüse, Fisch und Fleisch einfach gerne essen, ohne sich zu zwingen.

Benutzen Sie die richtigen Öle

Was bei Butter und Margarine noch funktioniert (schon den Geruchstest gemacht?), wird bei Ölen leider schwierig. Natürlich können Sie am Geruch ein gutes, edles Olivenöl von einem billigen unterscheiden. Aber was die Qualität eines Öls eigentlich ausmacht, ist das Verhältnis von sogenannten Omega-3- zu Omega-6-Fettsäuren, und die kann man beim besten Willen nicht erschnüffeln. Sie stehen zu allem Übel noch nicht mal auf den Etiketten.

Omega-3- und Omega-6-Öle enthalten ungesättigte Fettsäuren. Sie kommen in pflanzlichen und tierischen Lebensmitteln

Die Ernährungspyramide gilt als Orientierung für das Mengenverhältnis der zugeführten Nahrungsmittel.

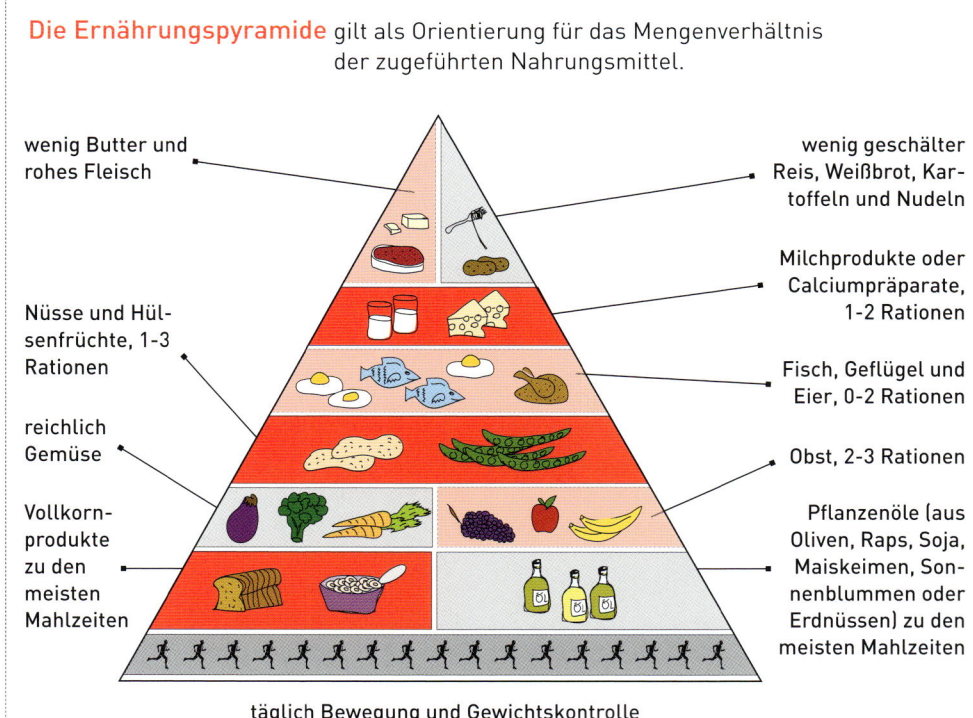

wenig Butter und rohes Fleisch

wenig geschälter Reis, Weißbrot, Kartoffeln und Nudeln

Nüsse und Hülsenfrüchte, 1-3 Rationen

Milchprodukte oder Calciumpräparate, 1-2 Rationen

reichlich Gemüse

Fisch, Geflügel und Eier, 0-2 Rationen

Vollkornprodukte zu den meisten Mahlzeiten

Obst, 2-3 Rationen

Pflanzenöle (aus Oliven, Raps, Soja, Maiskeimen, Sonnenblumen oder Erdnüssen) zu den meisten Mahlzeiten

täglich Bewegung und Gewichtskontrolle

vor und haben unterschiedliche Wirkungen im Körper. Zahlreiche Omega-3-Fettsäuren hemmen Entzündungen, einige Omega-6-Fettsäuren hingegen begünstigen sie. Es geht hierbei aber nicht um richtig oder falsch oder um gut und böse. Für Ihre Gesundheit brauchen Sie nur das richtige Verhältnis von Omega-3- zu Omega-6-Fetten in Ihrer Nahrung, idealerweise ein Verhältnis von 1 zu 6.

Hatte der Steinzeitmensch durch wertvolle Omega-3-Quellen wie Wildfleisch und Wildfisch noch ein Omega-3- zu Omega-6-Verhältnis von 1 zu 2,7, so hat sich dieses durch die moderne Industrienahrung mit omega-6-reicher Sonnenblumenmargarine und billigen Pflanzenölen auf über 1 zu 10 verschoben. Omega-3-Fette dienen aber in besonderem Maße Ihrer Gesunderhaltung. Sie halten die Zellmembranen geschmeidig und sorgen durch die Regulierung von Entzündungsvorgängen in Ihrem Körper für eine stabile Gesundheit. Ferner haben sie Effekte auf die Alterungsprozesse Ihres Gefäßsystems und damit die Prophylaxe von Herzinfarkt und Schlaganfall.

Insofern lohnt es sich festzulegen, welche Fette Sie künftig benutzen.

Welche Öle nutzen Sie?

Ideal für Ihre Küche sind:	Diese Öle sollten Sie sparsamer verwenden oder stehen lassen:
Rapsöl Olivenöl Walnussöl Hanföl Leinsamenöl	Sonnenblumenöl Distelöl Maiskeimöl Sojaöl „Pflanzenöl", das ein Gemisch aus diversen (meist minderwertigen) Ölen ist

Entwickeln Sie Nahrungsrituale

Menschen brauchen Rituale. Das tut ihnen gut. Jeder Mensch hat seine eigenen Rituale, und viele hängen mit dem Essen zusammen. Oder müsste ich schreiben „hingen"? Fakt ist, dass es früher mehr als heute eine Tischkultur gab. Man aß gemeinsam, unter Umständen in mehreren Gängen. Man hat sich unterhalten und man hat genossen.

Ich habe kürzlich eine Frau gesehen, die sich in einem Drogeriemarkt eine Packung „Slim fast" kaufte. Sie hatte es offenbar eilig mit dem Abnehmen, aber der Hunger musste zuvor noch gestillt werden, und so kaufte Sie gleich einen Schokoladenriegel dazu, den sie auf dem Weg zur Tür eilig verspeiste.

Was hat das alles noch mit Essen zu tun? Sich billige Schokoriegel im Gehen einzuverleiben, um sich dann zu Hause mit Diätdrinks zu geißeln? Das ist krank. Und deshalb funktioniert es auch nicht. Die Dame wäre besser beraten gewesen, hätte sie eine Laufrunde eingelegt und dann auf ihren Bauch gehört.

Und deshalb sind Läufer schlank und Diätbuchleser dick.

Richten Sie sich wieder Rituale ein. Kochen Sie. Wenn nicht täglich, dann eben wöchentlich. Verbannen Sie Junk-Food, die fettarme Margarine, Currywurst, billige Schokoriegel und Diätprodukte aus Ihrem Leben. Machen Sie Platz für ein regelmäßiges Frühstück: Machen Sie den Obstsalat oder das Müsli zum Ritual, nicht den Kaffee mit dem Weißbrot und der toten Marmelade.

Machen Sie mittags den Fisch zum Ritual oder das Stück Fleisch mit Gemüse. Oder die Nudeln mit Olivenöl und getrockneten Tomaten. Was auch immer Sie gerne essen. Machen Sie gute Nahrung zum Ritual. Tag für Tag.

Machen Sie niemals Diäten: Naschen Sie! Sie wollen abnehmen? Gut, dann tun Sie das, aber machen Sie um Gottes Willen keine Diät! Laufen Sie! Punkt. Jede Diät führt zum Jo-Jo-Effekt. Es ist auch egal, in welchem Verhältnis Fette, Kohlenhydrate und Eiweiß in Ihrer Nahrung stehen (Atkinsdiät) oder in welcher Reihenfolge Sie die Dinge essen (Trennkost). Ihr Körper macht nur eines mit den Dingen, die Sie essen: verdauen. Verbrauchen Sie die durch Nahrung aufgenommene Energie, dann sind Sie schlank. Verbrauchen Sie sie nicht, dann werden Sie dick. So einfach ist das. Und deshalb sind Läufer schlank und Diätbuchleser dick. Die Läufer verbrennen das, was sie gegessen haben. Und durch das Laufen bekommen sie automatisch Appetit auf Dinge, die eine geringere Energiedichte haben: Ein Apfel liefert eben nicht annähernd so viele Kalorien wie eine Tafel Schokolade. So reguliert sich das Gewicht bald ideal von selbst. Über kleine Sünden wie den Lieblingsnachtisch macht der Läufer sich keine Gedanken. Die Diätbuchleser hingegen verbrennen nichts.

Fette Fische

Fische liefern Ihnen wertvolle Omega-3-Fettsäuren, die Sie vor Herzinfarkt und Schlaganfall schützen. Fische aus kaltem Wasser sind besonders reich an den Fettsäuren, die auch bei niedrigen Temperaturen geschmeidig bleiben. Deshalb gilt: Essen Sie Kaltwasserfische, die möglichst fett sind. Das schmeckt und dient Ihrer Gesundheit. Besonders reich an Omega-3-Fettsäuren sind folgende Fische:

Fisch	Omega-3 (g/kg)
Makrele	26
Hering	17
Thunfisch	16
Sardine	16
Lachs	10
Heilbutt	9

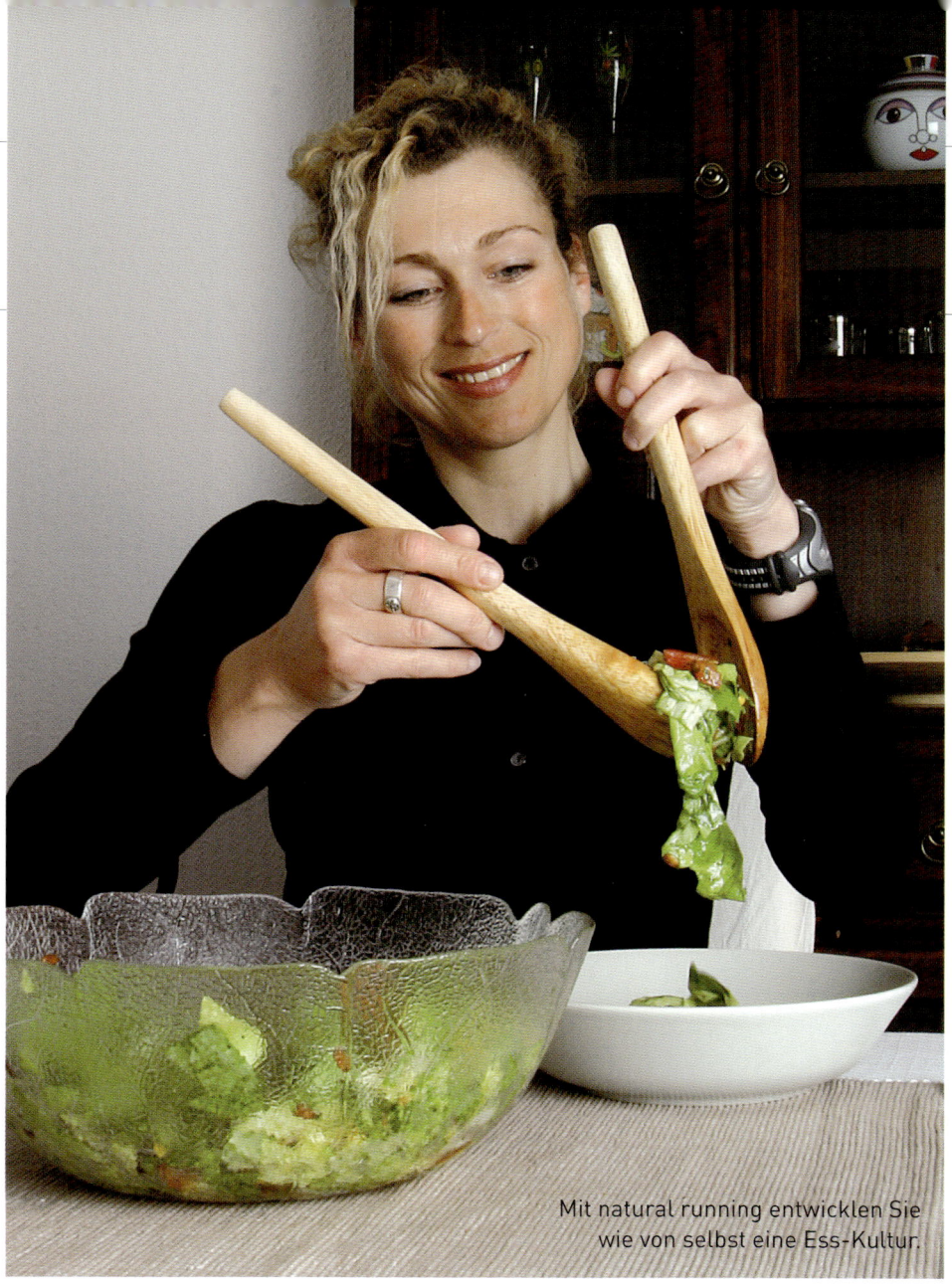

Mit natural running entwicklen Sie wie von selbst eine Ess-Kultur.

Deshalb sind sie dick. Sie laufen aber nicht, sondern versuchen stattdessen, weniger Energie aufzunehmen. Das ist schwierig, wenn man im Schlaraffenland wohnt und eben auch mal beim Italiener essen möchte, ohne immer nur eine halbe Portion zu bestellen und auf Rotwein und Nachtisch zu verzichten. Verflixt. Und dagegen helfen auch Trennkost und die Eierdiät nicht. In ih-

rem Abnehmübereifer verbieten die Diätbuchleser sich dann auch noch die Schokolade, und irgendwann siegt, wie immer, der Bauch über den Kopf. Und dann essen sie nicht ein Stück Schokolade, sondern die ganze Tafel.

Seien Sie klug: Machen Sie keine Diät! Naschen Sie! Und laufen Sie!

> Schädlich ist Fleisch nicht. Nur wenn es mit Schadstoffen oder Antibiotika belastet ist ...

Ist vegetarisch gesünder?

Es ist gar nicht lange her, da glaubten die Gesundheitsapostel und so manch ein Mediziner, dass Vegetarier die gesünderen Menschen seien. Das sind sie in den allermeisten Fällen auch. Einige medizinische Statistiken belegen dies. Die Frage ist nur, ob es wirklich am Fleischverzicht liegt. Die wahren Gründe sind wahrscheinlich andere: Die wenigsten Vegetarier rauchen, trinken übermäßig, sind übergewichtig und bewegungsmüde. Im Gegenteil, die Lebensweise der Vegetarier ist in den allermeisten Fällen auch unabhängig vom Fleischkonsum äußerst gesundheitsbewusst. Das führt natürlich zu einem selteneren Auftreten von Zivilisationskrankheiten und verzerrt die Daten. Hinzu kommt, dass die gesamte Diskussion über die gesundheitlichen Auswirkungen des Fleischkonsums von Tier- und Umweltschutzverbänden für deren Ziele mit angeheizt wird.

Unabhängig von den Kritikpunkten der Tier- und Umweltschutzverbände lautet die medizinisch interessante Frage somit: Ist Fleisch schädlich, oder gibt es einen Vorteil durch den reinen Fleischverzicht? Fleisch ist eines unserer hochwertigsten Lebensmittel. Es ist ein großartiger Eiweißlieferant und versorgt den menschlichen Körper besser als jedes andere Lebensmittel mit Eisen und Zink. Die sogenannte Bioverfügbarkeit ist am höchsten. Ihr Körper nimmt die Spurenelemente aus Fleisch also am besten auf. Dies ist besonders vor dem Hintergrund wichtig, dass der Eisenmangel trotz der Überernährung in der westlichen Welt die häufigste Mangelerscheinung überhaupt ist. Besonders bei Frauen. Schädlich ist Fleisch nicht. Nur wenn es mit Schadstoffen oder Antibiotika belastet ist, sollten Sie es meiden. Dies ist aber primär ein Problem von Tierhaltung und Fütterung und nicht des Nahrungsmittels Fleisch selbst. Übermäßiger Genuss von fettem Fleisch könnte je nach Sorte zu einer Überversorgung mit ungünstigen Fetten führen, aber wenn Sie mageres Fleisch essen und sich ausreichend bewegen, dann können Sie sich Ihr Steak weiterhin schmecken lassen. Es wird Ihnen wesentlich mehr nützen als schaden.

Wenn Sie also bislang Fleisch genossen haben, dann tun Sie dies ruhigen Gewissens auch weiterhin. Gerade als Frau. Wenn Sie, aus welchen Motiven auch immer, lieber auf Fleisch verzichten möchten, dann empfehle ich Ihnen einen regelmäßigen Fischkonsum, um sich gut mit Omega-3-Fetten zu versorgen. Außerdem lassen Sie bei Ihrem Hausarzt bitte regelmäßig Ihren Eisenhaushalt überprüfen.

Trinken Sie viel

Wer läuft, der muss trinken, um seine Leistungsfähigkeit zu erhalten. Und wer viel trinkt, der erhält sich einen regen Geist und eine straffe Haut. Das sind gute Gründe dafür, regelmäßig und viel zu trinken. Ein weiterer ist: Wer viel trinkt, hat weniger Hunger, weil ein Magen eben auch durch Flüssigkeit gefüllt wird und seine Dehnung eines der Zeichen für Ihren Körper ist, sich satt zu fühlen.

Aber was ist das ideale Getränk? Wonach ist Ihnen am ehesten nach dem Laufen? Wasser. Bitte sehr. Wasser ist sicherlich Ihr ideales Getränk für jeden Tag. Es hat keine Kalorien. Es löscht den Durst, und man kann größere Mengen davon trinken. Zumindest, wenn Sie stilles Wasser ohne Unmengen an Kohlensäure wählen.

Sie möchten lieber etwas mit Geschmack? Eine Saftschorle mit hohem Wasseranteil oder Tees sind ideal. Schmackhaft, naturbelassen, kalorienarm. Ihren Kaffee möchte ich Ihnen nicht verbieten, auch nicht das Glas Milch. Wenn Sie unbedingt mal nach dem Sport eine Cola trinken wollen, tun Sie meinetwegen auch das. Gemein haben die drei Getränke nur, dass sie keine idealen Durstlöscher sind und nicht in allzu großen Mengen verzehrt werden sollten. Dafür hat die Milch, wenn sie auch ein reichhaltiges und sehr gesundes Lebensmittel ist, zu viele Kalorien. Der Kaffee enthält zu viel Koffein und die Cola zu viel Zucker. Außerdem kann doch kein normal denkender Mensch ernsthaft auf Dauer seinen Durst mit Cola löschen wollen, oder?

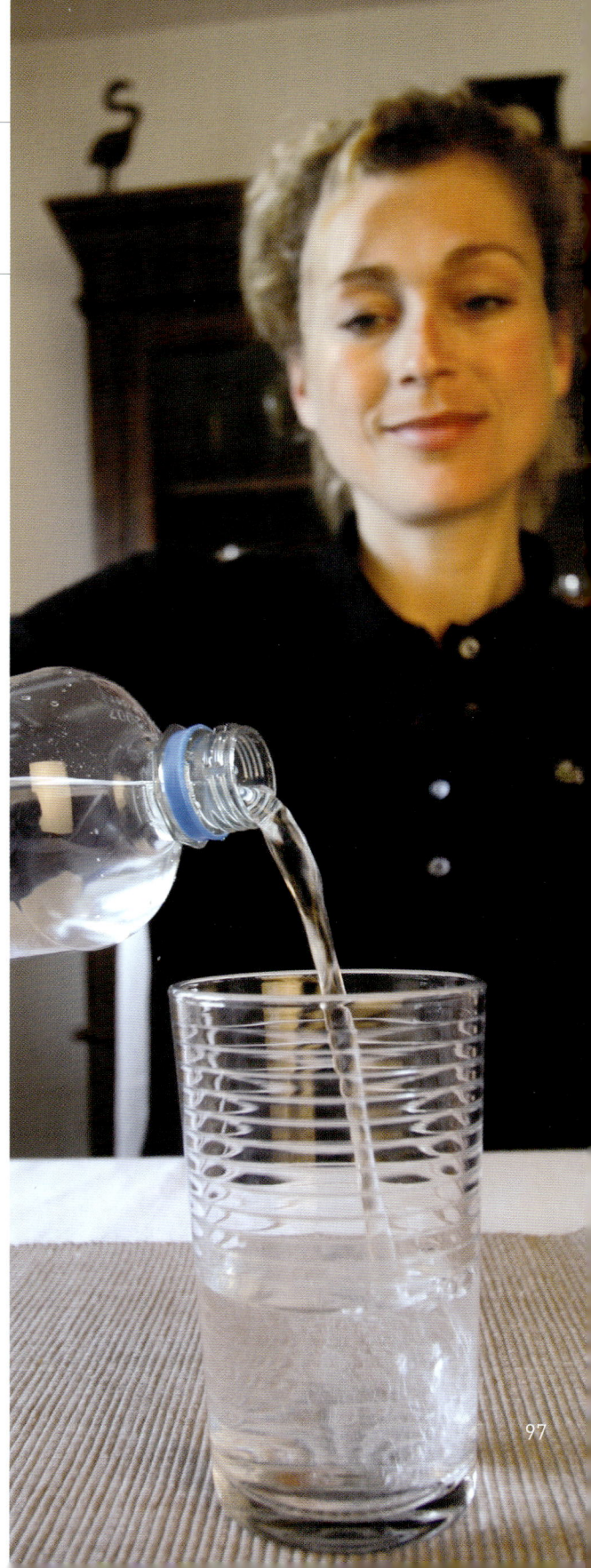

Es geht voran – mit Stil

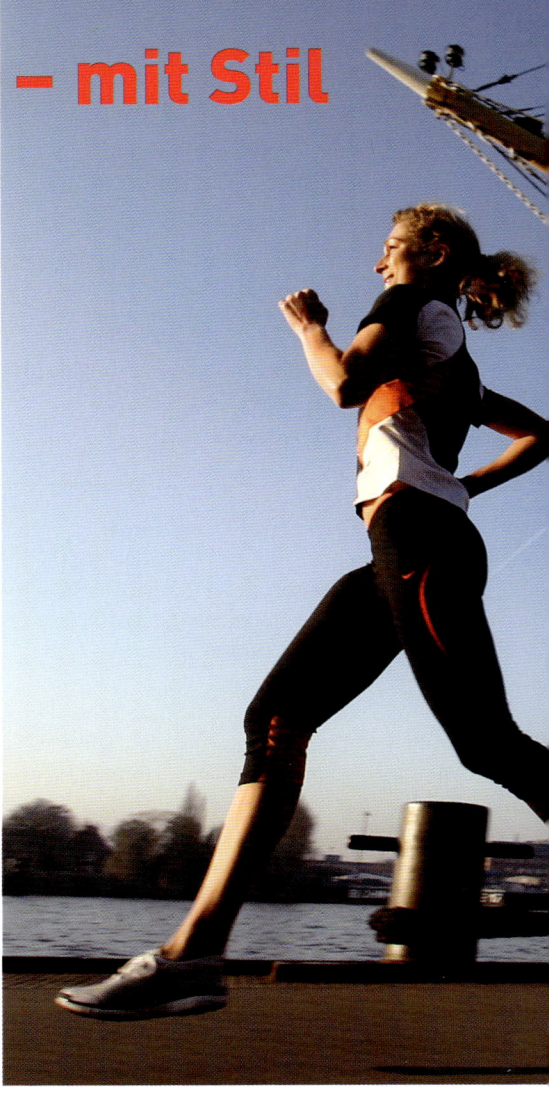

Mit Ihrer Form geht es in großen Schritten voran. Nach nur acht Wochen sind Sie jeden zweiten Tag 30 Minuten in Laufschuhen unterwegs. Sie sind natural runner, und ein neues Lebensgefühl macht sich breit. Sie gewöhnen sich an die sportliche Betätigung, die neue Vitalität, das leckere Essen. Laufen ist eben die beste Medizin. Damit Ihre neue Wundermedizin nur positive Nebenwirkungen hat, müssen Sie allerdings Ihre Lauftechnik beachten. Denn jede Sportart will gelernt sein.

Vermeiden Sie den Zivilisationslaufstil

Gucken Sie sich mal im Stadtpark um: Viele Läufer bewegen sich schwerfällig. Sie plumpsen auf die dicken Dämpfungssysteme ihrer Schuhe, haben keine gute Haltung, und die Anstrengung steht ihnen ins Gesicht geschrieben. Die Läufer sind völlig außer Atem. Von Leichtigkeit, Ästhetik und Schnelligkeit keine Spur. Das ist aber noch nicht das Hauptproblem dieser Läufer. Am schlimmsten ist, dass die Hälfte dieser Läufer regelmäßig mit Schmerzen am Knie, der Schienbeinkante oder der Achillessehne ihren Orthopäden aufsuchen. Autsch!

So können Sie laufen lernen

O je, denken Sie, das wollte ich aber nicht. Keine Angst, dass müssen sie auch nicht. Es ist beim Laufen eben wie bei jeder anderen Sportart auch. Sie müssen sie erlernen. So wie der Tennisspieler einen Tennislehrer hat, so wie der Golfspieler zunächst auf der Driving Range übt, so wie der Schwimmer die Technik von einem Schwimmtrainer erlernt, so werden Sie mit meiner Anleitung natural running lernen. Beherrschen Sie erst mal die Lauftechnik, werden Sie den üblichen Läuferproblemen geschickt aus dem Weg gehen.

Nun wundern Sie sich unter Umständen, wie ein Arzt Ihnen eben noch von den Vorzügen der somatischen Intelligenz beim Essen berichten konnte und nun erklärt, dass Sie die natürlichste Bewegung der Welt, das Laufen, nicht ohne vorherigen Ausbildungskurs absolvieren können. Dies ist aber nur scheinbar ein Widerspruch, denn es ist mit dem Laufen wie mit dem Essen: Unter natürlichen Bedingungen machen Sie die Dinge richtig. Sie essen also vernünftig, wenn Sie sich regelmäßig an der frischen

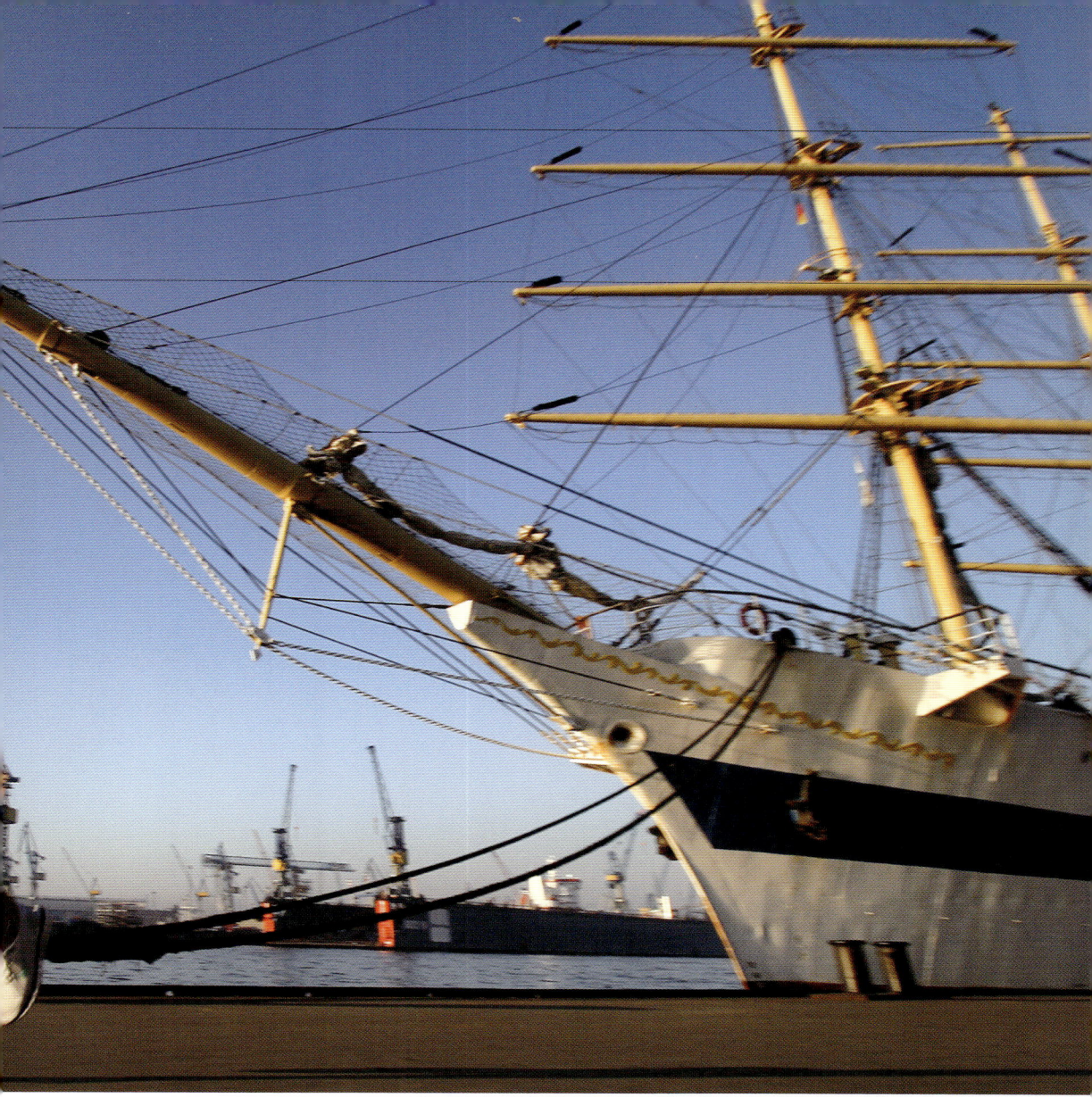

Luft bewegen. Und Sie liefen auch vernünftig und gefahrlos, täten Sie es unter natürlichen Bedingungen. Barfuß auf einer Wiese oder am Strand.

Laufen Sie doch öfter mal barfuß

Als Lauftrainer bilde ich Läufer aller Leistungsklassen aus, vom Einsteiger bis zur Triathlon-Europameisterin. Und immer geht es um genau diesen Punkt: die natürliche Bewegung des Menschen. Diese verliert sich, wenn man jahrelang keinen Sport mehr gemacht hat, seit

seiner Kindheit nicht mehr barfuß gelaufen ist und dann plötzlich in gedämpften Schuhen auf Asphalt unterwegs ist.

Ich bin gerne zu einem Deal bereit: Sie laufen nur noch barfuß auf einer Wiese oder am Strand, dann brauchen Sie keinen Laufkurs. Wenn Ihnen das nicht möglich ist, dann rate ich Ihnen aber dringend, die Grundbegriffe einer natürlichen Lauftechnik mit Schuhwerk so zu erlernen, dass Sie sich auch auf hartem Asphalt so bewegen, als liefen Sie barfuß über eine Wiese.

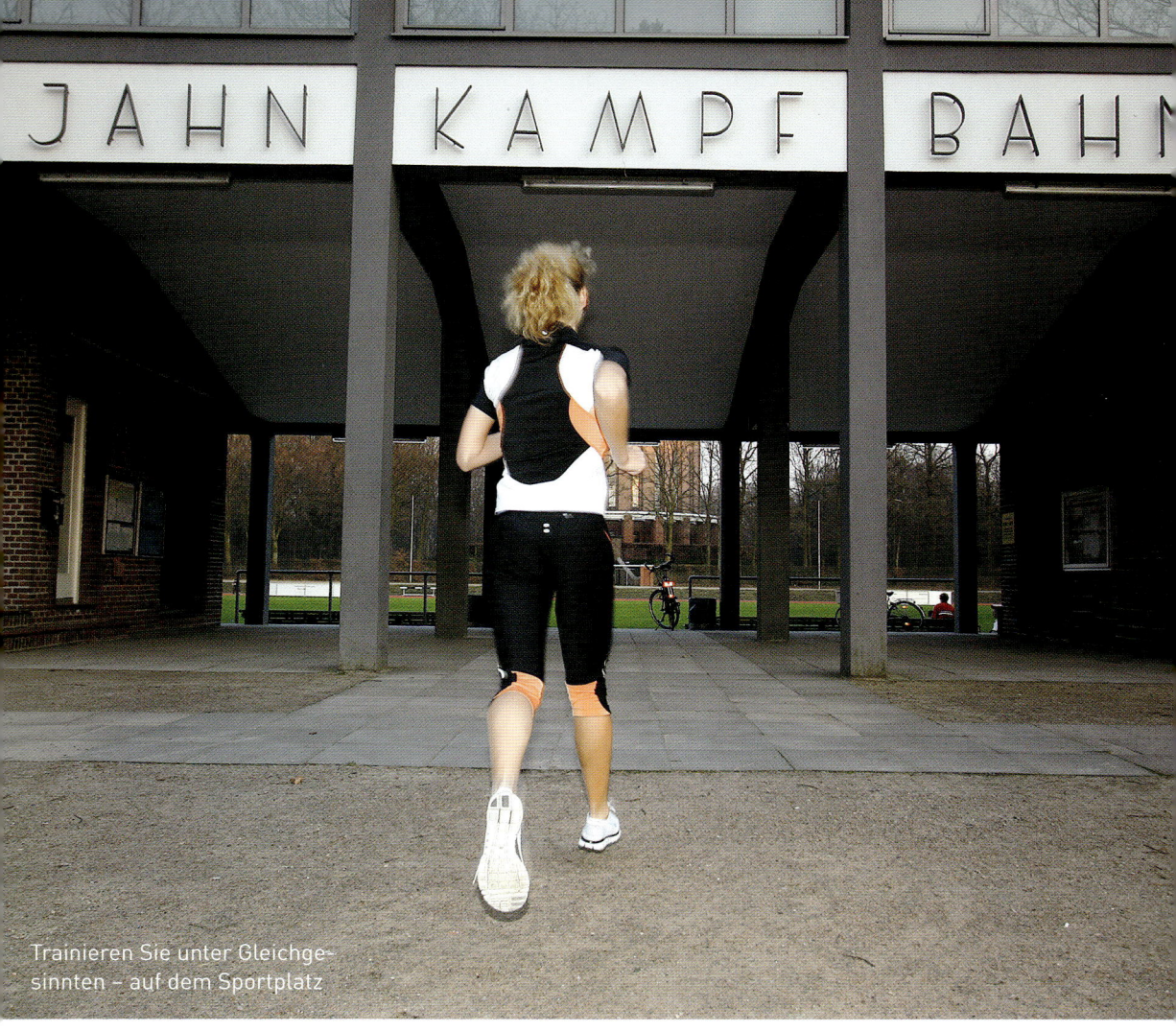

Trainieren Sie unter Gleichgesinnten – auf dem Sportplatz

Ihre Laufausbildung
mit natural running

Beginnen wir also mit Ihrer Laufausbildung. Sie können die Übungen beim nächsten Lauftraining ausprobieren, aber besser noch ist es, Sie gehen auf einen Sportplatz. Keine Angst, ich werde Sie als Trainer wieder begleiten, wie bei Ihrer ersten Laufrunde. Sportplätze sind eine großartige Sache, weil Sie hier eine Laufrunde von 400 Metern finden, auf der Sie Teile Ihres Techniktrainings absolvieren können. In der Mitte gibt es in der Regel eine Rasenfläche für Ihr Barfußtraining und einige Fuß- und Technikübungen, die wir ebenfalls gleich besprechen werden. Darüber hinaus finden Sie oft Treppenstufen und Bänke und damit alles, was Sie für Ihr fortgeschrittenes Training benötigen.

Sie sind längst Profi im Beschreiten neuer Pfade.

Auf dem Weg zum Sportplatz

Wir werden für das Training ungefähr eine Stunde Zeit benötigen. Bevor wir uns auf den Weg machen, ziehen Sie wie gewohnt Ihre Laufsachen an und nehmen je nach Wetter noch die Fußtrainer mit, falls es Ihnen barfuß auf der Wiese zu kalt sein sollte. Ab ins Auto oder besser noch aufs Fahrrad, und auf geht's zum nächsten Sportoval. Ich schlage vor, wir nehmen noch wenigstens einen Laufkollegen mit, denn einige der Übungen macht man idealerweise zu zweit oder in einer kleinen Gruppe. Außerdem macht Sport gemeinsam immer mehr Spaß.

Da wären wir. Ungewohnt? Das macht nichts. Ihre erste Laufrunde war auch ungewohnt, und Sie sind längst Profi im Beschreiten neuer Pfade. Also, ab auf die Laufbahn. Hier haben Sie Ihre Ruhe. Hier guckt auch keiner neugierig, denn wenn überhaupt jemand da ist, dann ist er ja selbst Sportler und findet nichts Besonderes daran, dass Sie herkommen, um zu trainieren. Wir starten Ihr Technikübungsprogramm mit einem lockeren Einlaufen, so wie Sie es morgens auch immer machen. Fünf bis zehn Minuten Traben sind vollkommen ausreichend.

Die richtige Armarbeit macht das Laufen leichter

Sie beginnen mit dem ersten Teil Ihrer Übungen, der Armarbeit. Sie werden sich vielleicht wundern, warum Ihr Lauftechniktraining ausgerechnet mit den Armen beginnt, schließlich laufen Sie ja mit den Beinen. Richtig. Trotzdem ist es wichtig, die Arme korrekt einzusetzen, denn Menschen zählen zu den kreuzkoordinierten Wesen. Kreuzkoordiniert bedeutet, dass sich die Arme stets gegensinnig zu den Beinen bewegen. Machen Sie einmal die Probe aufs

Exempel und gehen Sie einige Schritte auf und ab. Sie sehen, dass Sie in dem Moment, wo Sie das rechte Bein nach hinten führen, sich der linke Arm nach vorne bewegt.

So hängen also die Frequenzen der Arm- und Beinbewegung direkt zusammen. Lassen Sie die Arme hängen, so bewegen sie sich entsprechend des langen Hebelarms langsam und in großen Schwüngen vor und zurück. Nach den Gesetzen der Kreuzkoordination bleibt Ihnen nichts anderes übrig, als auch die Beine in eben diesen großen Schwüngen zu bewegen. Wenige lange Schritte erzeugen aber große Stoßkräfte und Fehlbelastungen, weshalb gute Läufer lieber flüssig und mit kleineren Schritten unterwegs sind.

Es gilt daher:

gestreckte Arme = lange Schritte = niedrige Frequenz = große Stoßbelastung

angewinkelte Arme = kurze Schritte = hohe Frequenz = kleine Stoßbelastung

Um eine flüssige Bewegung mit geringer Stoßbelastung zu erreichen, halten Sie Ihre Ellenbogengelenke stets gebeugt. Bewegen Sie den Arm im Schultergelenk zurück, so beträgt der Winkel im Ellenbogen unter 90 Grad. Stets bilden Ober- und Unterarm in dieser Phase das so genannte „Läuferdreieck" zwischen Oberarm, Unterarm und Rumpf. Bewegen Sie den Arm im Schultergelenk vor, so wird der Ellenbogenwinkel sogar noch etwas kleiner. Die Arme führen Sie parallel zueinander und bewegen diese nicht zur Seite oder über die Körpermittellinie.

Armarbeit allein

Die Beinarbeit wird maßgeblich durch die Bewegung der Arme bestimmt, und deshalb

101

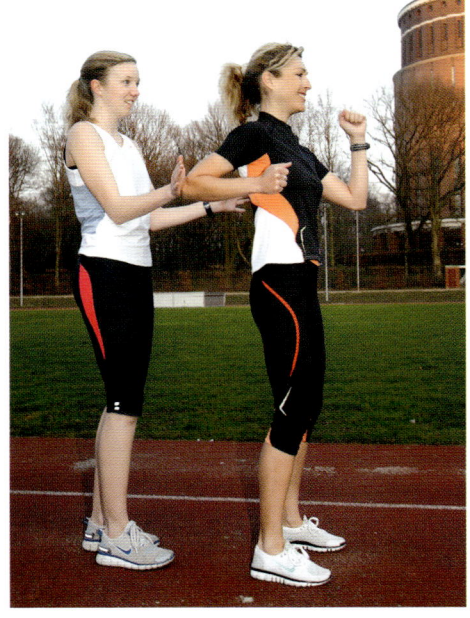

Ellenbogen zu gewöhnen, kann man in der ersten Lernphase mit einer Partnerübung gute Erfolge erzielen. Sie stellen sich hintereinander auf. Der Vordermann führt die typische Armbewegung durch und bemüht sich dabei um spitze Ellenbogen, die er in die aufgehaltenen Handflächen des Hintermanns schlägt. Der Partner kann durch das Positionieren seiner Handflächen nun den Vordermann zu einer möglichst weit nach hinten geführten Armbewegung führen. Wichtig bei dieser Übung ist es, aktiv mit leicht gebeugten Knien schulterbreit zu stehen, sich aufrecht zu halten (Brust raus!) und den Blick geradeaus zu führen. Ziehen Sie nicht die Schultern hoch!

Wenn Sie die Armarbeit allein und vielleicht sogar mit einem Partner einige Male geübt haben, dann übertragen Sie diese Kenntnisse auf Ihr Lauftraining. Laufen Sie 100 Meter, also eine Gerade auf dem Sportplatz, mit gebeugten Armen und die nächsten 100 Meter (also etwa die nächste Kurve des Ovals) mit gestreckten Armen. Beachten Sie die unterschiedlichen Schrittfrequenzen, die Sie durch die Armhaltung entwickeln. Sie können diesen Schrittfrequenzwechsel besonders gut an den Geräuschen Ihrer Schuhsohle auf dem Untergrund hören. Den Wechsel führen Sie achtmal durch.

Die Armtrainer

Für Ihr weiteres Training nutzen Sie die Armtrainer. Sie sind aus Holz und haben die perfekte Größe, um Sie beim Lauftraining in die Ellenbeugen zu klemmen. Wenn Sie also das nächste Mal zum Lauftraining gehen, dann stecken Sie die Armtrainer in Ihre Tasche. Sie laufen ganz normal los, wie Sie es schon seit geraumer Zeit tun, und nehmen sich alle fünf Minuten für eine Minute die

ist die Armarbeit auch der erste Punkt in Ihrem Technikausbildungsprogramm! Der Ellenbogenwinkel ist kleiner als 90 Grad. Dies führt zur Bildung des „Läuferdreiecks". Die Bewegung wird hauptsächlich aus der Schulter geführt. Achten Sie auf eine gerade Haltung der Hand. Der Daumen liegt locker auf der geschlossenen Hand.

Armarbeit mit Partner

Um sich an das Laufen mit einem spitzen

Jetzt landen Sie nicht mit ausgestrecktem Bein auf dem Hacken ...

Ihre Armtrainer

Die Armtrainer für natural running sind aus Holz mit geriffelter Oberfläche, damit diese in der Ellenbeuge einen guten Halt finden. Die ideale Größe liegt bei 14 mal 60 Millimetern. Benutzen Sie die Armtrainer immer nur für wenige Minuten und laufen dann wieder mit der üblichen Armhaltung. Die Armtrainer dienen einer kurzzeitigen Überkorrektur, um Sie für die richtige Haltung, die nicht ganz so extrem ist, zu sensibilisieren.

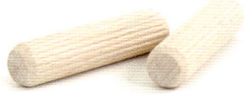

Sie können sich diese Armtrainer aus einem Stück Holz zuschneiden oder aber zusammen mit Ihren Fußtrainern im Onlineshop bestellen: www.natural-running.com.

Armtrainer aus der Tasche und erinnern sich damit an die richtige Armhaltung.

Heute, auf dem Sportplatz, laufen Sie abwechselnd eine halbe Runde mit den Armtrainern und eine halbe Runde ohne Armtrainer. Nehmen Sie die Armtrainer in der Pause einfach in die Hand. Sie festigen so die Lernerfolge im Bereich der Armarbeit und haben ein gutes Feedback. Machen Sie die Ellenbeugen zu weit auf, dann verlieren Sie nämlich die Armtrainer.

Achten Sie auf einen kurzen Schritt

Jetzt haben Sie bemerkt, wie wichtig die korrekte Armhaltung für Ihre flüssige Laufbewegung ist. Gar nicht so schwer, so ein Techniktraining, oder? Und es macht Ihnen, wie Sie sehen werden, das Lauftraining auf Dauer leichter. Aus diesem Grunde üben wir jetzt einen Fußaufsatz möglichst dicht am Körperschwerpunkt ein, der ebenfalls zu einer leichteren und flüssigeren Bewegung beiträgt.

Wenn Sie einen langen Schritt nach vorne machen, dann landen Sie auf der Ferse auf dem ausgestreckten Bein, und der Schmerz fährt Ihnen bis unter die Schädeldecke. Probieren Sie das einmal barfuß! Wirklich. Dafür sind wir auf dem Sportplatz. Ziehen Sie einmal die Schuhe aus und laufen Sie einmal barfuß auf der Tartanbahn mit großen langen Schritten. Landen Sie dabei auf dem Hacken. Und? Autsch!

Das muss nicht sein. Sie merken schon, dass Sie barfuß viel lieber kleinere Schritte machen. Gehen Sie also kurzerhand barfuß auf den Fußballrasen und laufen dort eine Runde. Haben Sie bemerkt, wie Sie das machen? Ganz einfach, Sie machen vor dem Körper kürzere Schritte. Sie setzen den Fuß also dicht am Körperschwerpunkt auf und landen dadurch mit dem flachen Fuß zuerst. Jetzt landen Sie nicht mit ausgestrecktem Bein auf dem Hacken, sondern federn mit den Füßen und den Waden den Stoß ab. So läuft es sich ganz leicht und geschmeidig. Das ist natural running. Dafür sind Sie auf den Sportplatz gekommen.

Und weil dies so eine flüssige Bewegung ist, ohne dass Sie bremsen, schonen Sie damit Ihre Kniegelenke und laufen obendrein schneller und leichter. So einfach ist das. Nur: Alle Menschen sind lieber faul, ohne

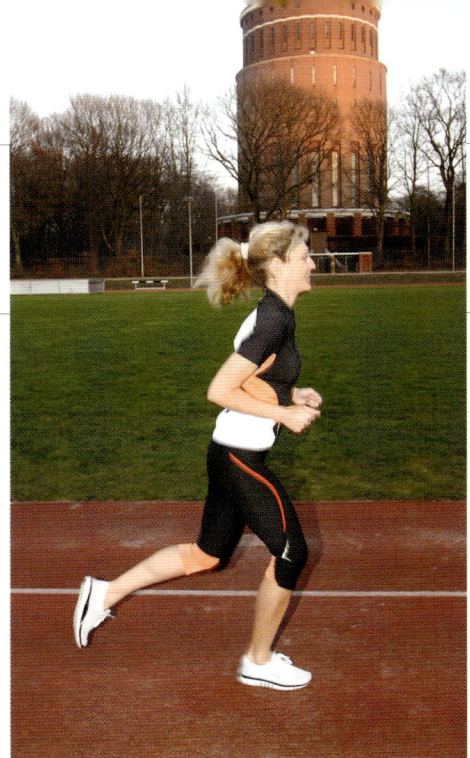

Übung 3: In den
Schritt fallen

dabei die langfristigen Folgen abzuschätzen:
Läufer lassen sich gerne auf die dicken, wei-
chen Dämpfungspuffer ihrer Schuhe plumpsen, anstatt durch einen flachen Fußaufsatz
selbst für die Federung und die Stabilisierung des Fußes zu sorgen.

Das passive Plumpsen sollten Sie aber unbedingt vermeiden, denn dadurch werden
Sie automatisch zum schwerfälligen Läufer
mit langen Bodenkontaktzeiten, der sich ab-
müht, seine Kniegelenke belastet und zum
Stammgast bei seinem Orthopäden wird.
Nein, dies ist keine Option, und deshalb
hatte ich bei Ihrem Schuhkauf schon darauf
geachtet, dass Sie ein flaches Modell ohne

dicken Dämpfungspuffer verwenden. Mit
diesen Schuhen werden Sie jetzt lernen, so
zu laufen, als liefen Sie barfuß über die Wiese. natural running at it's best.

„In den Schritt fallen"

Bei der nächsten Übung starten Sie aus dem
Stand. Sie machen einen Schritt nach vorne,
ohne, wie sonst beim Gehen üblich, den Unterschenkel vorzuschwingen. Sie lassen das
Knie gebeugt und fallen in diesem Moment
nach vorne in einen für das Gehen viel zu
kurzen Schritt. Schnell führen Sie den nächsten Schritt aus und fallen wieder auf das ge-
beugte Knie in einen zu kurzen Schritt. Dies
machen Sie einige Male hintereinander und
fallen immer schneller von Schritt zu Schritt.
Sie neigen sich leicht vor, bis Sie mit der Bewegung in einen langsamen Lauf übergehen,
bei dem Sie immer noch das Knie gebeugt
halten und vor dem Körper nur ganz kurze
Schritte machen. Nach 30 Metern, auf denen
Sie langsam immer schneller wurden, machen Sie eine kurze Pause. Diese Übung wiederholen Sie achtmal.

Irgendwann bekommen Sie ein Gefühl
dafür, sich in den Schritt fallen zu lassen und

Ihre eigenen Stoßdämpfer

Der Aufsatz dicht am Körperschwerpunkt hilft Ihnen, große Stoßbelas-
tungen zu vermeiden. Neben Knie-
und Hüftgelenk sind so auch der Fuß,
die Fußgewölbe, das Sprunggelenk
und die Wadenmuskulatur am kör-
pereigenen Stoßdämpfungsmecha-
nismus beteiligt. Das spüren Sie!
Aber Ihr Fußaufsatz am Körperschwerpunkt kann noch mehr. Durch
die Vorspannung Ihrer Unterschenkelmuskulatur wird die Bewegung
des Sprunggelenks stabilisiert, und
Fehlbewegungen wie die Überpronation und Rotationen der Beinachse
werden verhindert. Deshalb ist der
richtige Fußaufsatz nicht nur für
Tempo und Ästhetik beim Laufen
wichtig, sondern auch, um Sie vor
Verletzungen zu schützen.

mit gebeugtem Knie den flachen Fuß dicht am Körperschwerpunkt aufzusetzen. Barfuß fällt das Ganze etwas leichter, ich weiß, aber mit dieser Übung werden Sie die Barfußbewegung auch im Schuh lernen. Denn das ist die Bewegung, die Sie schneller, leichter und schmerzfrei laufen lässt.

Die perfekte Übung: der „Gänsemarsch"

Es gibt natürlich noch weitere Tipps und Tricks aus der Trainerkiste für Sie. Die beste Übung, um natural running mit sauberer Armarbeit und dem Fußaufsatz dicht am Körperschwerpunkt zu erlernen, ist der Gänsemarsch mit einer Gruppe von zwei bis sechs Personen. Die Läufer laufen direkt hinter- und möglichst eng aufeinander. Hierbei übernehmen Sie exakt die Schrittfrequenz des Vordermanns. Um sich an der Frequenz des Vordermanns zu orientieren, nutzen Sie bitte die unmittelbare Abhängigkeit von Arm- und Beinbewegung: Wenn sich der rechte Ellenbogen Ihres Vordermanns mit Ihrem gleichzeitig zurückbewegt, dann befinden sich zwangsläufig auch die Füße in exakt der gleichen Frequenz. So können Sie dicht auflaufen, ohne die gesamte Zeit verzweifelt auf die Füße Ihres Vordermanns zu starren.

Die Übung ist sehr effektiv: Da Sie Ihre Armarbeit und Frequenz am Vordermann ausrichten müssen, ist jeder genötigt, die Arme sauber zu führen – Effekt Nummer 1. Ferner müssen Sie Ihre Schrittfrequenz aktiv einstellen – Effekt Nummer 2. Und schlussendlich werden Sie Ihrem Vordermann nicht in die Hacken treten wollen und vermeiden ganz unwillkürlich die zu langen Schritte – Effekt Nummer 3.

Durchführung: Laufen Sie mit Ihrem Partner 400 Meter, also eine Sportplatzrunde,

und versuchen Sie, zu zweit sauber in einer Frequenz zu laufen. Sobald dies gelingt, wechseln Sie immer nach 100 Metern Ihre Positionen. Laufen Sie insgesamt drei bis sechs Stadionrunden. Sie werden sehen, es geht jedes Mal besser, und das Laufen wird bei allen Teilnehmern immer flüssiger und leichter. Sehr gut. So sind wir fast am Ziel der Bewegung von natural running.

Üben Sie das Anfersen

Sie können die richtige Technik aber noch weiter unterstützen, indem Sie Ihre Füße beim Laufen hinten stets leicht anheben. Je größer die Kniebeugung nämlich in der Schwungphase ist, desto kürzer wird vorne der Schritt. Die perfekte Übung hierfür ist das Anfersen. Gehen Sie wieder barfuß (wahlweise im Fußtrainer oder Nike Free, falls es Ihnen zu kalt

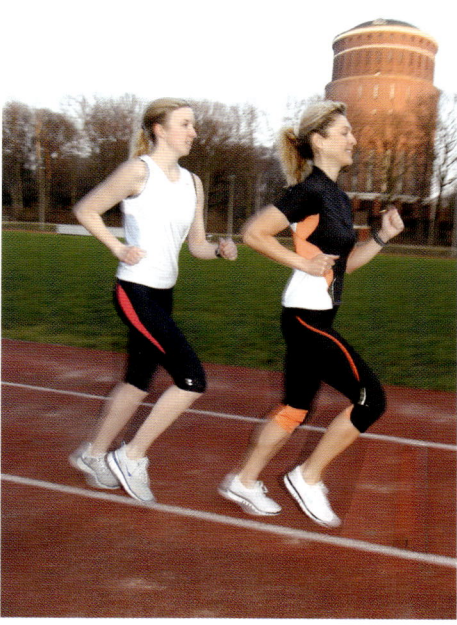

Übung 4: Der Gänsemarsch

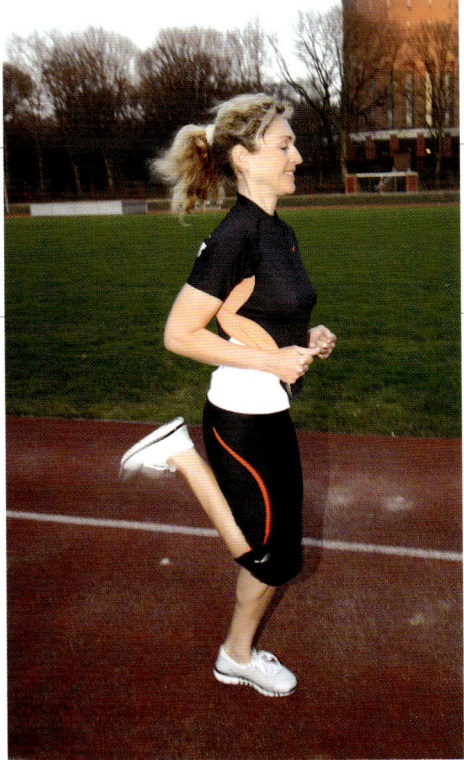

Übung 5:
Anfersen

Technikinterventionen denken Sie fast, Sie fliegen. Aber wie kontrollieren Sie nun, ob Sie auch alles richtig machen und wie weit Ihre Technik gediehen ist?

Ganz einfach. Die Messgröße zur Beurteilung Ihrer Lauftechnik ist Ihre Schrittfrequenz. Wenn ein Läufer große, lange Schritte macht und auf der Ferse landet, dann verweilt sein Fuß lange am Boden, und der Läufer belastet seine Gelenke durch die niedrige Schrittfrequenz. Diese Läufer erkennen Sie als Stampfer im Stadtpark. Wenn Sie jedoch wie eben gelernt den Schritt vorne verkürzen und mit dem flachen Fuß unter Vorspannung das Körpergewicht ausfedern, dann laufen Sie schonend und leicht mit einer hohen, flüssigen Schrittfrequenz. Die Schrittfrequenz ist die ideale Kontrollgröße für Ihr natural running.

sein sollte) auf die Bahn oder den Rasen des Sportplatzes. Suchen Sie sich eine Strecke von 10 bis 15 Metern Länge (keinesfalls mehr als 15 Meter, da Technikübungen immer kurz und exakt durchgeführt werden sollen). Sie halten die Arme neben dem Körper, der Winkel im Ellenbogen ist kleiner als 90 Grad. Aus dieser Grundposition laufen Sie langsam los und beugen das linke Bein bei jedem Schritt maximal im Kniegelenk an. Die Ferse darf gern an das Gesäß schlagen. Das rechte Bein macht jeweils nur einen kurzen Schritt ohne exzessives Anbeugen. Wenn Sie die 10 bis 15 Meter zurückgelegt haben, führen Sie die gleiche Übung auf dem Rückweg mit dem rechten Bein durch. Insgesamt machen Sie erneut acht Wiederholungen.

Leichter laufen mit der richtigen Schrittfrequenz

Nun haben Sie Ihre Technikübungen absolviert und ein anderes Gefühl für das Laufen im Schuhwerk bekommen. Stolz? Zu Recht! Das Beste kommt am Schluss: Sie können jetzt noch zehn Minuten auslaufen, um das Gelernte anzuwenden. Und das fühlt sich richtig gut an. Nach den Übungen mit ihren

> **Tipp**
>
> Die Herzfrequenz dient der Kontrolle der körperlichen Belastung und des Herz-Kreislauf-Systems. Sie ist für den Internisten die wichtigste Kontrollgröße beim Laufen.
>
> Die Schrittfrequenz dient der Kontrolle der Belastung für Gelenke, Sehnen und Bänder. Sie ist für den Orthopäden die wichtigste Kontrollgröße beim Laufen.

Die Schrittfrequenz kann aber noch mehr. Sie zeigt Ihnen sogar an, wie gut Ihre Körperspannung beim Laufen ist. Es verhält sich wie bei einer Metallfeder: Eine weiche Feder schwingt in niedriger Frequenz mit einem

Sind Ihre Rumpfmuskeln schlapp, sinkt Ihre Frequenz.

langen Federweg. Eine härtere Feder schwingt hochfrequent mit kürzerem Federweg. So ist es auch mit Ihrem Rumpf. Sind Ihre Rumpfmuskeln schlapp, machen Sie viele gesundheitsschädigende Ausgleichbewegungen mit dem Becken und der Wirbelsäule – Ihre Frequenz sinkt. Als natural runner laufen Sie aber mit Körperspannung. Und je besser die ist, desto effektiver sind Becken und Wirbelsäule vor Fehlbewegungen geschützt. Erkennen können Sie dies an der Höhe Ihrer Schrittfrequenz.

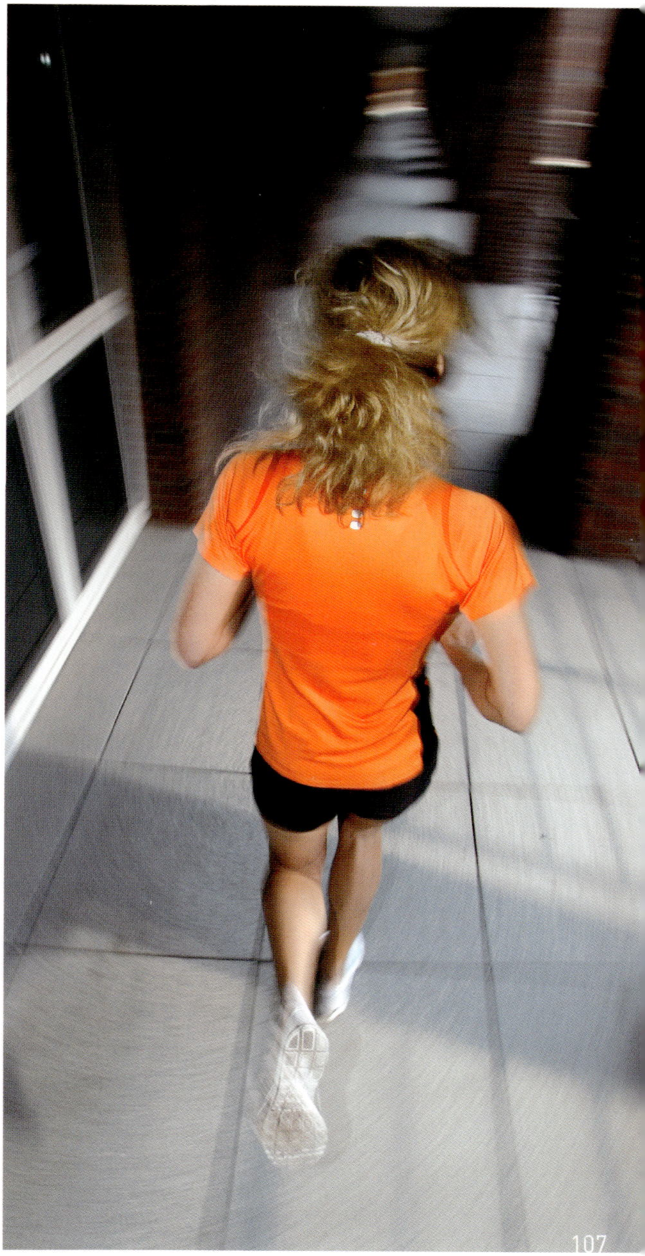

Ihr Frequenzmesser

Mit der „RS 800 sd" von der Firma Polar und dem nur 23 Gramm leichten Sensor am Schuh können Sie Ihre Schrittfrequenz kontinuierlich messen. Darüber hinaus können Sie das Lauftempo und die zurückgelegte Geschwindigkeit neben den üblichen Stoppuhr- und Herzfrequenzmessungsfunktionen ablesen oder auf den Computer übertragen und auswerten.

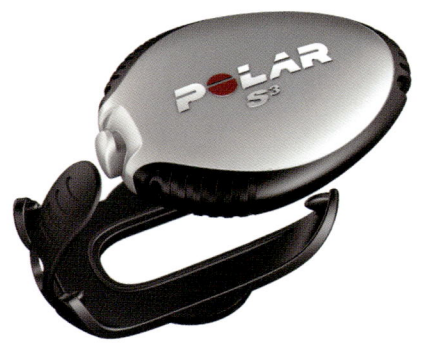

Die Rumpfstabiliät ist essenziell für ein effektives Lauftraining.

Gelenkschonendes Laufen mit der richtigen Schrittfrequenz

Ihre Schrittfrequenz spiegelt Ihre Körper- und besonders die Rumpfspannung wider. Eine gute „core stability", wie die Rumpfstabilität unter englischen Trainern heißt, ist essenziell für ein effektives, aber genauso für ein gesundheitsverträgliches Lauftraining.

Bei unzureichend stabilisiertem Becken kippt dieses bei jedem Schritt in Richtung des Schwungbeins. Dadurch kommt es zu Seitausbiegungen der Wirbelsäule und langfristig zu unangenehmen Schmerzen. Darüber hinaus führt ein instabiles Becken zu einem Eindrehen der gesamten Beinachse. Der Fachmann nennt dies einen „medialen Kollaps", bei dem es zu einem eingedrehten Oberschenkel, einem funktionellen X-Bein und einem Knickfuß mit Überpronation kommt. So sind Achillessehnenentzündungen und Knieschmerzen Tür und Tor geöffnet. Daran kann auch der beste Schuh nichts ändern.

Sie sind schlauer, Sie laufen mit natural running nach Ihrer Schrittfrequenz, und das sorgt für einen stabilen Rumpf und eine stabile Beinachse.

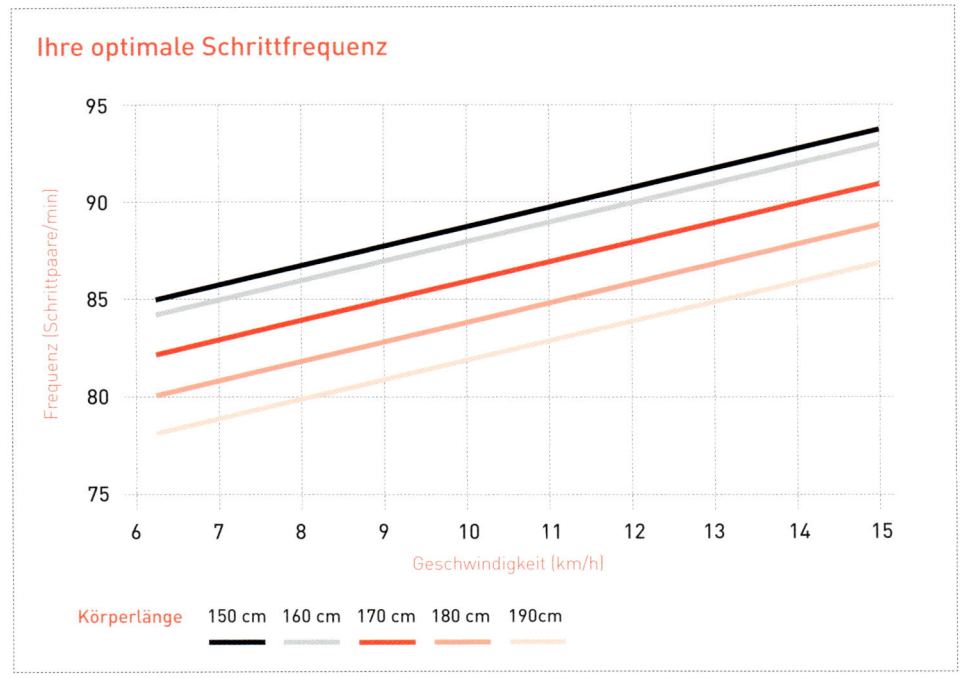

Ihre optimale Schrittfrequenz

Je höher die Schrittfrequenz, desto
besser die Rumpfspannung des
Läufers.

Meine Schrittfrequenzempfehlung für Sie

Ihre individuelle Schrittfrequenz für natural
running ist abhängig von Ihrer Körpergröße
und Ihrem Gewicht. Große und schwere
Läufer haben immer eine niedrigere Schrittfrequenz als kleine, leichte Läufer. Ferner
steigt die Schrittfrequenz mit zunehmendem
Lauftempo an. Am besten ermitteln Sie in
der folgenden Tabelle die Schrittfrequenz für
Ihre Körpergröße. Je nach Lauftempo und
Körpergröße versuchen Sie in den kommen-
den Wochen, Ihre Schrittfrequenz langsam
auf das ideale Niveau anzuheben.

Sie können dafür die Schritte zählen. Zählen Sie jeden Schritt des rechten Beins und

Es **läuft!**

Wir sind in Woche 10 angekommen. Sie waren schon einmal auf dem Sportplatz, um
Ihre Technik weiter zu verbessern, und langsam wird sich bei Ihnen das Gefühl breitma-
chen, was alle Läufer nicht mehr aufhören
lässt: Es läuft!

Schneller, leichter, schmerzfrei

Sie blicken ganz ruhig auf Ihre Pulsuhr, mit
Genugtuung. Ohne zu schnaufen, ohne zu
pusten blicken Sie auf die Uhr und sehen den
Puls, mit dem Sie laufen wollen. Und das Beste dabei ist: Sie müssen gar nicht mehr mit
angezogener Handbremse laufen. Sie laufen
schneller, Sie laufen leichter und Sie laufen
ohne Verletzungen und Beschwerden. Ihre
Lauftechnik haben Sie ebenfalls im Griff.
Durch das Techniktraining auf dem Sportplatz
und Ihre Übungen und natürlich durch Ihren
Blick auf den Schrittfrequenzmesser am Handgelenk. Mit der richtigen Schrittfrequenz laufen Sie locker und leicht. Und vor allem auch
elegant. Wer will schon wie ein ungelenker
Trampel aussehen beim Lauftraining? Sie fliegen lieber über den Boden. Vielleicht ist genau jetzt, wo Sie beginnen, die ersten Jogger
zu überholen, der Moment, wo Sie auch mal
die bekannten Laufstrecken Ihrer Stadt unter
die Lupe nehmen sollten. Verstecken brauchen Sie sich nicht mehr.

Top 20 der Läuferflaniermeilen

Das Schöne am Laufen ist: Es ist überall möglich. Ob im Stadtpark um die Ecke, im nahegelegenen Wald oder auf Reisen im New Yorker Central Park oder im Londoner Hyde-Park – überall treffen Sie sofort auf Gleichgesinnte. Wir haben die Flaniermeilen der Läufer in den 20 größten Städten Deutschlands aufgelistet.

Berlin: Tiergarten, Grunewald und Wannsee
Hamburg: Alsterrunde, Elbuferwege und Stadtpark
München: Englischer Garten und Olympiapark
Köln: Rheinufer und Innerer und Äußerer Grüngürtel
Frankfurt am Main: Mainufer und Volkspark Niddatal
Stuttgart: Schlossgarten und Höhenpark Killesberg
Dortmund: Westfalenpark und Stadtwald
Essen: Gruga-Park und Baldeneysee
Düsseldorf: Rheinufer und Kögraben
Bremen: Weserufer und Bürgerpark
Hannover: Eilenriede, Maschsee und Herrenhäuser Gärten
Leipzig: Clara-Zetkin-Park und Cospudener See
Duisburg: Sportpark und Ruderstrecke Wedau
Nürnberg: Tiergarten, Dutzendteich und Wöhrder See
Dresden: Großer Garten, Dresdner Heide und Elbwiesen
Bochum: Kemnader See und Stadtpark
Wuppertal: Barmer Anlagen und Hardt-Park
Bielefeld: Teutoburger Wald und Sparrenburg
Bonn: Rheinufer und Siebengebirgs-Ausläufer
Mannheim: Schlossgarten und Rheinufer

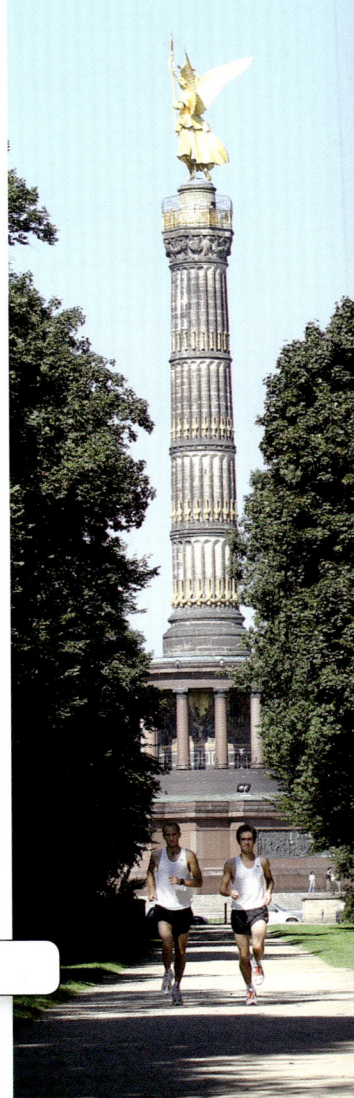

Berlin

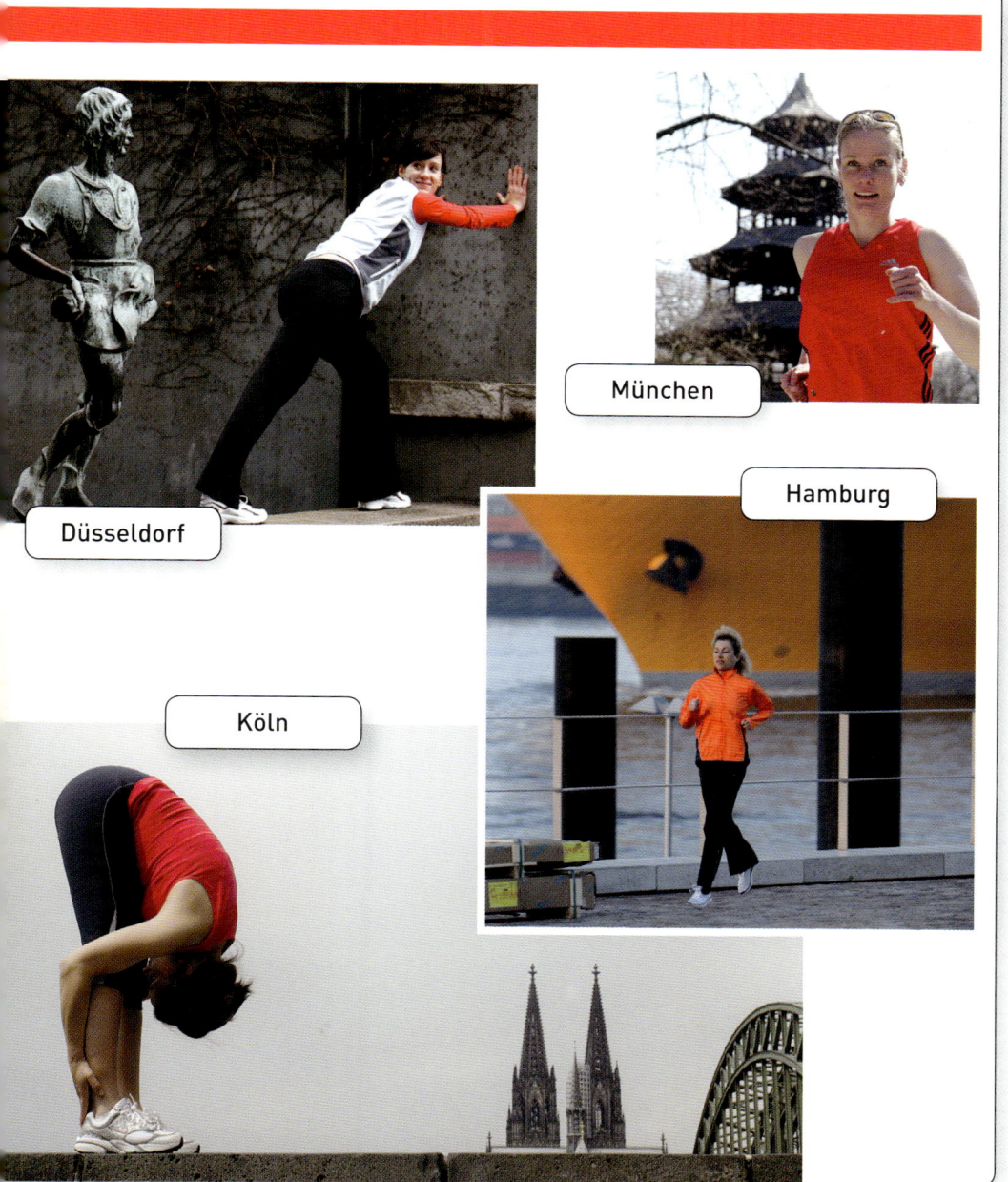

Düsseldorf

München

Hamburg

Köln

111

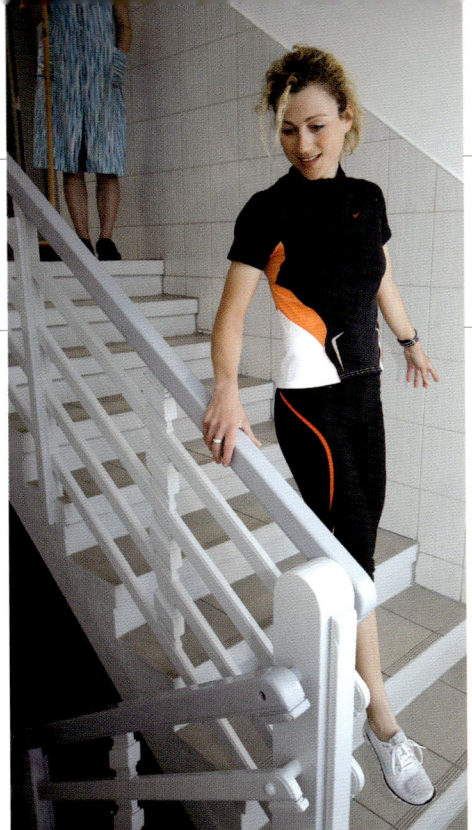

Die spöttischen Töne der Nachbarn sind Lob und Anerkennung gewichen.

kommen in Form. Sie können ruhig stolz sein. Das haben Sie gemacht! Was sagt die Waage? Minus zwei, drei oder sogar vier Kilogramm? Keine Quantensprünge, aber dafür bleibt's auch so. Kein Jo-Jo-Effekt. Lassen Sie sich mit dem weiteren Abnehmen Zeit. Ihr neues Leben hat gerade erst begonnen, und Ihre Aktivität und die vitale Ernährung mit somatischer Intelligenz und ohne Kalorientabelle werden sich in den nächsten Wochen und Monaten bemerkbar machen.

Und selbst wenn Sie nur wenig abgenommen haben: Sie sehen besser aus. Sie haben Fett verbrannt und Muskeln aufgebaut. Und weil das alte Kilogramm Fett mehr Platz brauchte als das neue Kilogramm Muskelgewebe, zeigt die Waage vielleicht nur geringe Änderungen. Vertrauen Sie Ihrem verbesserten Körpergefühl. Die Waage ist nicht alles. Sie sind auf dem richtigen Weg.

Hoppla: Plötzlich ändern Sie das Leben der Kollegen

Am interessantesten sind aber die Metamorphosen Ihrer Kollegen. Sie erinnern sich bestimmt noch gut an die albernen Bemerkungen zu Beginn Ihrer Laufkarriere mit natural running. Da wurde mit Frotzeleien nicht gespart, aber mit jedem Laufschritt, den Sie mehr machten, mit jedem Training, das Ihren Kollegen, die auf das vorzeitige Ende Ihrer Laufkarriere gesetzt haben, mehr Wind aus den Segeln nahm, wurde es ruhiger. Natürlich war auch das Treffen in der Kantine dafür ein „gefundenes Fressen". Woche 2: „Keine Currywurst? Ach, du bist auf Diät?" Woche 4: „Oh, ein Salat, du bist ja heute ein ganz Gesunder." Woche 6: „Schmeckt das eigentlich, Fisch und Salat? Na ja, ich ess lieber Currywurst." Woche 8: „Liegt ja auch

Die lieben Nachbarn zollen Ihnen Respekt

Es ist gut, dass Sie sich beim Laufen wohlfühlen. Aber sicherlich ist Ihnen auch aufgefallen, wie sich Ihr übriges Leben verändert hat. Das fängt morgens im Bett an. Der Wecker klingelt, und Sie sind hellwach, um den Tag in Ihren Laufschuhen aktiv zu beginnen. Und Ihre Nachbarn reagieren mittlerweile auch anders. Ich hatte Ihnen doch schon erzählt, dass irgendwann aus den hämischen Floskeln eine Bemerkung mit Anerkennung wird. Sie gehen aus der Wohnung, und es heißt plötzlich: „Na, geht's wieder joggen?" Wahlweise auch: „Ist das nicht viel zu kalt?" oder: „Also ich könnte das ja nicht." Ein gutes Gefühl, nicht wahr? Die Arbeit hat sich gelohnt.

Ihr neuer Freund, die Waage

Sie kommen zurück von Ihrer Runde, drehen die Dusche auf, erst warm, dann kalt, und Sie beginnen den Tag mit dem obligatorischen Blick in den Spiegel. Und? Ihr Körper verändert sich. Er wird straffer, und Sie

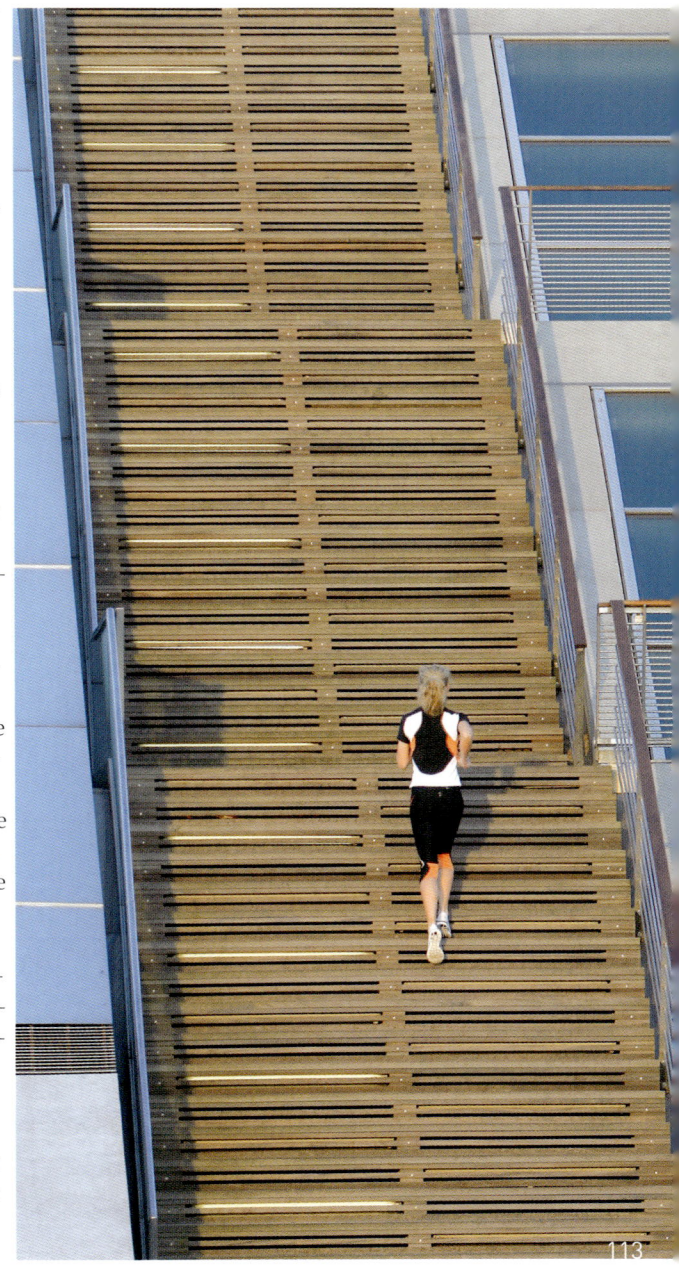

ganz schön schwer im Magen, so eine Currywurst. Ich ess heute auch mal was anderes." So oder so ähnlich geht es immer.

Läufer haben eine Vorbildfunktion

Ob Sie wollen oder nicht: Als Sportler werden Sie, wenn Sie den anfänglichen Frotzeleien widerstanden haben, zum Vorbild für Ihre Kollegen und Ihr Umfeld. Sie schaffen plötzlich all das, was die lieben Kollegen gerne schaffen würden. Denn seien Sie gewiss, auch Ihre Kollegen stehen morgens vor dem Spiegel, sehen die Augen- und die Hüftringe und sind über den Verfall ihrer Idealfiguren alles andere als erfreut. Auch die Kollegen sehnen sich nach einem Leben, in dem es noch andere Highlights gibt als das neue Auto oder den Urlaub auf irgendeiner Insel. Und in den Augen der Kollegen haben Sie das plötzlich: Sie nehmen ab. Sie essen gesund. Sie sind leistungsfähig. Sie sehen ausgeschlafen aus und brauchen keine Tabletten mehr gegen Kopfschmerzen. Sie sind glücklich. Verstehen Sie jetzt, warum Ihre sportliche Aktivität plötzlich zum Dauerthema wird?

Ich erinnere mich an eine Klinik, in der die Kollegen irgendwann begannen, mir täglich ungefragt beim Mittagessen zu erzählen, wie viel Wasser sie am letzten Tag getrunken hätten. Oder dass sie nun auch Obst zum Nachtisch äßen und es ihnen damit viel besser ginge. Der Grund war einfach: Die Kollegen sahen, wie ich mich gesund ernährte, jeden Tag drei Liter trank und wie gut es mir dabei ging. Und irgendwann ging es diesen Kollegen wie Ihren Kollegen: Der Erste fing an zu laufen. Glauben Sie mir, es dauert nur noch ein paar Wochen, dann fängt Ihr erster Kollege an zu laufen oder fragt nach dem Buch, das Sie da gelesen haben.

Power-Training

So weit, so gut. Aber Sie wollen mehr. Eine noch bessere Figur, die Problemzonen noch besser im Griff, noch besseren Schutz vor Rückenproblemen, noch mehr von diesem Gefühl zu fliegen, wenn Sie laufen? Hört sich abenteuerlich an, aber Ihr Wunsch weiterzugehen, mehr zu fordern und die Dinge in die Hand zu nehmen, gefällt mir. Und Ihnen sicher auch. Läufer fordern, Läufer machen. Also gut. Ich habe da etwas für Sie: Übungen, mit denen Sie Ihre Muskeln zu Fettverbrennern machen, auch dann, wenn Sie am Schreibtisch sitzen. Übungen, die Sie noch schneller und eleganter machen. Die Ihnen dieses Gefühl geben, über den Boden zu schweben. Übungen, die Ihren Körper in Form bringen. Die den Knackarsch und schlanke gerade Beine anstelle von X-Beinen zur Realität machen.

Der Schlüssel hierfür sind Kraftübungen. Sie denken an große Hantelstangen und Gewichte? Nein, nein. Sie werden anders trainieren. Nur mit Ihrem Körpergewicht. Krafttraining soll bei Ihnen nicht dem Aufbau von Muskelpaketen dienen, sondern dem Straffen der Problemzonen und der Stabilisierung der Laufbewegung. Beides lässt sich miteinander verbinden, genauso wie die Tatsache, dass Muskeln, die regelmäßig mit Kraftübungen trainiert werden, mehr Mitochondrien (das sind die Kraftwerke für den Energiestoffwechsel im Muskel) bilden und deshalb mehr Fett verbrennen. Auch in Ruhe. Auch am Schreibtisch. Der Fachmann sagt: Ihr Grundumsatz steigt. Sie brauchen also mehr Energie und nehmen deshalb Gewicht ab.

Die folgenden Übungen können Sie ideal in Ihr Lauftraining einbauen. Sie arbeiten nur mit dem eigenen Körpergewicht, sie sind leicht zu erlernen und hocheffektiv. Idealerweise führen Sie die Übungen nach dem Einlaufen durch. Da jede Übung einen etwas anderen Schwierigkeitsgrad hat und unterschiedlich in der Ausführung ist, können Sie in der folgenden Übersicht die richtige Ausführung und Wiederholungszahl nachlesen.

Käsekästchen

Die alte Schulhofübung ist ein perfektes Fuß- und Wadentraining für Sie. Sie ist leicht durchzuführen, bringt Ihre Waden im wahrsten Wortsinne in Form, schützt Ihre Achillessehne und lässt Sie über den Asphalt fliegen.

Wo? Suchen Sie sich ebene Fläche, auf der Sie zehn Meter vor- und zurückhüpfen können.

Wie? Springen Sie in die Luft und landen Sie mit einem Abstand von zirka 50 Zentimetern zwischen den Füßen. Beim nächsten Sprung setzen Sie die Füße wieder direkt nebeneinander, immer schön symmetrisch. Achten Sie auf angewinkelte Arme und eine gute Spannung des Rumpfes. Ziehen Sie bei der gesamten Übung den Bauchnabel ein, atmen Sie dabei aber gleichmäßig weiter.

Wie oft? 4- bis 8-mal zehn Meter. Abwechselnd vorwärts und rückwärts.

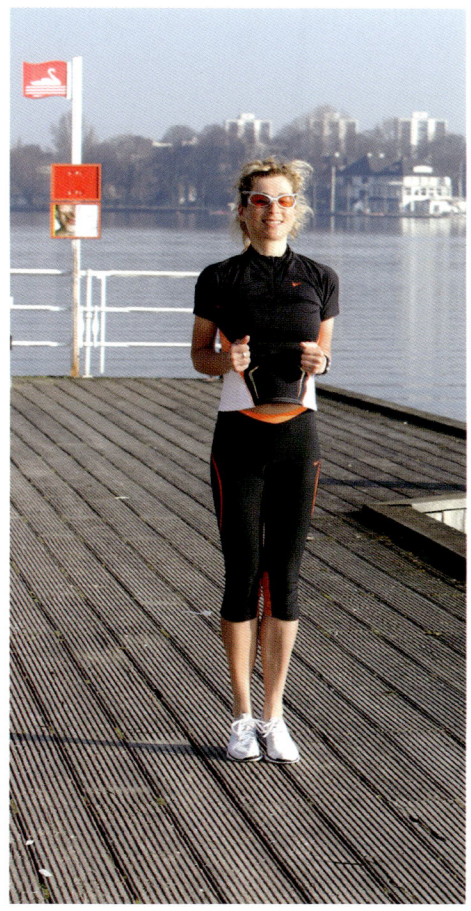 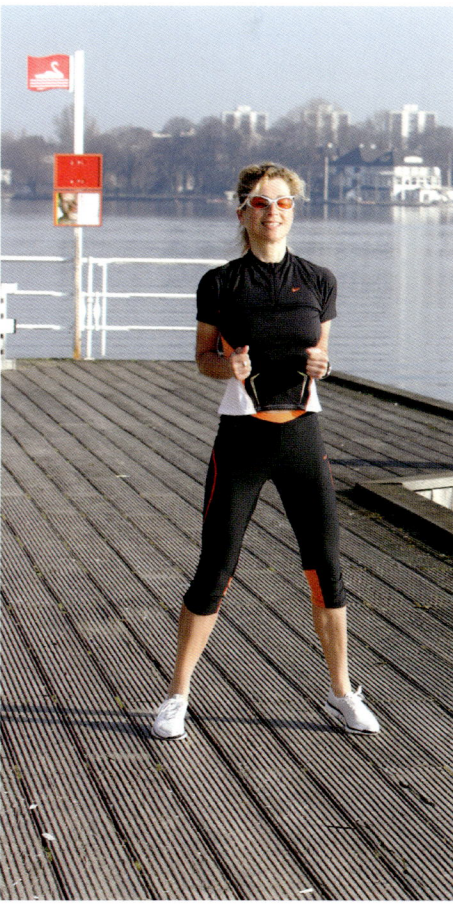

Seitstütz

Der Seitstütz ist eine tolle Übung zur Stabilisierung Ihres Rumpfes, Ihrer gesamten Beinachse und zum Training Ihrer schrägen
Bauchmuskeln. So schützen Sie Ihren Rücken und können noch hochfrequenter und
leichter laufen.

Wo? Suchen Sie sich eine Parkbank oder ein
Geländer. Je höher Sie den Arm aufstützen,

desto leichter fällt Ihnen die Übung. Wenn Sie
sehr gut geübt sind, dann stützen Sie sich mit
der Hand auf dem flachen Boden ab.

Wie? Sie machen eine Hampelmannbewegung mit einer Körperhälfte. Dafür stützen
Sie sich mit einem ausgestreckten Arm auf
eine knie- bis hüfthohe Unterlage. Richten
Sie den Körper im 90-Grad-Winkel zum Geländer oder zur Bank aus. Ihr Fuß auf der

115

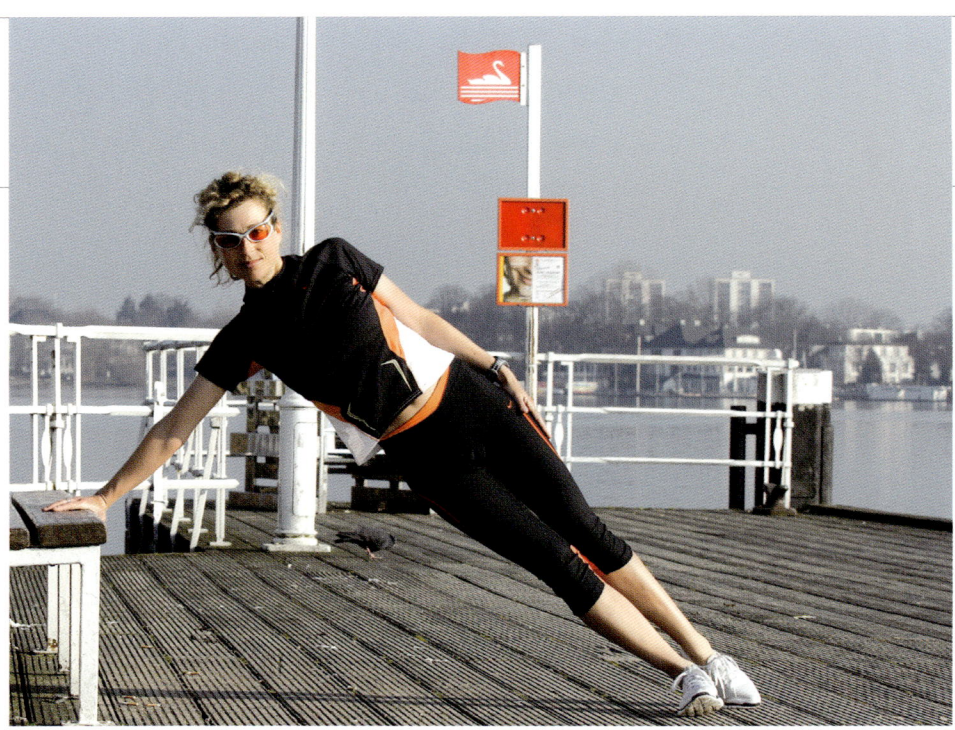

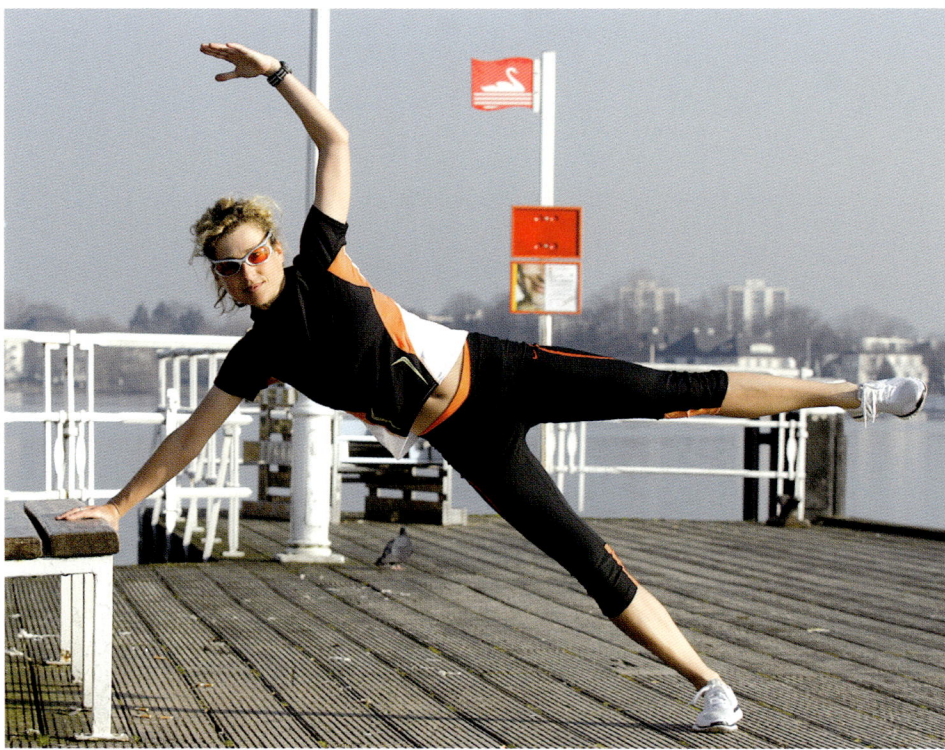

Eine effektive Übung zum Straffen von Gesäß und Waden.

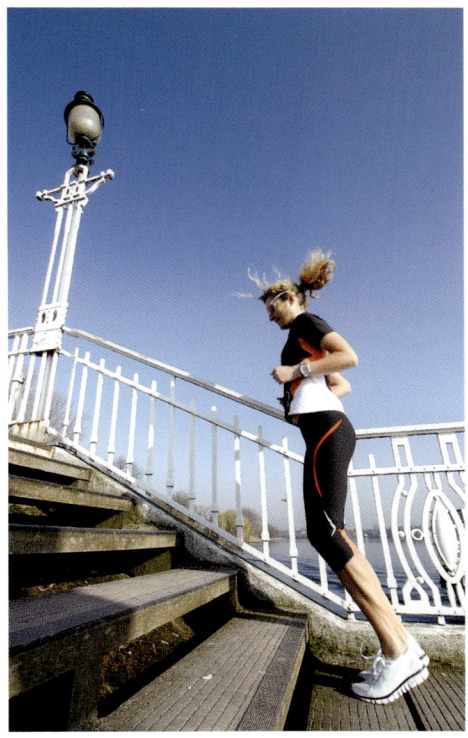

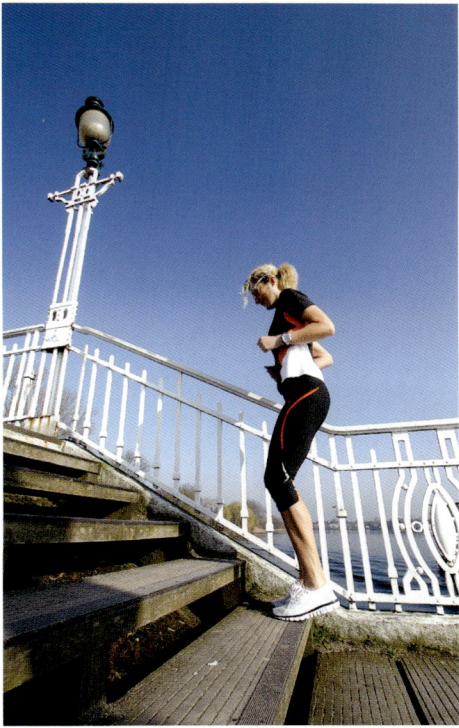

Übung 3:
Bordstein-
kante

Seite des Stützarms hält den Bodenkontakt. Sie ziehen die Innenkante des Fußes hoch und stützen sich somit auf der Außenkante des Fußes ab. Richten Sie nun den Rumpf gerade aus: Bilden Sie eine Linie von Kopf bis Fuß und ziehen Sie den Bauchnabel ein. Mit dem freien Arm und dem freien Bein machen Sie nun eine langsame Hampelmannbewegung.

Wie oft? 6 bis 15 Wiederholungen. Je nachdem, wie viel Sie schaffen. Abwechselnd links und rechts. Wenn Sie 15 Wiederholungen links und rechts gut schaffen, können Sie einen zweiten Satz beginnen. Cracks machen auch einen dritten.

Bordsteinkante

Eine effektive Übung zum Straffen von Waden und Gesäß. Verbessern Sie die Stabilität Ihrer Beinachse und schulen Sie Ihre Koordination für noch mehr Leichtigkeit beim Laufen.

Wo? Eine Bordsteinkante oder Treppenstufe, die nicht zu hoch und nicht zu flach sein sollte. Ideal sind zirka 20 Zentimeter Höhe.

Wie? Sie stehen mit geschlossenen Füßen gerade vor der Bordsteinkante. Ihre Arme sind angewinkelt und werden nicht (!) zum Schwungholen benutzt. Sie springen auf die Kante, landen auf beiden Ballen und sprin-

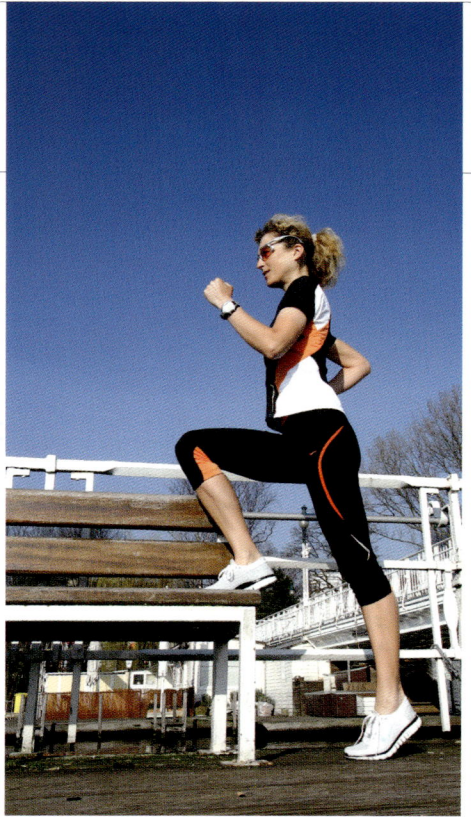 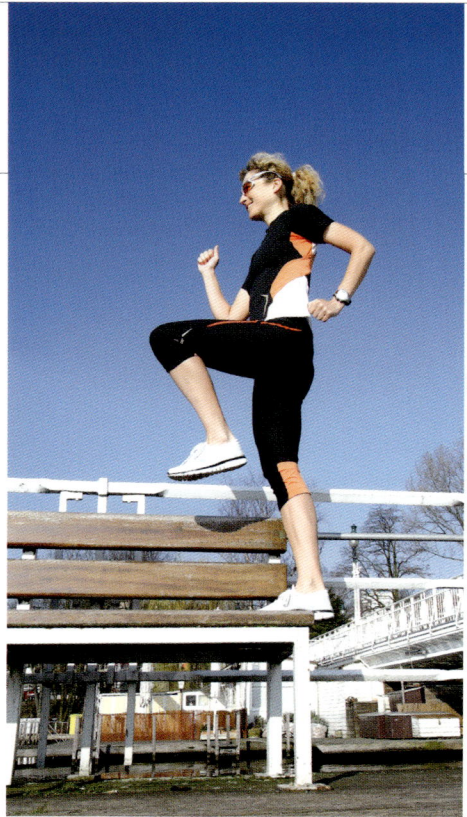

gen sofort an die Startstelle zurück. Von hier beginnt ohne Zwischenhopser der zweite Sprung.

Wie oft? Machen Sie anfangs zehn Sprünge und wiederholen Sie die Serie nach einer kurzen Pause 2- bis 3-mal. Später können Sie auf 15, 20 und 25 Sprünge steigern.

Hinweis: Führen Sie die Übung auch zur Hüftstabilisation aus, indem Sie sich seitlich zur Bordsteinkante stellen. Sie springen dann seitlich wie ein Skifahrer. Führen Sie die Übung dann für die linke und die rechte Seite durch.

Parkbank

Wenn Sie in Ihren Jeans noch besser ausse-hen wollen, dann ist dies die richtige Übung dafür. Sie trainieren Ihr Gesäß und sorgen

für einen kraftvollen Schritt beim Laufen. Kniebeschwerden haben durch die gut ge-kräftigte Oberschenkelmuskulatur keine Chance mehr.

Wo? An einer Parkbank oder einer flachen Mauer. Die Sitzfläche beziehungsweise Kan-te sollte eine Höhe von ungefähr 50 Zenti-metern haben.

Wie? Sie stellen einen Fuß mit dem Ballen auf die vordere Kante der Parkbank. Ent-sprechend den Gesetzen der Kreuzkoordi-nation muss der dem Fuß gegenseitige Arm vorne sein, und der andere Arm zeigt spitz nach hinten. Wenn Sie nun aufsteigen, wäh-rend Sie Sprunggelenk, Kniegelenk und Hüftgelenk strecken, bewegt sich dabei der vordere Arm nach hinten und der hintere Arm nach vorne.

Wie oft? Absolvieren Sie anfangs sechs Aufstiege pro Bein und wiederholen Sie die Serie nach einer kurzen Pause 2- bis 3-mal. Später führen Sie die Übung 8-, 10- oder 12-mal durch.

Tipp: Wenn Sie noch Probleme mit der Koordination haben und das Gleichgewicht nicht halten können, dann sollten Sie zunächst den ganzen Fuß auf die Unterlage aufsetzen und nicht nur den Ballen.

Ihr 45-Minuten-Programm

Nun wollen Sie sicherlich neben Ihrem Lauftraining nicht noch ein Extratraining durchführen. Dafür ist Ihre Zeit zwischen Job, Familie und anderen Hobbys zu knapp. Sie können deshalb die Übungen des Power-Trainings mit Ihrem Lauftraining perfekt im Rahmen eines 45-Minuten-Programms miteinander verbinden. Nachdem Sie jetzt zehn Wochen Gewöhnungszeit hinter sich haben, ist dies das optimale Sportprogramm für Ihre Zukunft.

Warm-up
Sie beginnen mit dem Aufwärmen: Traben Sie für fünf Minuten locker, bis Sie sich warm und gut beweglich fühlen.

Power-Training
Halten Sie an einer Parkbank oder Bordsteinkante an. Führen Sie zwei der Power-Übungen durch. Wenn Sie die Übungen beherrschen und jeweils drei Sätze durchführen, sind zehn Minuten schnell um. Wenn Sie möchten, können Sie auch eine dritte Übung durchführen und auf einer Rasenfläche noch Käsekästchen hüpfen, aber dann dauert das Training etwas länger als 45 Minuten.

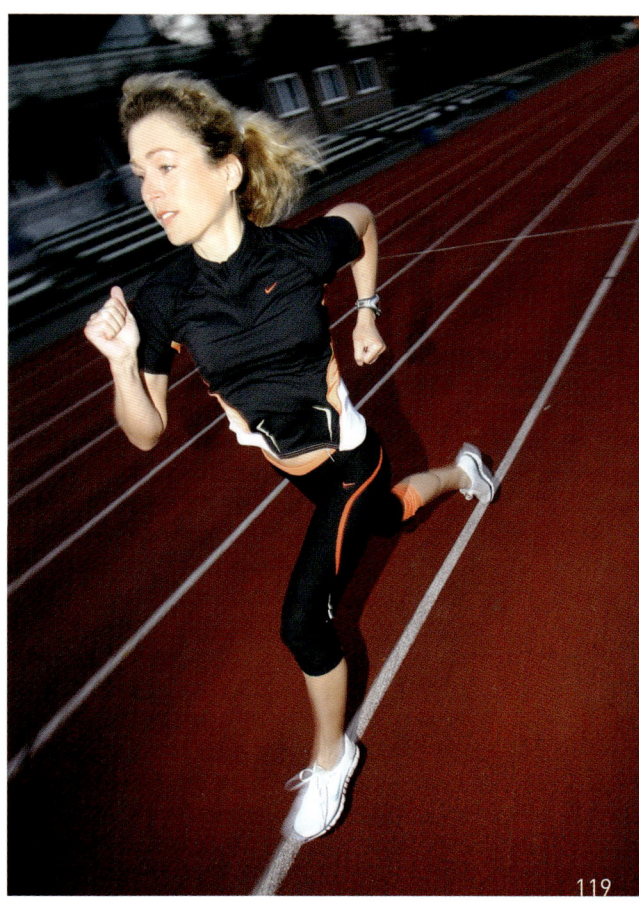

119

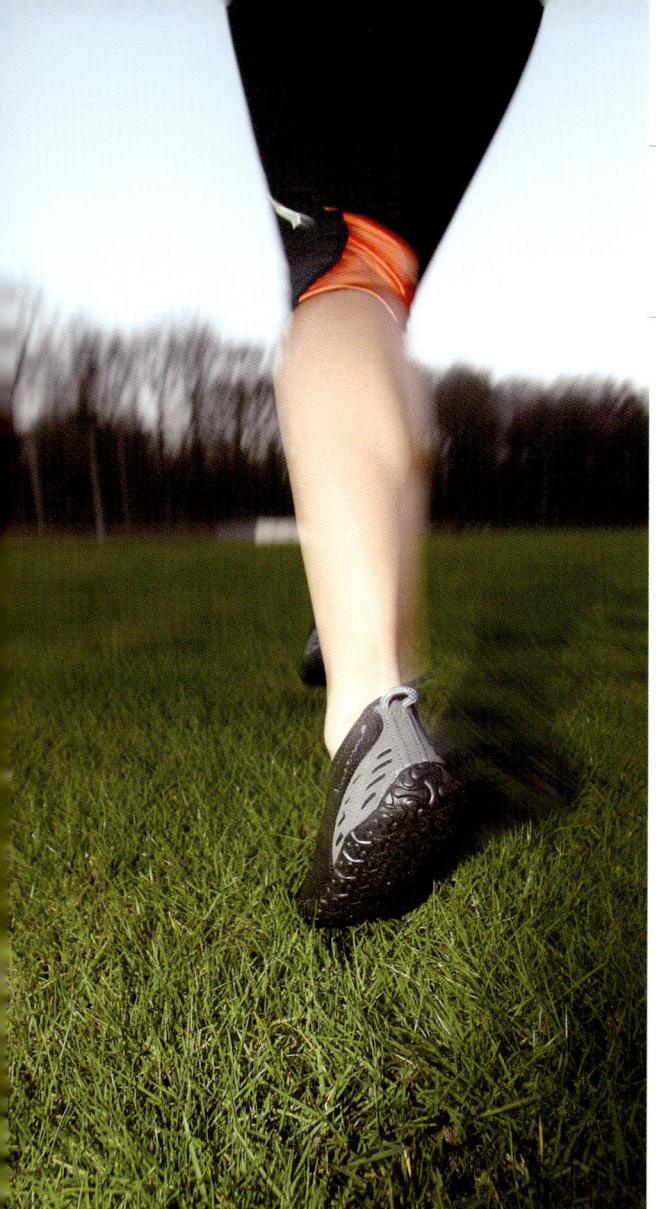

Armarbeit:
Ihr Ellenbogenwinkel ist kleiner als 90 Grad. Arme und Rumpf bilden das Läuferdreieck.

Kurzer Schritt:
Schwingen Sie Ihr Bein nicht vor den Körperschwerpunkt, sondern setzen Sie Ihre Schritte kurz und achten Sie auf einen flachen Fußaufsatz.

Anfersen:
Heben Sie Ihre Füße hinten an, so wird Ihr Laufstil dynamischer, und Sie setzen den Schritt automatisch kürzer und flüssiger.

Cool-down
Auf keinen Fall sollten Sie auf das Auslaufen verzichten. Es ist fester Bestandteil Ihres Trainings und sollte barfuß durchgeführt werden. Freiheit für Ihre Füße. Wenn Sie Ihre Trainingsrunde im Stadtpark haben, steht immer eine Rasenfläche zur Verfügung. Ansonsten empfehle ich Ihnen, das Lauftraining bei einem Sportplatz zu beginnen und zu beenden, um dort den Fußballrasen zu nutzen, der meist auch erstklassig gepflegt ist. Diese fünf Minuten sind hervorragend investiert: Genießen Sie das frische Gras unter den Füßen. Keine engen Schuhe, keine eingeschränkte Beweglichkeit, keine nass geschwitzten Füße. Geben Sie Ihren Füßen Luft zum Atmen und geben Sie damit auch sich selbst ein Stück Freiheit zurück. Die anderen gucken? Lassen Sie sie doch. Sie kräftigen Ihre Füße, verbessern Ihre Durchblutung und beugen schmerzhaften Laufüberlastungen vor. Fersensporn und Achillessehnenentzündungen haben auch künftig die anderen. Wenn die Rasenfläche zu rau, zu ungepflegt oder zu kalt ist, dann nutzen Sie für dieses Training Ihre Fußtrainer.

Lauftraining
Verschnaufen Sie kurz und beginnen Sie dann Ihr 25-minütiges Ausdauertraining. Sie laufen nach Ihrem Pulsmesser im optimalen Trainingsbereich. So verbrennen Sie maximal viel Fett und trainieren Ihr Herz-Kreislauf-System perfekt. Ihre Lauftechnik haben Sie mit der Schrittfrequenzkontrolle fest im Griff und sind so vor Verletzungen geschützt. Optimieren Sie Ihre Technik, indem Sie regelmäßig folgende Dinge prüfen:

Ihr Trainingsplan für die ersten vier Monate

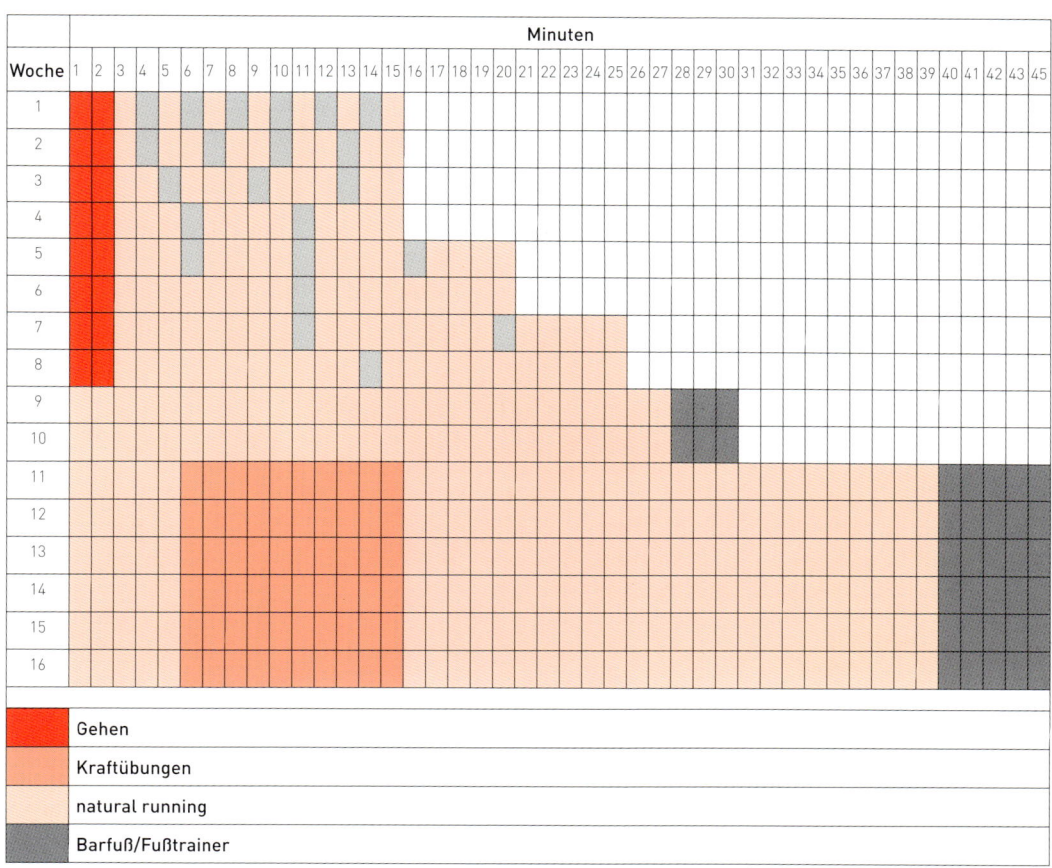

| | Gehen |
| Kraftübungen |
| natural running |
| Barfuß/Fußtrainer |

Wichtige Meilensteine in Ihrem Läuferleben:

2. Woche: Mit neuen Schuhen laufen Sie wie ein Profi
4. Woche: Mit einer Pulsuhr werden Sie zum Fettburner
6. Woche: Sportzeug macht jetzt Sinn
8. Woche: Achten Sie auf die natural-running-Technik
10. Woche: Fußtrainer her. Wechseln Sie auf das 45-Minuten-Programm

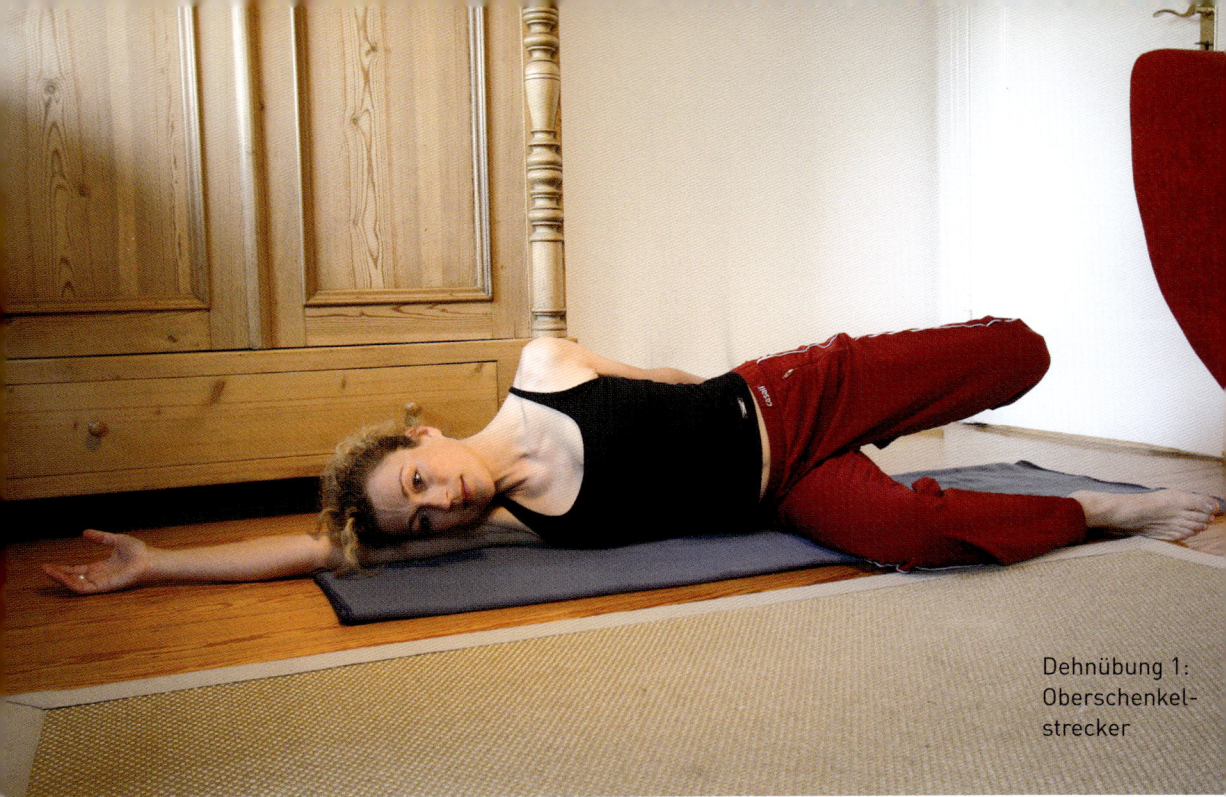

Stress **weg**

Feierabend. Ihr Training ist erledigt, Ihre Arbeit ist getan. Sie sind müde. Das Angenehme am Laufen ist ja, so haben Sie längst
festgestellt, dass Sie zu den Zeiten, wo Sie
leistungsfähig sein wollen, leistungsfähig
sind. Und wenn Sie müde sein wollen, sind
Sie müde. Perfekt. Ihre Kollegen sind schon
arm dran: Wenn Sie arbeiten wollen, sind Sie
müde, was uns nicht wundert, essen sie
doch Weißbrot zum Frühstück, haben frische
Luft nur auf dem Weg von der Wohnungstür
zum Auto. Abends dann, wenn sie eigentlich
müde ins Bett gehen möchten, dann kreisen
ihre Gedanken, sie sind aufgekratzt und
können nicht einschlafen.

Das haben Sie hinter sich gelassen. Echte
Entspannung macht sich breit, wenn Sie
nach dem Lauftraining und dem Arbeitstag
nach Hause kommen. Nur die Beine, die
sind mitunter ganz schön kaputt vom Laufen. Müde eben. Nach getaner Arbeit. Ei-

gentlich ein wohliges Befinden, aber irgendwie haben Sie das Gefühl, Sie müssten sich
strecken. Tiere, allen voran die geschmeidigen Katzen, tun es ja auch.

Strecken Sie sich

Mein Rat an Sie: Tun Sie es. Es gibt vier Entspannungsübungen für Ihre Laufmuskulatur.
Wenn Sie die Muskeln wieder durchbewegt
haben (das dauert fünf bis zehn Minuten),
fühlen Sie sich noch wohler, können einen
entspannteren Abend verleben und noch
besser einschlafen. Körper und Geist stehen
immer in Wechselwirkung miteinander. Ist
Ihr Körper untrainiert und verspannt, dann
ist es auch der Geist. Deshalb werden Ihnen
die Übungen zur Entspannung von Körper
und Geist gleich doppelt gut tun.

Suchen Sie sich eine angenehme Unterlage, die nicht zu hart und nicht zu weich ist.
Wenn Sie keine Gymnastikmatte haben, ist

der Wohnzimmerteppich mit einer Decke darüber ideal. Führen Sie die Übungen wie beschrieben durch und halten Sie die Dehnspannung für 20 Sekunden. Sie sollen dabei um Gottes Willen keine Schmerzen verspüren! Spüren Sie stattdessen ein sanftes, angenehmes Ziehen in der Muskulatur. Sie können mit dem Dehnen niemals gegen Ihren Körper arbeiten. Wird die Dehnspannung zu groß und treten Schmerzen auf, so spannt sich die Muskulatur unwillkürlich an, und der Entspannungseffekt ist dahin.

Oberschenkelstrecker

Der Oberschenkelstrecker führt und stabilisiert das Kniegelenk. Er wird beim Laufen besonders in der Lande- und Stützphase beansprucht.

Übungsdurchführung: Legen Sie sich auf die Seite. Ziehen Sie den Bauchnabel ein und greifen Sie mit der oberen Hand an den Fußrücken des oberen Beins. Ziehen Sie nun das bodenparallele Bein nach hinten. Ziehen Sie weiterhin konsequent den Bauchnabel ein und vermeiden Sie dadurch eine Hohlkreuzbildung.

Zwillingswadenmuskel

Der Zwillingswadenmuskel stabilisiert den Fuß und das Sprunggelenk. Er ist für kurze Bodenkontaktzeiten beim Laufen besonders wichtig.

Übungsdurchführung: Stellen Sie sich mit einem Ausfallschritt an eine Wand und strecken Sie das hintere Bein. Drücken Sie den Fuß mit der Ferse auf den Boden. Ihre Zehen zeigen gerade nach vorn, da Sie den Fuß nicht nach außen rotieren. Mit den Armen stützen Sie sich an der Wand ab und schieben die Hüfte des zu dehnenden Beins nach vorn. Sie spüren die Dehnung in der oberen Wadenpartie.

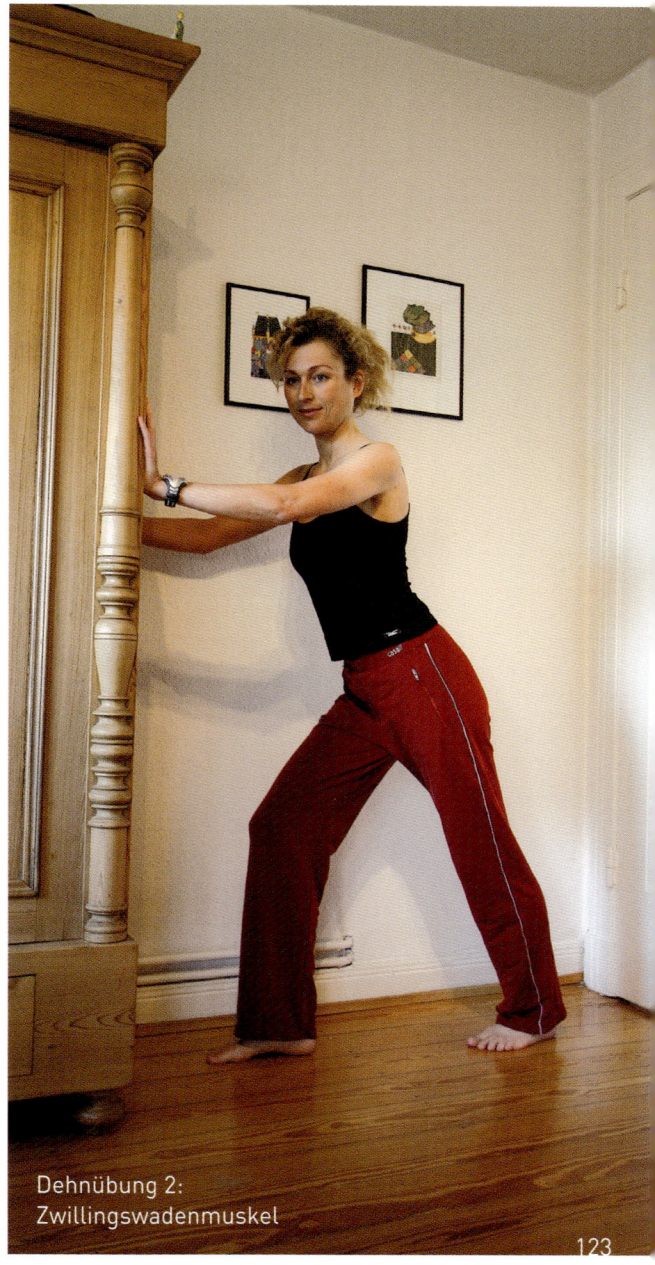

Dehnübung 2:
Zwillingswadenmuskel

123

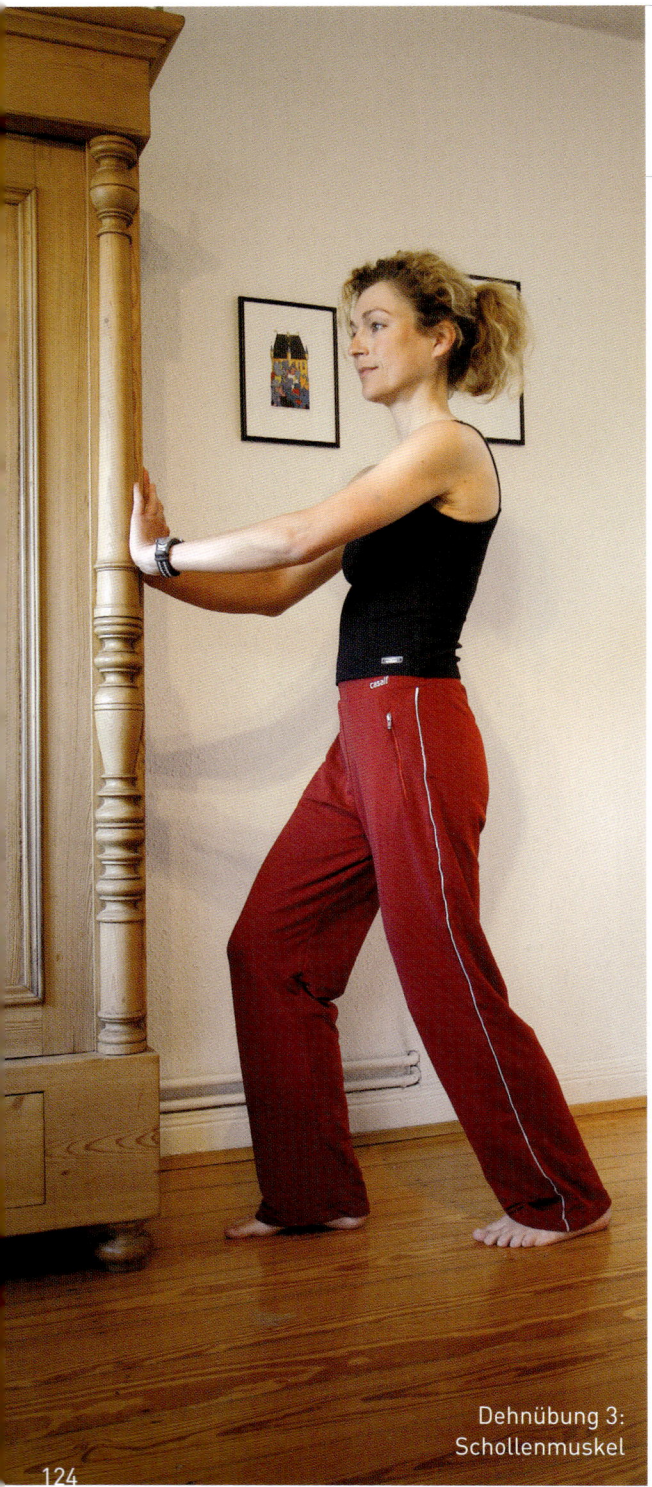

Dehnübung 3:
Schollenmuskel

Besser schlafen

Als Läufer kennen Sie Schlafprobleme meist nur aus den Erzählungen von Kollegen. Durch die Bewegung, die frische Luft und die abendlichen Entspannungsübungen fühlen Sie sich wieder wohl in Ihrer Haut und in Ihrem Bett. Richtiges Schlafen ist aber Tuning für Ihre Leistungsfähigkeit. Denn es ist zwar gut, dass Sie schlafen, aber es ist noch besser, wenn Sie wirklich tief schlafen und ausgeruht und fit mit voller Leistung in den Tag aufbrechen.

Mit den folgenden Tipps werden Sie zum Tiefschläfer:

- Sorgen Sie für Dunkelheit im Schlafzimmer
- Lüften Sie so, dass es angenehm kühl ist. Frierende Frauen nehmen bitte lieber eine dickere Decke, als bei Heizungsluft zu schlafen.
- Wählen Sie ein leises Schlafzimmer.
- Ihr Bett und Ihre Bettdecke sollten groß genug sein. Eine Decke von 220 mal 120 Zentimetern klingt nach Luxus, aber Sie schlafen darunter wesentlich ruhiger.
- Schlafen Sie auf einer eigenen Matratze. Nutzen Sie mit Ihrem Partner eine gemeinsame Matratze, so stört er Sie bei jedem Umdrehen in Ihrem Tiefschlaf.
- Wenn Sie stark schnarchen, nehmen Sie professionelle Hilfe in Anspruch. Dauerhaftes Schnarchen mit kurzzeitigen Atemstillständen (Schlaf-Apnoe-Syndrom) führt zu Bluthochdruck, Unkonzentriertheit, Leistungsschwäche und Impotenz.

> **Tiere, allen voran die geschmeidigen Katzen, strecken sich ja auch.**

Schollenmuskel

Der Schollenmuskel stabilisiert ebenfalls den Fuß und das Sprunggelenk. Er verhindert Überbeweglichkeiten im Knöchelgelenk und federt das Körpergewicht ab.

Übungsdurchführung: Sie machen einen halben Ausfallschritt nach hinten und beugen das hintere Bein, auf das Sie Ihr Gewicht verlagern. Das vordere Bein trägt kaum Last. Der hintere Fuß wird mit der Ferse auf den Boden gepresst und zeigt gerade nach vorne, keine Außenrotation. Nun senken Sie den Körper auf dem hinteren Bein ab, Sie gehen quasi etwas in die Hocke. Die Dehnungsspannung spüren Sie verstärkt im unteren Teil der Wade, dicht an der Achillessehne.

Hüftlendenmuskel

Der Hüftlendenmuskel ist für die Schwungphase wichtig. Er führt das Bein nach vorne. Durch langes Sitzen ist dieser Muskel oft verkürzt.

Übungsdurchführung: Machen Sie einen langen Ausfallschritt. Der Unterschenkel des hinteren Beins wird mit dem Knie auf dem Boden abgelegt (gegebenenfalls weiches Polster unter das Knie legen). Das vordere Bein bleibt aufgestellt, und der Unterschenkel wird so weit vorgestellt, dass der Kniewinkel 90 Grad beträgt. Richten Sie den Oberkörper auf und drücken Sie die Hüfte des hinteren Beins nach vorn-unten. Hierdurch spüren Sie die Dehnspannung in der Leiste.

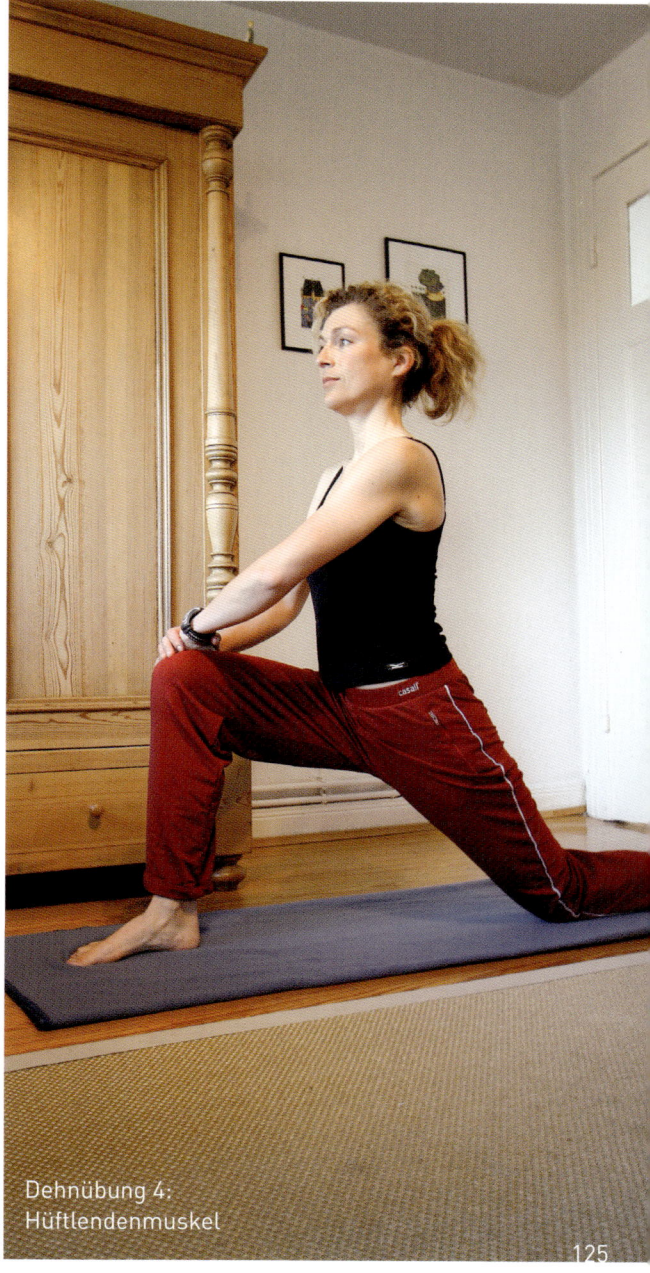

Dehnübung 4:
Hüftlendenmuskel

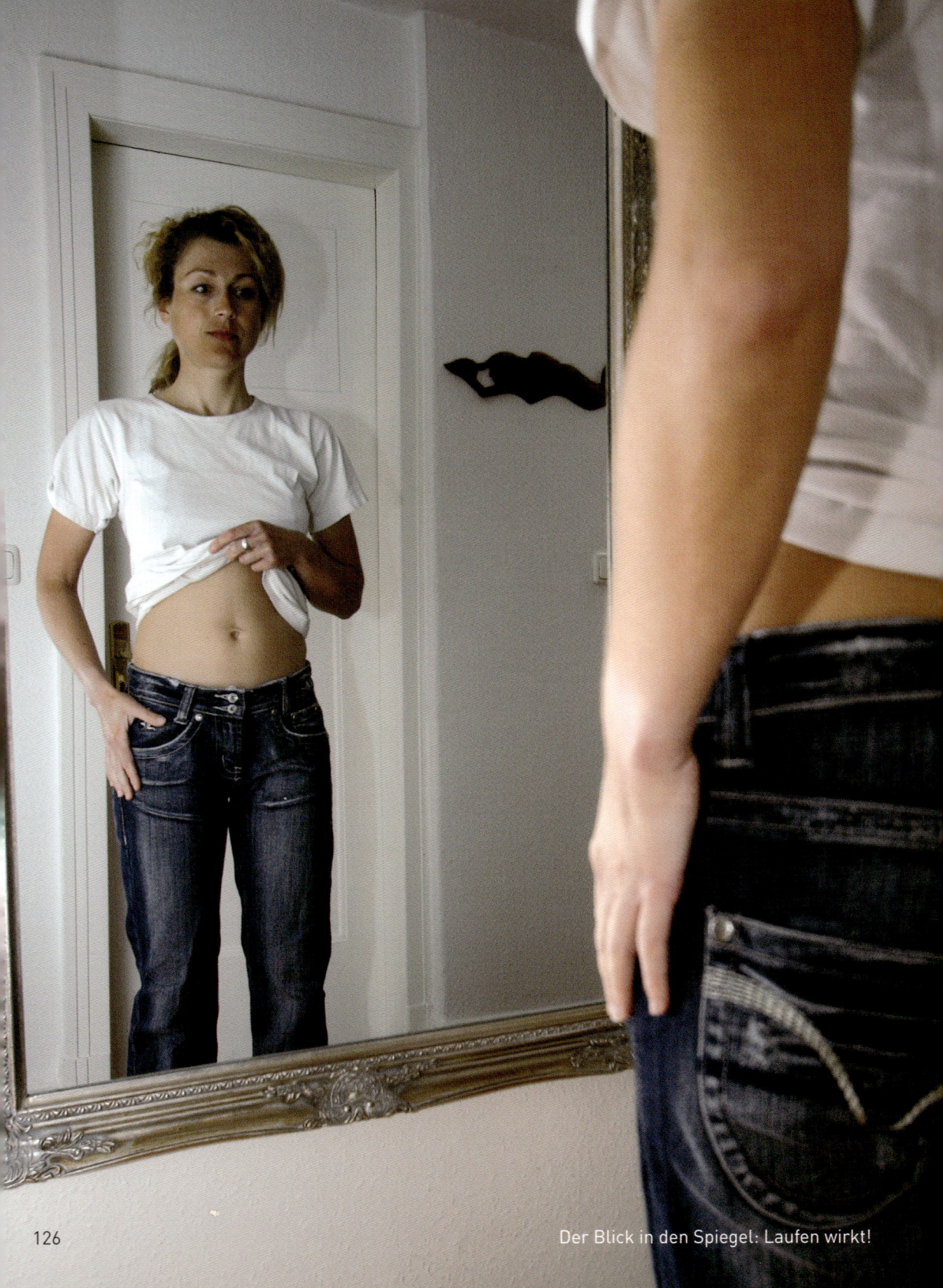

Der Blick in den Spiegel: Laufen wirkt!

Erfolgs**bilanz**

Erinnern Sie sich noch? Das morgendliche Ritual? Der Wecker klingelte, und nicht viel mehr als die Gewohnheit trieb Sie ins Badezimmer. Es folgte der obligatorische Blick in den Spiegel, und die Bestandsaufnahme ergab wenig Neues: Müde waren Sie, und uncharmante Augenringe bezeugten die Arbeitsbelastung der vergangenen Zeit. Vielleicht eine Falte mehr. Und Sie beruhigten sich, dass das eben so sei, wenn man viel arbeite. Außerdem seien Sie ja keine 20 mehr …

Das ist nun 16 Wochen her. Nach vier Monaten natural running sieht Ihr Tag anders aus. Sie sind morgens ausgeruht und fit, nicht gerädert. Oft werden Sie schon kurz vor dem Klingeln des Weckers wach. Der Tag kann beginnen. Und zwar mit Ihrem 45-Minuten-Fitnessprogramm. Die Laufschuhe stehen schon bereit, und Sie sind inzwischen zum Routinier geworden: Den Pulsmesser angelegt, der Schrittfrequenzmesser ist schon am Schuh, schnell die Nachbarn im Treppenhaus gegrüßt und ab auf Ihre Runde.

Nach der belebenden Dusche, die gerne warm ist, aber stets kalt endet, ist der Blick in den Spiegel nicht mehr gefürchtet, sondern macht Sie zufrieden. Sie trinken endlich genug, weil Sie wieder Durst verspüren, und die Falten werden weniger. Die Jeans passen, und Sie planen, beim nächsten Hosenkauf tatsächlich eine Bundweite kleiner – und nicht größer – zu probieren. Herzlichen Glückwunsch! Das haben Sie gemacht! Sie haben allen Grund, stolz zu sein!

Das, was die Gesundheitsapostel predigen, nehmen Sie neuerdings ohne schlechtes Gewissen auf, Sie können sogar darüber schmunzeln. Denn „five a day", die empfohlenen fünf Obststücke am Tag, sind mit Ihrem täglichen Obstsalat wahrlich kein Problem mehr. Wenn Ihnen dann noch jemand sagt, dass Currywurst und Pommes frites nicht gesund seien, dann werden Sie entgegnen, dass das Hauptproblem wohl eher sei, dass Fast Food einfach nicht schmeckt.

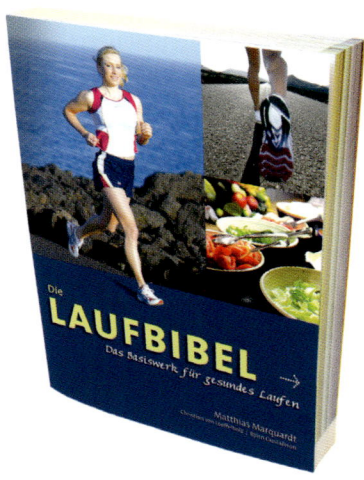
127

> **Ihr gesamtes Leben bekommt neuen Schwung. Ohne Zuzahlung.**

Messen Sie nach

Ja, es hat sich einiges getan in den vergangenen 16 Wochen. Sie fühlen sich besser. Sie sind leistungsfähiger. Aber ist das jetzt nur Ihr Gefühl, oder können Sie das messen?

Das, was die Jeans schon angedeutet haben, kann Ihre Waage bestätigen. Das Gewicht sinkt. Nach 16 Wochen werden Sie je nach Ausgangsgewicht mehrere Kilogramm verloren haben. Berechnen Sie doch einmal Ihren BMI neu. Ihr Zielwert ist 20 bis 25. Sie sind noch nicht ganz da? Keine Panik, nur wenn Sie langsam Gewicht verlieren, bleibt dies auch ein stabiler Zustand.

Und Ihr Stresslevel? Ihre moderne Pulsuhr zeigt Ihnen doch den RLX-Wert an. Alles unter 25 ms deutet auf großen Stress hin. Je erholter und entspannter Sie sind, desto höher klettert Ihr RLX-Wert. 60 bis 80 Millisekunden wären ein idealer Wert. Die ganz Entspannten werden über 100 Millisekunden kommen.

Sie sollten als Nächstes Ihrem Hausarzt einen Besuch abstatten. Eine Messung des Körperfettanteils wird Ihnen zeigen, wie viel Fett Sie verloren haben. Und Sie können Ihren Blutdruck messen lassen. Sind Sie schon im Wohlfühlbereich bei 120/80 mm Hg? Ihr regelmäßiges Training hilft Ihnen, diesen bald zu erreichen. Interessant sind auch die Cholesterinwerte, die Triglyceride und Ihr Nüchternblutzucker. Überrascht? Die Effekte Ihres Trainingsprogramms können sich sicher sehen lassen. Wie wir eingangs schon feststellten: Medikamente ändern zwar Ihre Blutwerte und Ihren Blutdruck, aber Sie selbst bleiben ein Schatten. Körperliche Bewegung hingegen ändert nicht nur Ihre Blutwerte und Ihren Blutdruck, sondern Ihr gesamtes Leben bekommt neuen Schwung. Ohne Zuzahlung.

Sportsgeist

Fremdbestimmt und erfolglos ...

Kennen Sie das? Montag, 8.00 Uhr. Es ist kalt. Es regnet. Sie denken: Schon wieder ... Es kommt Ihnen vor, als würde es immer regnen, wenn Sie das Haus verlassen. Und immer, wenn Sie arbeiten müssen, scheint die Sonne. Verflixt. Sie werden nass, Sie frösteln, und die S-Bahn fährt Ihnen direkt vor der Nase weg. Sie könnten sich schwarzärgern, wartet doch heute Morgen Ihr Kollege wegen einer wichtigen Besprechung auf Sie. Es ist zum Aus-der-Haut-Fahren. Wären Sie doch nur drei Schritte früher da gewesen. Ein Pechtag. Sie hetzen die Straße entlang.

Viel zu spät. In der Firma sind die Kollegen aus Ihrer neuen Abteilung auch schon wieder mies gelaunt. Die grüßen ja nicht mal richtig, denken Sie. Sie hatten ja schon immer das Gefühl, dass Sie da nicht wirklich beliebt sind ...

Menschen, die so denken und sich so verhalten, neigen dazu, sich als fremdbestimmt zu betrachten. Sie glauben immer, die äußeren Einflüsse und andere Menschen gegen sich zu haben. Alles wartet nur darauf, ihnen das Leben schwer zu machen. Sie sind problemorientiert. Wenn ihnen die S-Bahn vor ihrer Nase weggefahren ist, dann ist ihr Ge-

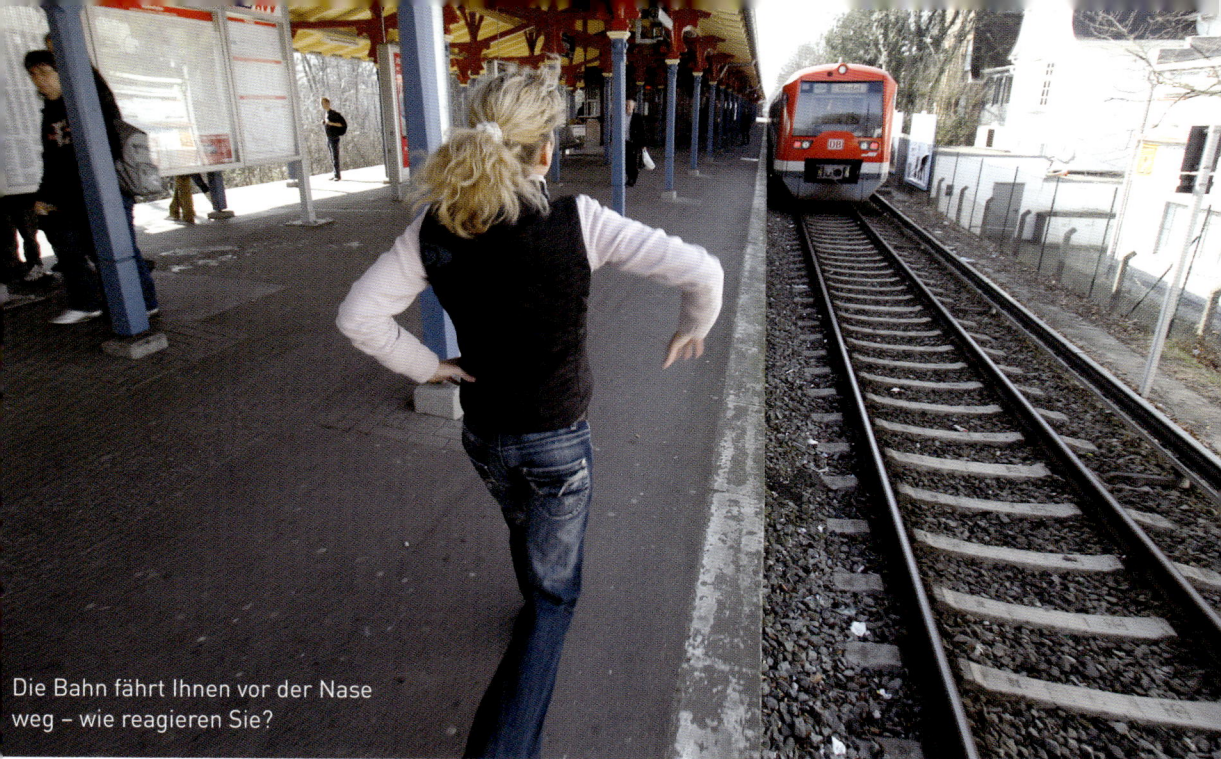

Die Bahn fährt Ihnen vor der Nase weg – wie reagieren Sie?

danke: Verdammt, schon wieder den Zug verpasst. So ein Mist, mein Kollege wird sauer sein. Wer so denkt, verhält sich passiv und wird zum Spielball seiner Umwelt. Die fremdbestimmten, problemorientierten Mitmenschen entwickeln in ihrer passiven Haltung und negativen Grundeinstellung oftmals eine depressive Komponente. Ein Teufelskreis beginnt.

... oder selbstbestimmt und erfolgreich

Es gibt aber auch Menschen, die auf Erfolg eingestellt sind. Denen macht Regen nichts aus, die kommen mit hoher Arbeitsbelastung zurecht und sind ausgeglichen, auch wenn sie Überstunden machen. Sie sind entspannt, auch wenn sie die S-Bahn verpasst haben. Die kommen mit allen Kollegen klar und haben auch keine Probleme mit dem Chef.

Bei diesen Menschen würde der Tag so beginnen: Es ist Montag. 7.30 Uhr. Vier Grad Celsius. Nieselregen. Sie kommen gerade vom Laufen und sind mal richtig durchgepustet worden. Ein Sauwetter. Aber jetzt nach dem Duschen fühlen Sie sich richtig gut. Sie machen sich einen Obstsalat, frühstücken und gehen zur S-Bahn. Hoppla, Sie sind aber spät dran. Jetzt fährt Ihnen der Zug auch noch vor der Nase weg. Und das, wo doch heute die Besprechung mit Ihrem Kollegen angesetzt ist. Wie unangenehm, Sie nehmen Ihr Handy, rufen ihn gleich an und entschuldigen sich für Ihre Schlamperei. Er ist nicht begeistert, sagt aber, dass Sie sich auch später treffen können. Sie nehmen sich vor, ihn demnächst zum Mittagessen einzuladen, denn schließlich versetzen Sie ihn schon das zweite Mal. In der Firma ist mal wieder richtig Trubel, die Kollegen in der neuen Abteilung haben kaum Zeit, Sie zu grüßen. Sie verabreden sich mit Kollegen zum Essen, um sie erst einmal kennenzulernen.

Die meisten Menschen kennen beide Varianten. Mal schwingt das Pendel in die eine Richtung, man ist mies gelaunt und nichts gelingt. Mal schwingt das Pendel in die andere Richtung, und man fliegt geradezu durchs Leben, als sei man frisch verliebt. Es ist Ihnen natürlich nicht entgangen, dass Sie selbst am meisten Einfluss auf Ihren Tages-

> # Das Glas ist halb leer.
> ## Nein, das Glas ist halb voll.

Exkurs: Circle of Concern vs. Circle of Influence

Der Bereich, der nur Sie betrifft, oder der weite Bereich Ihres Einflusses. Es ist immer wieder wichtig, diese Bereiche zu erkennen und zu unterscheiden. Gibt es ein Problem, gibt es hierzu einen Circle of Concern, der ihre vielen Sichtweisen auf ein Problem beinhaltet. Für die Analyse ist er wichtig. Aber gefährlich wird es, wenn Sie in diesem Bereich verharren, das Problem hin- und herwälzen und sich nicht vom Fleck bewegen. So lösen Sie keine Probleme. Die Denkweise ist dann problemorientiert.

Es ist von entscheidender Bedeutung, nach der Phase der Analyse das Problemfeld zu verlassen und sich Anknüpfungspunkte für die Lösung zu suchen. Auch wenn die Sache noch so aussichtslos scheint: Es gibt immer jemanden, den Sie um Rat fragen können, immer eine Telefonnummer, die Sie wählen können. Sie nutzen Ihren Circle of Influence, Ihren Einflussbereich. Andere Menschen betrachten Ihr Problem aus anderen Blickwinkeln. Das kann Ihnen auf dem Weg zur Lösung helfen. Wenn nicht, dann bringen die Kontakte neue Kontakte hervor. Die Lösung wartet irgendwo. Sie müssen sich nur Ihres gesamten Einflussbereichs bedienen, der im Sinne eines Schneeballsystems immer weitere Optionen hervorbringen wird. Die Vorgehensweise wird lösungsorientiert.

verlauf und Ihre Einstellung haben. Aber was macht nun den Unterschied aus?

Sie können immer in zwei Richtungen denken

„Das Glas ist halb leer." „Nein, das Glas ist halb voll." Zwei unterschiedliche Sichtweisen auf die gleiche Sache. Nun kann man engstirnig sein und die Menschen in zwei Kategorien einteilen. Optimisten und Pessimisten. Wer das Glas als halb leer betrachtet, ist der missmutige Pessimist, der wenig positiv aufs Leben blickt. Wer es als halb voll betrachtet, sieht die Dinge positiv und gilt als Optimist.

So einfach ist das aber nicht. Je nach Stimmung kennen die meisten Menschen eben beide Sichtweisen. Und ob das Pendel gerade in die eine oder in die andere Richtung ausschlägt, das liegt an der jeweiligen Denkweise, die durch verschiedene Faktoren geprägt wird. Verliebt zu sein beeinflusst das Denken wohl am intensivsten, aber auch viele andere Dinge bestimmen Ihr Denken. Welche das sind, das ist der Schlüssel zum Erfolg.

Die buddhistische Weltanschauung lehrt uns, dass man an allem etwas Positives finden kann. Nach dem Motto: Ich stand heute ärgerlicherweise im Stau, aber dadurch bin ich von dem Verkehrsunfall, der zehn Kilometer weiter passiert ist, verschont geblieben. Oder aber: Ihr alter Chef hatte Ihnen gekündigt, und letztlich sind Sie nur dadurch auf Ihren Traumjob gestoßen.

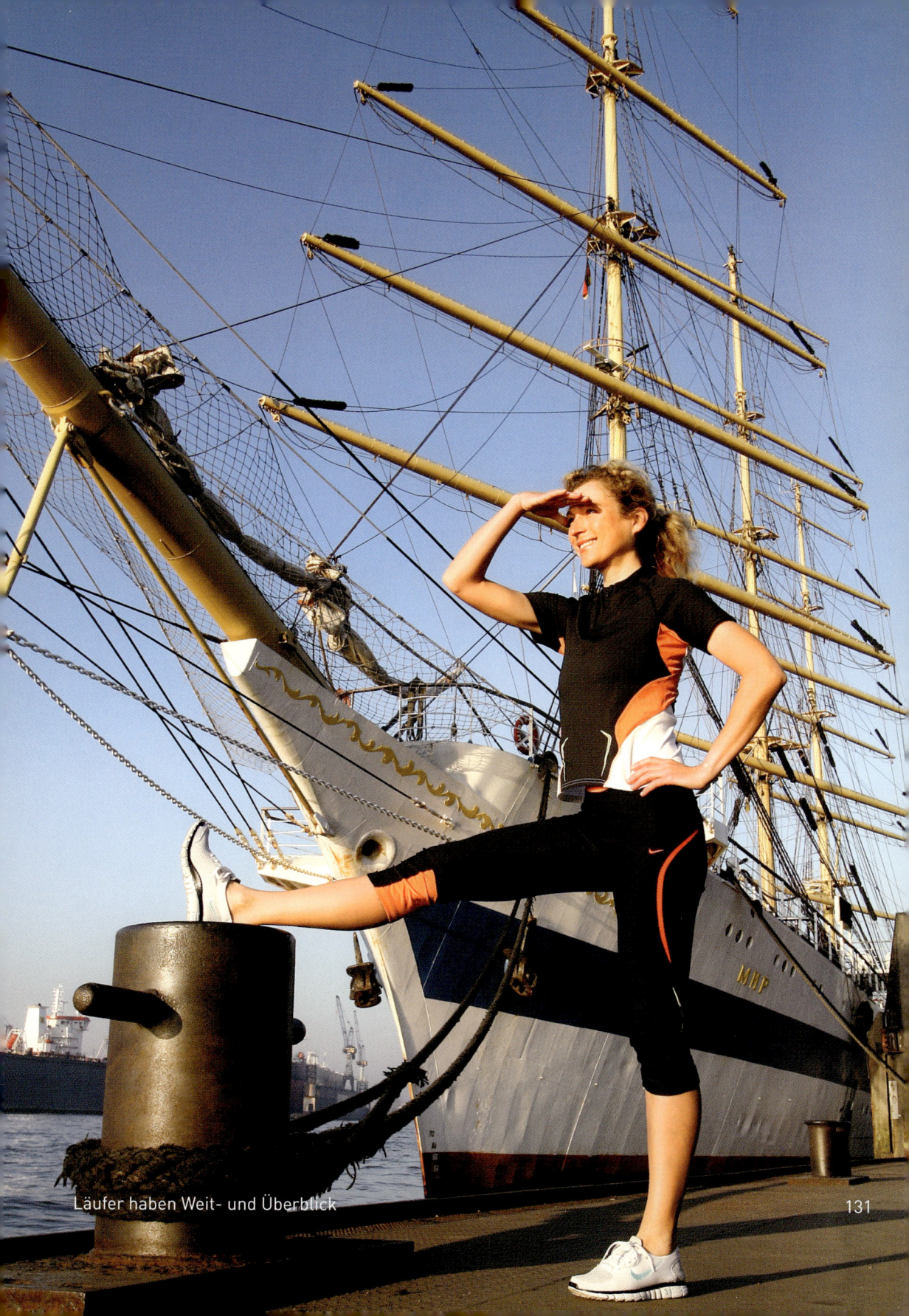

Läufer haben Weit- und Überblick

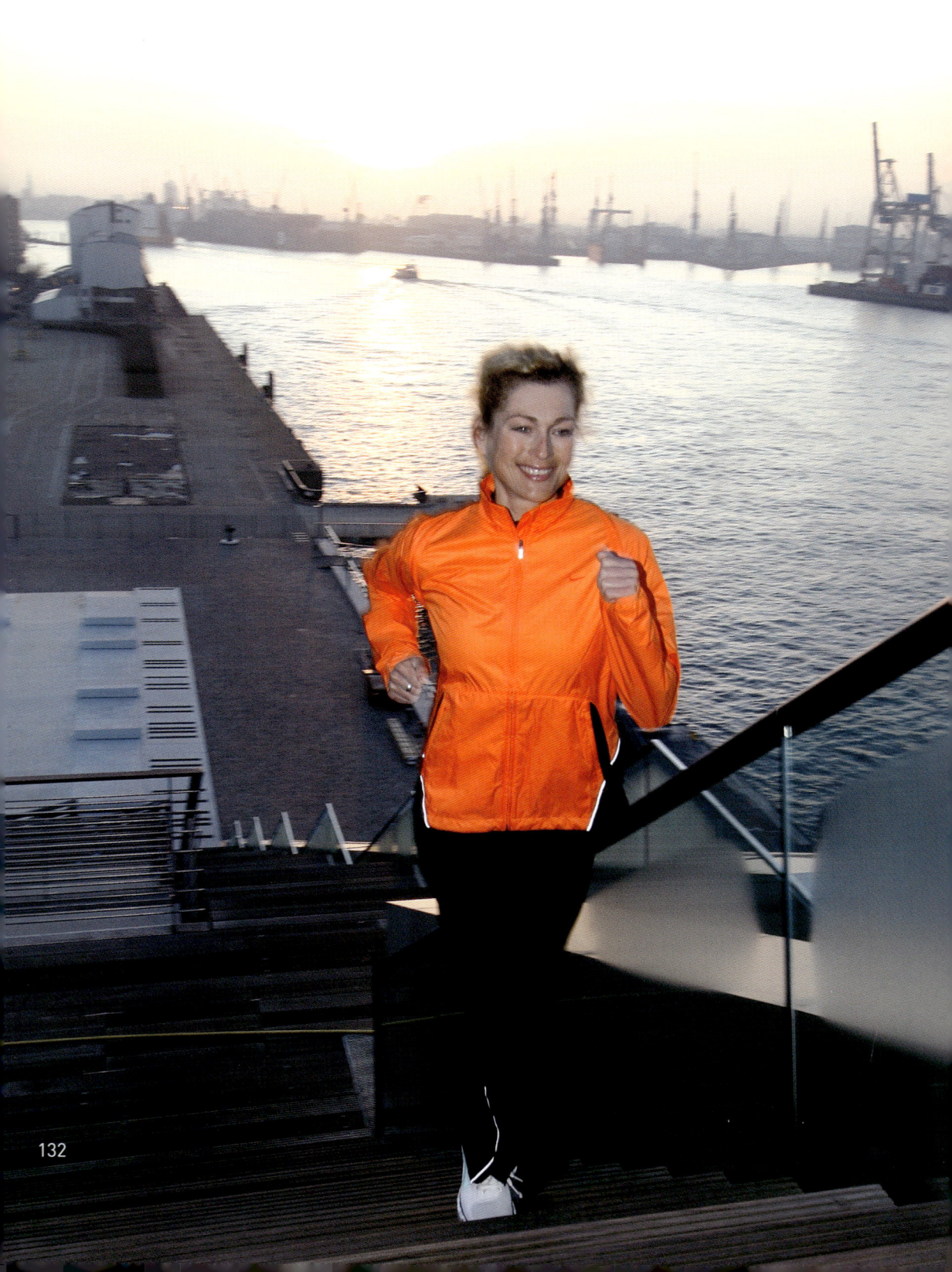

> **Nach der Analyse eines Problems gibt es zwei Möglichkeiten zu agieren.**

Die Realität kehrt zurück

Nun hat diese Sichtweise zu eigen, dass sich positive Auswirkungen oftmals erst später zeigen und dass Sie üben müssen, stets das Positive im Hier und Jetzt zu erkennen. Das gelingt nicht immer. Frust entsteht eben unmittelbar dann, wenn etwas schiefgeht. Sie erfahren zum Beispiel kurz vor Ihrem sechswöchigen Urlaub, dass Ihr Vermieter Ihre Wohnung fristgerecht binnen drei Monaten wegen Eigenbedarfs gekündigt hat. Nach dem Urlaub beginnt ein Projekt in Ihrem Unternehmen, das Sie für mehrere Monate voll einspannen wird. Arbeitswochenenden sind schon eingeplant, und zu Recht erwartet auch Ihre Familie einen Teil Ihrer Zeit. Man muss kein subdepressiver Pessimist sein, um festzustellen, dass Sie sich zweiteilen müssten, um in Ihrer Stadt bei dem angespannten Wohnungsmarkt noch eine vernünftige Bleibe zu finden.

Wie gehen Sie mit solcher Situation um? Eventuell lässt die positive Seite auf sich warten. Vielleicht stellt sich in sechs Monaten tatsächlich heraus, dass Sie eine bessere Wohnung gefunden haben, die sogar noch dichter an Ihrem Arbeitsplatz liegt. Aber das ist in der aktuellen Situation hypothetisch. Für das Hier und Jetzt gilt auch nach fünfminütiger Analyse: verdammter Mist! Was hilft Ihnen jetzt?

Sie können handeln oder es lassen

Sie sitzen also immer noch am Schreibtisch, die Kündigung des Vermieters in der Hand. Die Koffer für den extralangen Urlaub sind schon fast gepackt. Die Hälfte der Zeit, die Ihnen zur Wohnungssuche bleibt, sind Sie also mit der Familie in Südfrankreich. Für die letzte Wohnung hatten Sie sechs Monate gesucht, um etwas Akzeptables zu finden. Auch wenn Sie es noch so positiv sehen, die Situa-

tion lässt keine Ausflüchte zu: großer Mist!

Nach der Analyse des Problems gibt es zwei Möglichkeiten zu agieren und dadurch seine Gedanken, sein Leben, seine Gesundheit und seine Umwelt zu beeinflussen.

Circle of Concern

Ihre erste Möglichkeit: Sie ärgern sich schwarz, verfluchen den Vermieter und führen sich und Ihrer Familie die Ausweglosigkeit der Situation vor Augen. Sie diskutieren die letzten zwei Abende vor dem Urlaub mit Ihrer Frau über die Dreistigkeit des Vermieters, die überhöhten Preise in der Stadt, die angespannte Wohnungsmarktsituation und die geringe Wahrscheinlichkeit, rechtzeitig etwas Neues zu finden. Sie fahren schließlich in den Urlaub und grübeln sechs Wochen über den desolaten Wohnungsmarkt Ihrer Stadt. Sie kehren gestresst aus dem Urlaub zurück und warten nur auf das große Dilemma, da Sie schließlich voll in das neue Projekt einsteigen müssen und eigentlich keine Zeit für Wohnungsbesichtigungen haben.

Circle of Influence

Die andere Möglichkeit: Sie analysieren und stellen fest: großer Mist! Schließlich sind Sie nur noch zwei Tage daheim und wollten dann nach Südfrankreich aufbrechen. Die Situation ist ernst und nicht zu beschönigen. Sie besprechen die Sache mit Ihrer Familie. Sie erörtern die Möglichkeiten anstatt zu lamentieren. Sie können den Vermieter anrufen und fragen, ob es ihm etwas ausmacht, wenn Sie die Wohnung später abgeben. Vielleicht kommt es ihm angesichts Ihrer Situation auf zwei Monate mehr oder weniger gar nicht an? Sie überprüfen Ihre Reiserücktrittsversicherung und planen, den Urlaub um zwei Wochen zu verkürzen. Vor Ihrem

> **Motivationstrainer sind so etwas wie die Gesundheitsapostel und Diätbuchschreiber.**

Urlaub geben Sie ein Wohnungsgesuch in der Zeitung auf und bitten einen Freund, die eingehenden Angebote vorab zu sichten und zu bearbeiten. Er hilft Ihnen gerne, und so können Sie vor Arbeitsbeginn schon die ersten Wohnungen besichtigen und den Umzug vorbereiten.

Auswirkungen der Denkweise

Das wirklich Interessante aber ist, dass Ihre Mitmenschen unbewusst spüren, welche Sicht Sie auf die Dinge haben. Wenn Sie passiv in Ihrer Welt leben, problemorientiert sind und sich im Circle of Concern eingrenzen, dann strahlen Sie das auch aus. Sie befinden sich, ob Sie es wollen oder nicht, in der Opferrolle. Wer macht den Job bei dem lästigen Kunden? Ihr Chef zeigt schon wieder auf Sie? Dann wissen Sie, was ich meine. Es ist von den problemorientierten Menschen eben wenig Gegenwehr zu erwarten, sie begnügen sich damit zu jammern. Als Aktiver, als Lösungsorientierter, der seinen Circle of Influence benutzt, haben Sie eine andere Ausstrahlung. Sie sind ein Macher. Das passt nicht zusammen mit einer Opferrolle. Bei Ihnen erwartet man Mitarbeit, Auseinandersetzung, Gegenwehr. Ihr Chef zeigt nicht permanent auf Sie, wenn es um die unangenehmen Aufgaben geht. Das haben Sie Ihrer Ausstrahlung zu verdanken.

Müde Motivationstrainer

Nun gut. Wie trimmen Sie jetzt sich und Ihr Leben auf Erfolg? Wie werden Sie selbstbewusst und selbstgesteuert, statt fremdgesteuert in der Opferrolle zu verharren? Wie werden Sie zum lösungsorientierten Macher, statt über Ihren Problemen zu brüten? Hierüber gibt es unzählige Bücher von soge-nannten Motivationstrainern. Diese Trainer sind so etwas wie die Gesundheitsapostel und Diätbuchschreiber. Nur, dass sie über Einstellung, Glück und Erfolg reden. Da gibt es dann Kurse, Trainingsprogramme und Übungen, um das Denken zu verändern. „Hey", heißt es da, „begegnen Sie Ihren Mitmenschen mit einem Lächeln, dann werden diese zurücklächeln. Und wenn Sie nur lange genug gelächelt haben, dann werden Sie wirklich glücklich, weil Ihnen nur Positives entgegengebracht wird." Oder wahlweise: „Sie sind erfolgreich, Sie müssen dieses durch Autosuggestion in Ihrem Kopf verankern. Sie müssen sagen: Ich werde das Ziel erreichen. Nicht: Ich will das Ziel erreichen."

Das ist ja alles schön und gut, aber ich gebe Ihnen Brief und Siegel, dass auch die missmutigsten Ihrer Kollegen schon von diesen Büchern gehört und in diesen Büchern gelesen haben. Die waren nicht zu dumm, sie waren schlichtweg nicht in der Lage, die „Empfehlungen" dauerhaft umzusetzen. Trotzdem wünschen sie es sich, schließlich will ja jeder glücklich und erfolgreich sein. Deshalb gibt es ja auch so viele Bücher darüber.

Was haben alle Macher gemeinsam?

Die Macher sind die Siegertypen im Job, denen das Glück in den Schoß zu fallen scheint. Aber eben nur scheint. Denn hinter Erfolg steckt fast immer Engagement, Entschlossenheit, Ausstrahlung, Fitness und Tatkraft. Aber woher nehmen die Macher die Energie, die Zähigkeit und die Tatkraft und wirken trotzdem so ausgeglichen?

Das Management läuft

Jenseits von Autosuggestion, schlauen Psychotricks und Patentrezepten zum Erfolg

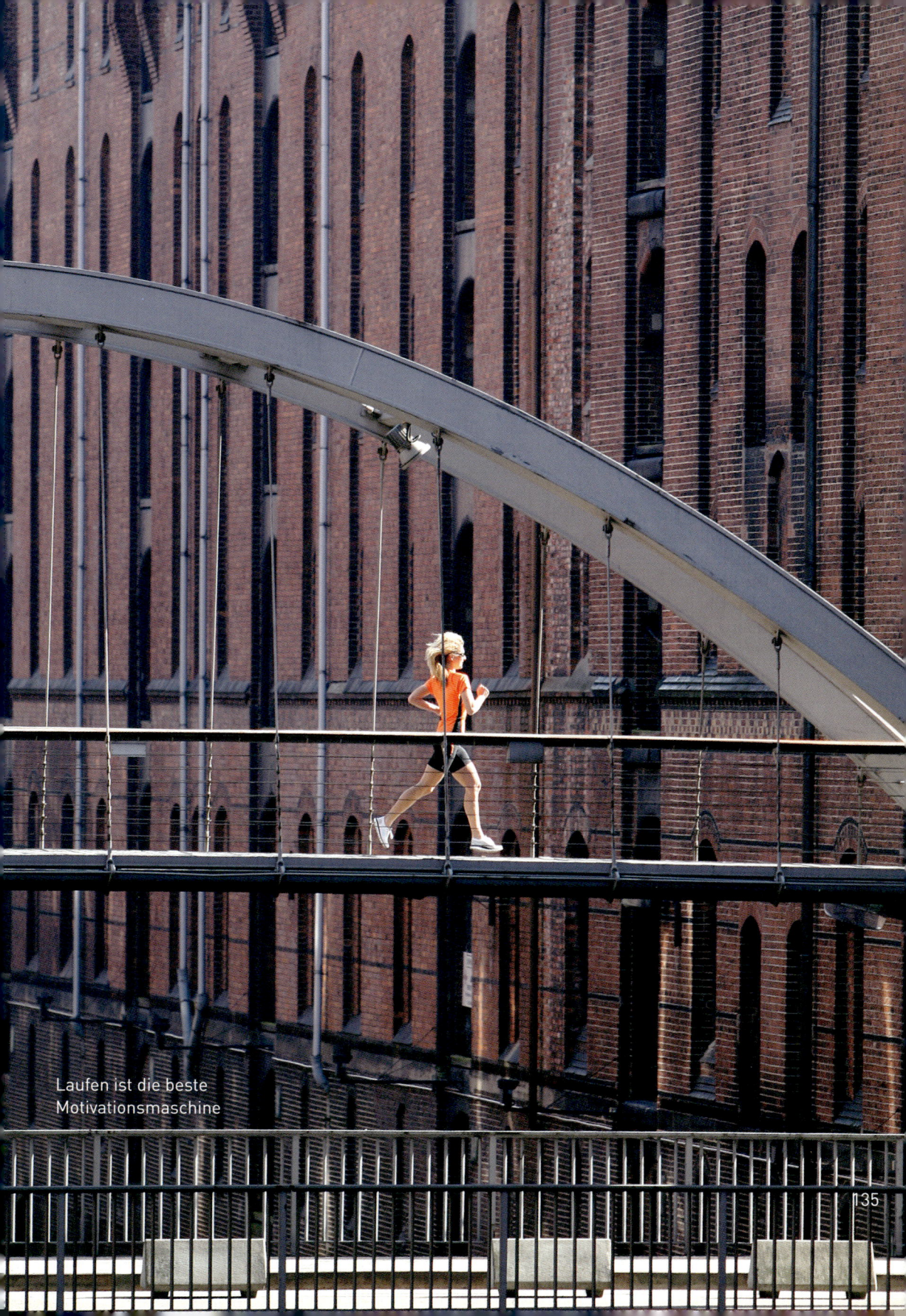

Laufen ist die beste
Motivationsmaschine

Laufen ist eine Motivationsmaschine, die Sie weiterlaufen lässt.

findet sich ein gemeinsamer Nenner der Erfolgsmenschen: Sie laufen. Das internationale Management läuft. Die besten Jobs werden immer wieder von Menschen besetzt, die aus dem Leistungssport stammen. Personalabteilungen achten bei der Besetzung von Stellen auf sportliche Aktivität. Denn Läufer sind belastbarer, leistungsfähiger, teamfähiger, motivierter und somit produktiver. Sich für das Vorstellungsgespräch zu sagen, dass man künftig den ganzen Tag lächeln will, um endlich positiver auf sein Umfeld zu wirken, verfängt eben wenig. Die Eigenschaften, die Sie als „Macher" auszeichnen, liegen tiefer und basieren auf einer ganzheitlichen Entwicklung von Körper und Geist. Diese erreichen Sie durch natural running.

Motivationsmaschine Laufen

Laufen ist der Schlüssel. Durch Laufen werden Sie automatisch zum lösungsorientierten Erfolgstypen – mit dem ersten Tag, an dem Sie die Laufschuhe schnüren. Sie haben sich entschieden zu laufen, und ab diesem Moment beginnt ein sich selbst unterhaltender Prozess von positiven Verstärkungen. Laufen ist eine Motivationsmaschine, die Sie weiterlaufen lässt. Die Ihre körperliche und geistige Entwicklung vorantreibt. Und diese Motivationsmaschine Laufen wirkt dauerhaft, weil sie auf Ehrlichkeit beruht und sofort wirkt.

Was passiert, wenn eine Motivationsmaschine nicht hält, was sie verspricht, und nicht sofort wirkt? Das können Sie an Grünkernbratlingen nachvollziehen. Die Gesundheitsapostel empfehlen sie immer wieder den übergewichtigen Fast-Food-Essern, weil Grünkernbratlinge viel gesünder sind und angeblich auch besser schmecken.

Gegessen werden sie aber primär aufgrund des schlechten Gewissens. Für zwei Wochen – spätestens dann ist es vorbei mit der Gesundheitsattacke. Grünkernbratlinge sind eben keine gute Motivationsmaschine. Sie schmecken nicht, und man bemerkt keinen Effekt.

Laufen wirkt sofort

Laufen ist anders. Sie wollen es immer wieder tun. Das liegt daran, dass Laufen, anders als Grünkernbratlinge, sofort wirkt. Laufen tut Ihnen unmittelbar gut. Es ist Ihre natürliche Bewegungsform. Sie brauchen es. Sie wollen draußen sein. Sie wollen frei sein. Sie wollen sich spüren. Und Laufen wirkt nachhaltig: Sie kommen mit viel Sauerstoff im Blut nach Hause, springen unter die Dusche und sind frisch für den Tag. Deshalb funktioniert es. Laufen belohnt Sie. Sofort und im Nachhinein.

Das ist die positive Verstärkung: Sie haben sich entschieden, dass Sie laufen, und fühlen sich danach aufgrund Ihrer ureigenen Entscheidung besser als vorher. Sie merken, dass Ihre Entscheidungen positive Effekte haben. Das lernen Sie. Und da man diese Tatsache auch auf andere Bereiche übertragen kann, sind Sie auf dem besten Weg zum Macher. Denn Laufen schult auch eine weitere Eigenschaft, die sich im Leben bezahlt macht. Es schult Ihre Disziplin.

Spaß an der Disziplin

Ja, man braucht manchmal Disziplin, wenn das Wetter nicht so gut ist oder es morgens regnet. Hier helfen auch keine Überredungskünste und Autosuggestionswettbewerbe im Sinne von „Eigentlich ist das Wetter gut. Ich freue mich darauf rauszugehen." Sie freuen sich? Bei zwei Grad plus und Niesel-

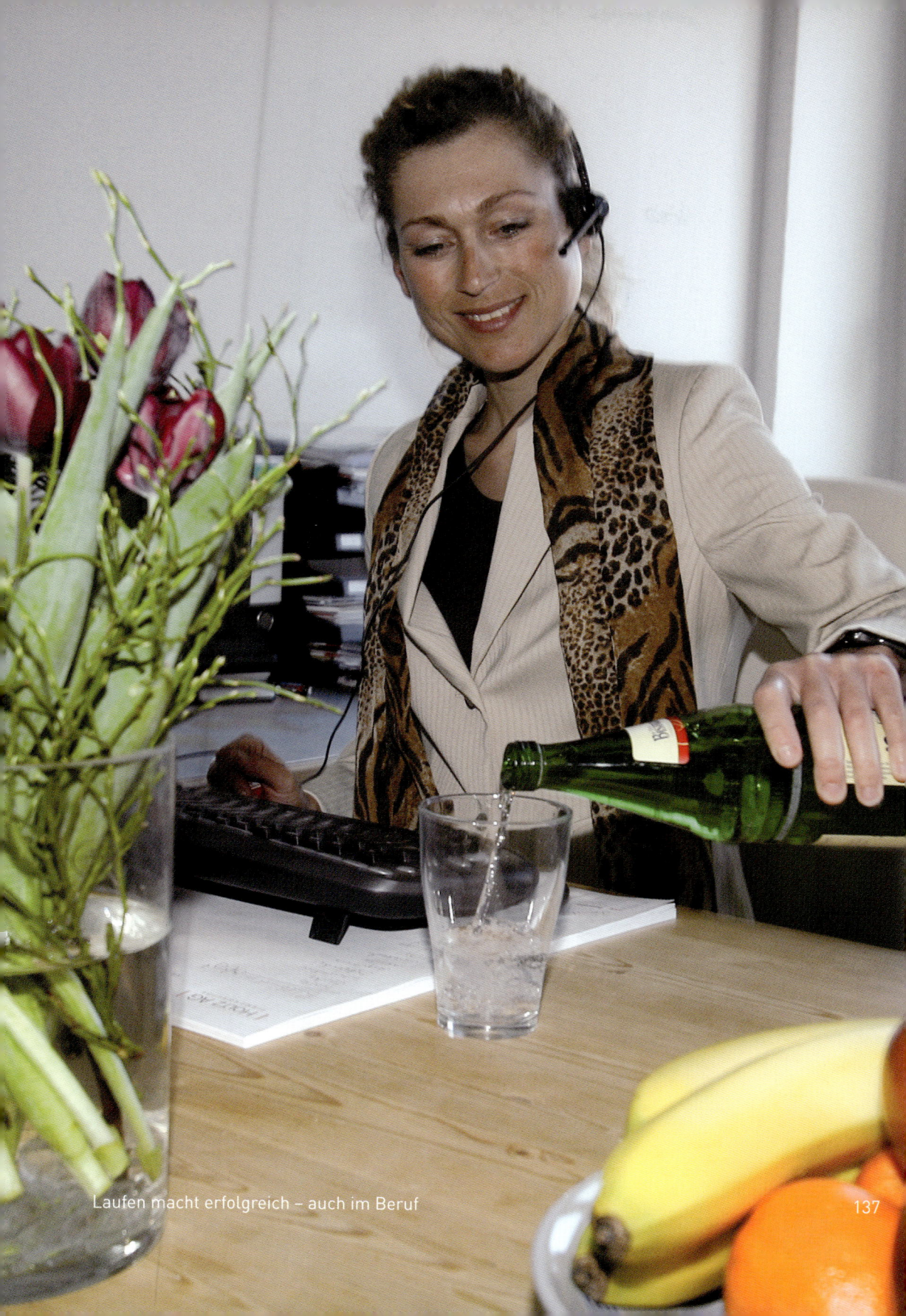

Laufen macht erfolgreich – auch im Beruf

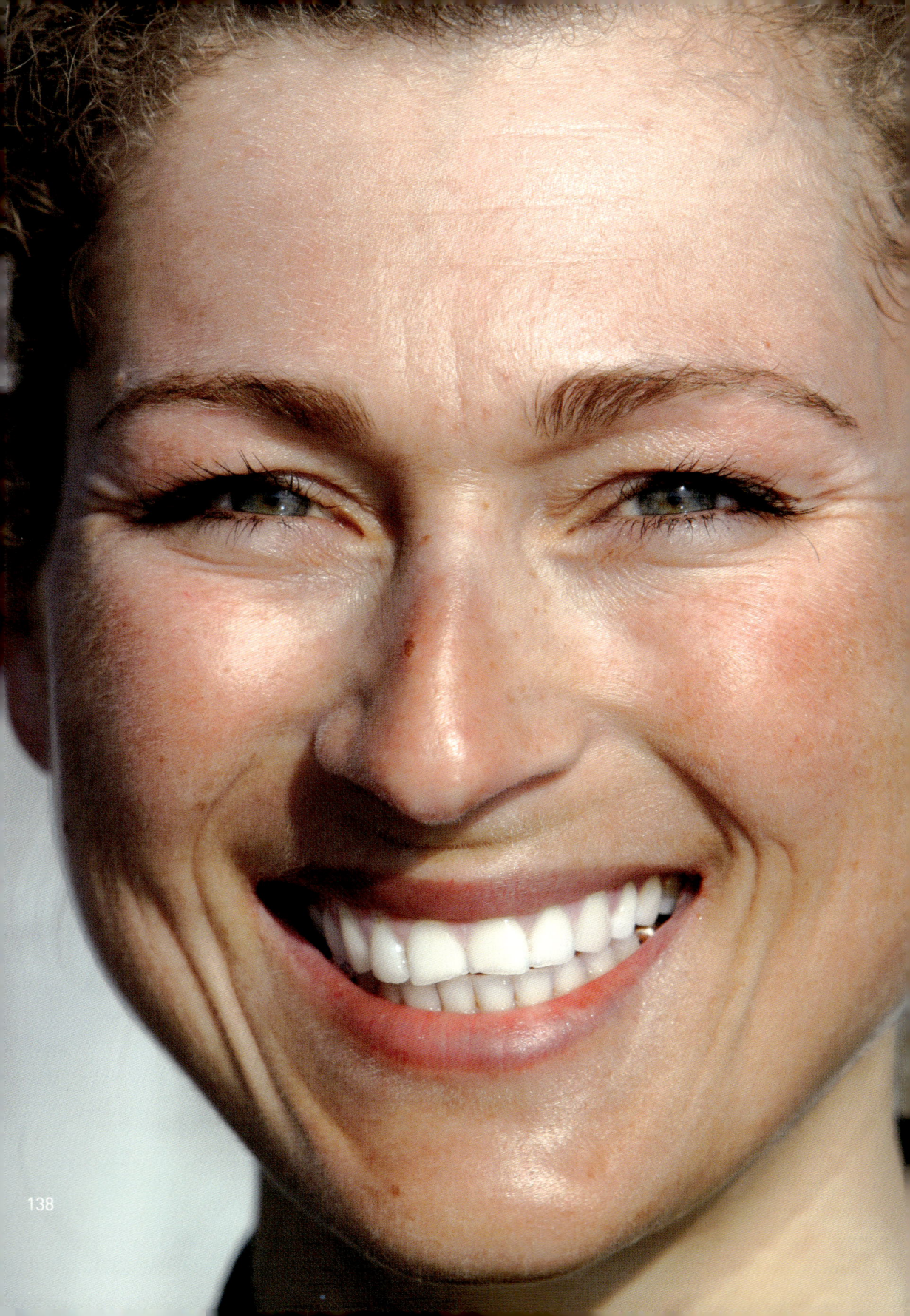

regen im Dunkeln rauszugehen? Das ist doch nicht Ihr Ernst!

Aber Sie wissen, dass es ein großartiges Gefühl gibt, wenn Sie erst einmal unterwegs sind. Und dass Sie sich nach dem Laufen toll fühlen. Sie freuen sich also auf das Danach und nicht darauf, vor die Tür in den Regen zu treten. Das nehmen Sie nur in Kauf – auf dem Weg zum Ziel. Und da ist er wieder, der sich selbst verstärkende Effekt. Denn Sie lernen jeden Tag neu, dass Ihnen Disziplin Wohlbefinden bringt und nicht das Sitzen auf dem Sofa. Dass Disziplin nicht nur Opfer fordert, sondern ein großes Glücksgefühl und eine Befriedigung mit sich bringt, wenn man die Ziele erreicht hat. Deshalb stellen Personalchefs gerne Läufer ein.

Lachen Sie!

Sie laufen. Und mit dem Laufen kommt das Glücksgefühl danach. Und mit dem Glück kommt das Lachen zurück. Ein ehrliches Lachen und keines, das Ihnen von einem Ratgeberheft empfohlen wurde, um Ihre Mitmenschen zu täuschen und Ihnen vorzugaukeln, Sie seien so positiv und glücklich. Jetzt sind Sie wirklich positiv gestimmt und brauchen gar nicht darüber nachzudenken, ob Sie auf dem Weg zur S-Bahn den Zeitungsverkäufer anlächeln oder nicht. Sie tun es. Und natürlich wird dieses Gefühl reflektiert. Wie man in den Wald hineinruft, so schallt es heraus. Richtig, aber ehrlich muss es sein.

Energie im Überschuss

Laufen gibt Ihnen Energie. Körperlich, weil Sie der Weg in die dritte Etage auf der Treppe nicht mehr außer Atem bringt. Und psychisch, weil eine oder zwei Überstunden Sie nicht mehr an den Rand Ihrer Belastbarkeit bringen. Sie laufen dem Stress davon. Wenn Sie diesen überhaupt noch als solchen empfinden. Das lernen Sie schnell, dass Laufen Sie belastbarer macht. Und Sie wollen nicht mehr aufhören.

Erfolg wird unausweichlich

Mit dem Laufen und diesen neu entdeckten Eigenschaften und Effekten haben Sie Erfolg. Definitiv! Denn das sind die Eigenschaften, die Ihr Chef an Ihnen bewundert, die Ihre Freunde an Ihnen schätzen. Das ist der Grund, warum Ihr Partner Sie attraktiv findet. Ein positiver, erfolgreicher Mensch. Nichts ist erotischer als Erfolg. Eine Floskel? Keineswegs, denn erfolgreiche Menschen haben eine Ausstrahlung. Eine Mischung aus Freundlichkeit und Selbstbewusstsein, basierend auf Erfolg.

Ausstrahlung und Begeisterungsfähigkeit

Laufen gibt Ihnen diese Ausstrahlung. Und diese Ausstrahlung, dieses gewisse Etwas, lässt Sie künftig andere Menschen begeistern und mitreißen. Es fängt schon an, wenn die Kollegen Ihnen berichten, dass sie jetzt übrigens auch anfangen wollen zu laufen. Das heißt nichts anderes als: Ich bewundere dich, ich möchte das auch können. Freuen Sie sich darüber! Manager auf allen Hierarchieebenen laufen, um diese Kraft und Begeisterungsfähigkeit zu entfalten und so ihre Ziele zu erreichen. Deshalb läuft das internationale Management. Und Sie tun es auch.

Interview mit Ralf Klenk

Vorstandsvorsitzender Bechtle AG

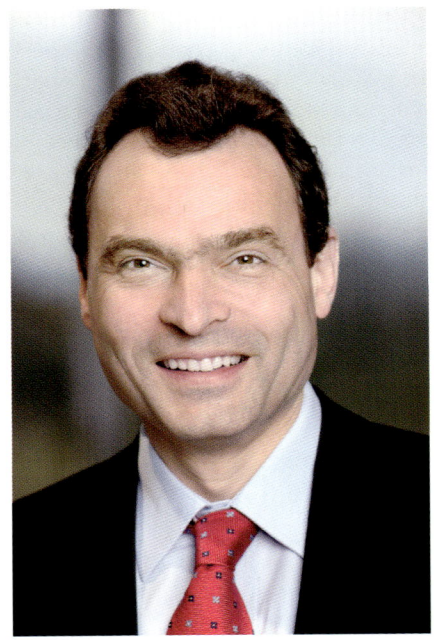

Ralf Klenk ist 48 Jahre alt, verheiratet. Er hat zwei Kinder. Nach einem Maschinenbaustudium wird er 1983 Gründungsgesellschafter von Bechtle, erster und zunächst einziger Mitarbeiter. Heute ist er Vorstandsvorsitzender der börsennotierten Bechtle AG. Mit rund 4.000 Mitarbeitern erwirtschaftet das Unternehmen über 1,2 Milliarden Euro Umsatz.

Guten Tag, Herr Klenk. Sind Sie heute schon gelaufen?
Diese Woche bin ich zweimal gelaufen, heute aber noch nicht.

Sie leiten als Vorstandsvorsitzender ein börsennotiertes IT-Unternehmen. Bleibt da überhaupt noch Zeit für regelmäßiges Training?
Mein Terminplan lässt es leider nicht zu, dass ich täglich laufe. Aber ich strebe trotzdem nach einer gewissen Regelmäßigkeit. Das Laufen ist für mich ja kein Selbstzweck. Neben den Aspekten Fitness und Gesundheit ist es für mich ein idealer Ausgleich zu meiner Arbeit. Ich kann dabei wunderbar abschalten und den Kopf wieder freibekommen. Gerade in Phasen besonderer Anspannung ist das Laufen auch eine Möglichkeit, den Akku aufzuladen und – so kurios es klingt – Energie zu tanken, indem man Energie verbrennt.

Sie leiten nicht nur die Bechtle AG, Sie selbst haben das Unternehmen von der Pike aufgebaut. Hierfür waren großes Durchhaltevermögen und Disziplin erforderlich. Konnten Sie diese Eigenschaften durch Ihr Lauftraining weiterentwickeln?
Zunächst einmal sind diese Disziplin und Beharrlichkeit in beiden Bereichen für den Erfolg entscheidend. Die körperlichen und

Laufen ist für mich ein idealer Ausgleich zu meiner Arbeit.

mentalen Grenzen, die man beim Langstreckenlaufen auslotet, sind aber andere als im Berufsalltag. Die Willenskraft, beispielsweise auch bei Kilometer 35 weiterzumachen, hat viel mit sportlichem Ehrgeiz und Lustgewinn zu tun. Um ein Unternehmen wie die Bechtle AG aufzubauen und am Markt in führender Position zu etablieren, braucht man aber mehr als Willenskraft. Unternehmensführung ist ja mit der Übernahme von Verantwortung für Kapital, vor allem aber für Mitarbeiter, verbunden.

Auch im Laufen packt Sie hin und wieder der Ehrgeiz. Wie schnell ist Ihre Marathonbestzeit?
Meine „aktuelle" Bestzeit habe ich 2006 in Roth mit 3:09 Stunden aufgestellt. Mein erklärtes Ziel ist es, in den nächsten Jahren einmal in weniger als drei Stunden ins Ziel zu kommen.

Ihre Mitarbeiter und Laufkollegen wundern sich, dass Sie dafür nur 50 Kilometer pro Woche gelaufen sind. Was ist Ihr Geheimnis?
Wenn man wie ich nur über wenig freie Zeit verfügt, muss man das Training äußerst effizient gestalten. Es kommt ja nicht nur darauf an, wie viel man läuft, sondern auch auf Laufstil und vor allem Lauftechnik. Auf Seminaren habe ich natural running kennengelernt und damit eine Möglichkeit, auch bei begrenztem Trainingsaufwand gute Ergebnisse zu erzielen.

Unterstützt Ihr Unternehmen die Mitarbeiter, wenn sie neben ihrer Arbeit laufen wollen?
Bechtle stellt ein eigenes Team für den Heilbronner Trollinger-Marathon (Heilbronn ist der Sitz der Bechtle AG, Anm. des Verlags).

Alle Mitarbeiter sind aufgerufen, sich daran zu beteiligen. Wir unterstützen die Mitarbeiter auch in der Vorbereitung auf dieses Ereignis durch die Möglichkeit zur Teilnahme an einem Seminar zum Thema natural running. Im vergangenen Jahr stellte die Bechtle-Gruppe mit über 70 Teilnehmern eines der größten Teams. Und wir laufen nicht hinterher, sondern voraus.

Was versprechen Sie sich davon?
Im Vordergrund steht hier das Gemeinschaftserlebnis. Bei einem Konzern wie Bechtle mit über 60 Standorten ist es wichtig, solche identitätsstiftenden Aktionen zu organisieren. Sogar Mitarbeiter unserer ausländischen Tochtergesellschaften kommen extra für dieses Ereignis nach Heilbronn. Und wenn man die Mitarbeiter dadurch animiert, auch etwas für ihre Gesundheit und Fitness zu tun, vor allem durch das notwendige Training, kann das doch für beide Seiten nur positiv sein.

Sind diese Erfolge messbar?
So etwas lässt sich nicht messen oder in Zahlen ausdrücken. Das persönliche Glücksgefühl und die Zufriedenheit nach einem erfolgreichen Marathon kann man ja auch nicht quantifizieren. Ich bin mir aber sicher, dass sich ein solches Engagement auszahlt, sei es über höhere Motivation der Mitarbeiter, geringere Fluktuation oder auch einen unterdurchschnittlichen Krankenstand. Dabei muss ja nicht jeder gleich einen Marathon laufen. Aber wenn möglichst viele Mitarbeiter den Reiz des Laufens entdecken, haben wir Firmenphilosophie und Fitness ideal kombiniert.

Zehn Tipps
für Ihren Erfolg

1. Betrachten Sie sich als selbstbestimmt!

Betrachten Sie Ihr Leben immer als selbstbestimmt. Natürlich gibt es Schicksalsschläge, die Sie nicht beeinflussen können, aber Sie können stets beeinflussen, ob Sie handeln oder sich fügen. Bedenken Sie: Es gibt immer viele Möglichkeiten, auf eine Situation zu reagieren.

2. Bleiben Sie stets lösungsorientiert!

Circle of Influence oder Circle of Concern? Zermartern Sie sich das Hirn und stehen auf der Stelle oder fangen Sie auch in wenig verheißungsvollen Situationen an zu handeln? Wer sich nicht auf die Probleme konzentriert, sondern auf die Lösungen, wird immer Ansprechpartner, Ideen und Möglichkeiten finden. Bringen Sie den Stein erst mal ins Rollen, dann kommt die Lösung irgendwann von ganz allein.

3. Sehen Sie das Positive!

Am Anfang erschien Ihnen diese Lebensweisheit vielleicht fremd. Aber je mehr Sie laufen, je mehr Sie Ihren Geist schulen, desto eher wird sie Ihnen zur Gewohnheit werden. Man kann wirklich jeder Begebenheit etwas Positives abgewinnen, manchmal allerdings erst später, im Rückblick. Aber auch dann ist es ein gutes Gefühl, sich ohne Zorn zu erinnern – dankbar für das Gute, das damals begonnen hatte.

4. Seien Sie authentisch!

Es ist noch kein Meister vom Himmel gefallen, und es wird etwas Zeit brauchen, bis das Laufen körperliche Effekte hat und bis sich Ihr Denken ändert. Aber egal wie weit Sie gekommen sind, jeder Mensch gleicht einem Pendel und jeder glaubt auch mehr oder weniger an Fremdbestimmung und orientiert sich bisweilen an Problemen. Gestatten Sie sich auch diese Gedanken. Eine aufgesetzte Geisteshaltung, die nicht aus Ihrem Inneren kommt, wird Ihnen niemals helfen. Wenn es einmal gar nicht weitergeht, laufen Sie eine Extrarunde. Das klärt die Sinne!

5. Fragen Sie!

Wer fragt, führt. Eine alte Regel aus der Gesprächsführung. Sie lenken damit das Gespräch viel geschickter als mit Monologen, die Sie aufs Glatteis führen könnten. Fragen hat also nichts mit Schwäche zu tun. Es hat im Gegenteil etwas mit Stärke zu tun, seine Mitmenschen um Rat zu fragen, ihre Meinungen anzuhören und ehrlich zu diskutieren.

6. Verbergen Sie Ihre Schwächen nicht!

Sie haben Schwächen, so wie jeder Mensch, und es gibt Dinge, die Sie nicht können. Nun haben Sie zwei Möglichkeiten: Sie können natürlich versuchen, Ihre Schwächen zu verheimlichen, weil sie Ihnen unangenehm sind. Die meisten Menschen tun das. Aber früher oder später werden die Schwächen entdeckt, und dann wird es peinlich. Sie können aber auch von Anfang an zu Ihren Schwächen und Fehlern stehen, was die uneingeschränkten Vorteile hat, dass man Sie später nicht entlarven wird, dass Sie keine Energie mit der Verheimlichung vergeuden und dass Sie größten Respekt und Anerkennung bekommen werden. Das Zugeben von Fehlern ist sympathisch und macht Sie menschlich. Trauen Sie sich!

7. Entwickeln Sie sich!

Ich kenne einen erfolgreichen Geschäftsmann, der jede Firma, die mit ihm koope-

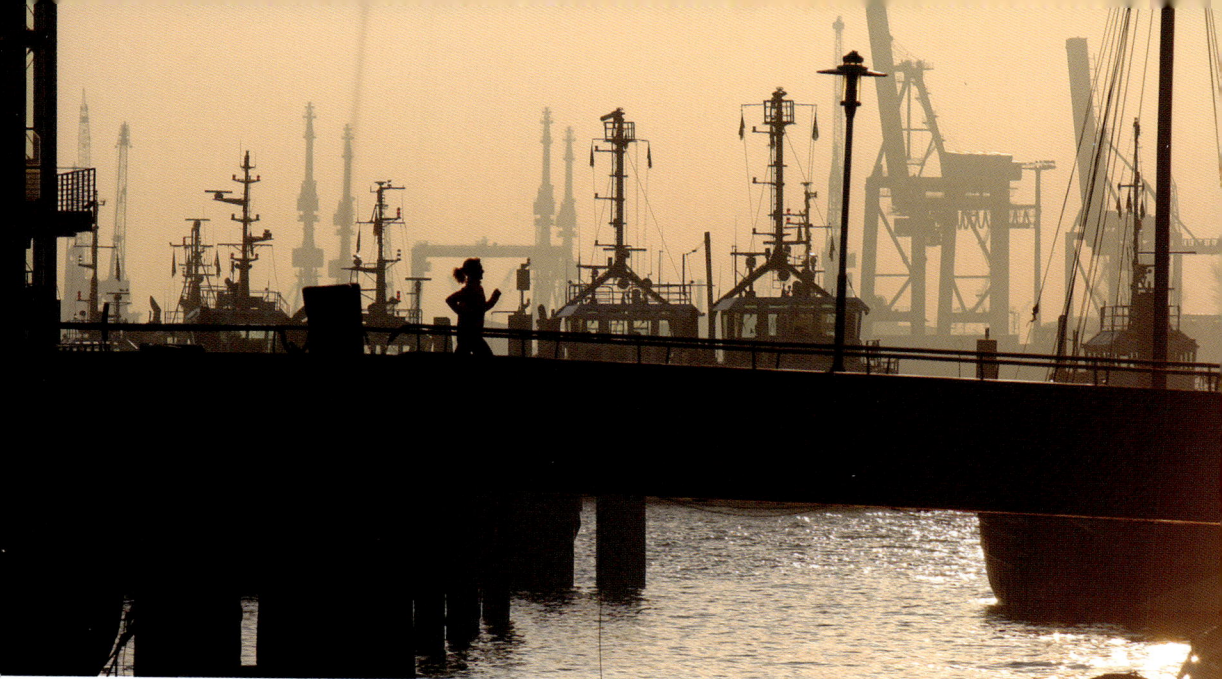

riert, nach zwei Jahren auf den Prüfstand stellt. Er möchte ihre Entwicklung sehen. Stagniert die Firma auf dem Niveau, auf dem er sie vor zwei Jahren kontaktiert hat, so trennt er sich von ihr. Wohlgemerkt, ohne dass sie sich verschlechtert oder gar Fehler gemacht hätte. Für ihn ist Stillstand ein Rückschritt. Er erwartet einen offenen (Firmen-)Geist. Nicht auf der Stelle zu stehen ist eine Schlüsselqualifikation in unserer modernen Welt. Bleiben Sie am Ball, so bleiben Sie auch für Ihr berufliches und privates Umfeld interessanter.

8. Kümmern Sie sich um andere!

Kümmern Sie sich vor allem um die Schwächeren. Die Stärkeren, in deren Umfeld Sie sich sonnen könnten, benötigen Ihre Hilfe nicht. Jedes große Wirtschaftsunternehmen setzt im 21. Jahrhundert auf Charity-Aktionen. Denn solche Dinge geben, im Kleinen wie im Großen, etwas Positives zurück. Auch wenn es manchmal etwas länger dauert. Je weniger Sie es erwarten, desto eher geschieht es. Dann macht sich die Hilfe bezahlt.

9. Seien Sie großzügig!

Positive und negative Dinge gleichen sich auf lange Sicht immer wieder aus. Es ist wirklich wesentlich charmanter, dem Kollegen das Essen zu bezahlen, ohne ihm sofort einen verbalen Schuldschein über das Geld auszustellen. Und wenn er am nächsten Tag vergessen hat, Ihnen die drei Euro wiederzugeben? Sei's drum. Irgendwann stehen Sie selbst einmal ohne Geldbeutel da. Das gilt im Kleinen wie im Großen und im materiellen wie im immateriellen Bereich. Dem Freund beim Umzug helfen oder ins Kino gehen? Wenn Sie im Leben vorankommen wollen, dann pflegen Sie Ihr Netzwerk. Die Entscheidung, beim Umzug zu helfen, dürfte Ihnen leicht fallen.

10. Seien Sie nachsichtig!

Jähzorn und Unnachsichtigkeit sind keine entzückenden Charaktereigenschaften. Für Ihre Mitmenschen sind sie eine Belastung. Für die Stimmung in Ihrem Umfeld sind sie Gift, und für Ihr eigenes Seelenheil sind sie mindestens genauso schlimm. Und mal ehrlich: Haben Sie selbst noch keinen großen Fehler gemacht? Andere verletzt, obwohl Sie eigentlich gar nicht wollten? Es gibt immer zwei Seiten der Medaille, immer zwei Versionen der Geschichte. Erleben Sie Ihren Zorn, wenn man Sie verletzt hat, aber spüren Sie auch, wie er verschwindet. Und seien Sie dann großzügig genug, um zu verzeihen.

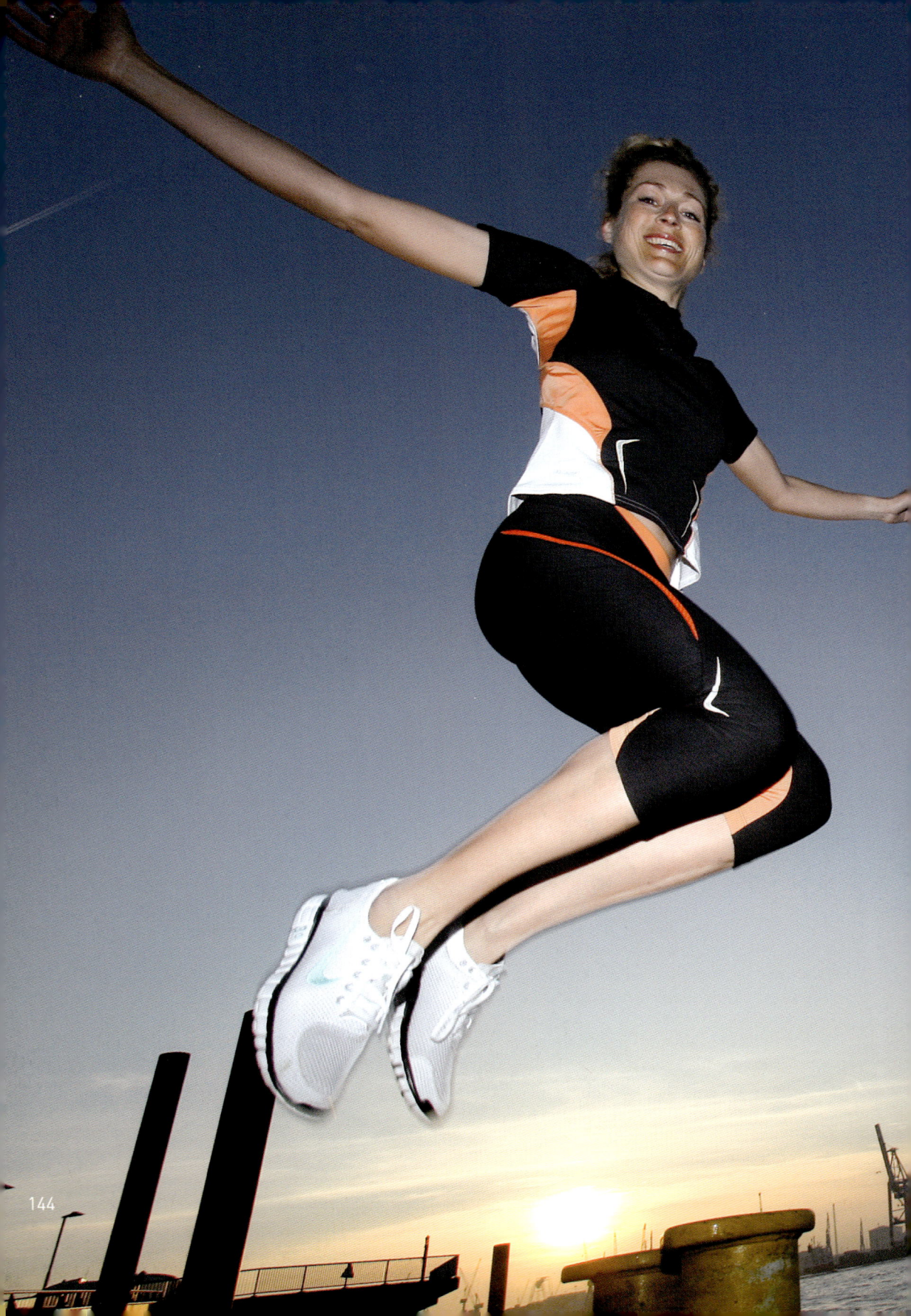

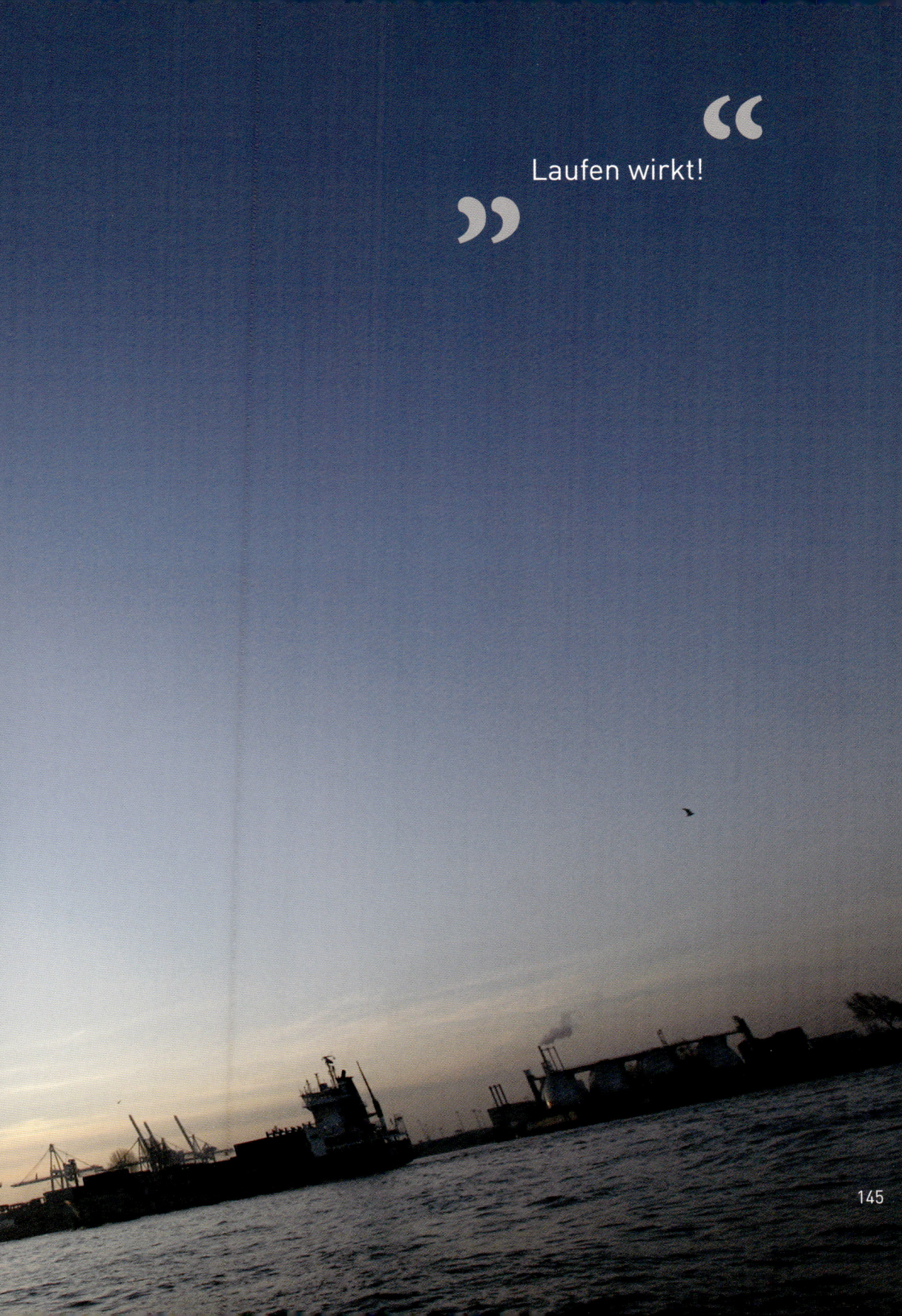

„ Laufen wirkt! "

Anhang:
Gesundheit und Laufen

Das Buch ist fast zu Ende. Sie sind natural runner, und Ihr Leben hat eine neue Facette bekommen. Aber vorzeitig möchte ich mich nicht aus der Pflicht nehmen, denn obwohl Läufer sich einer besseren Gesundheit erfreuen als Bewegungsmuffel, können auch sie erkranken. Außerdem gibt es chronische Erkrankungen wie Diabetes mellitus oder Asthma bronchiale, die bei der Sportausübung, genauso wie Halsschmerzen oder

Knieprobleme, Fragen aufwerfen. Bevor wir uns den häufigsten Beschwerden widmen, lesen Sie bitte ein paar allgemeine Hinweise zu orthopädischen Beschwerden bei Läufern.

Krank oder Zipperlein
Wann sind Sie wirklich krank? Wann brauchen Sie professionelle Hilfe? Nicht jedes Zipperlein an Knochen, Sehnen und Bändern muss Sie zwangsläufig zum Arzt führen. Gerade wenn Sie mit dem Laufen erst beginnen, sind kleine Startschwierigkeiten ganz normal. Da zwickt unvermittelt das Knie, da tut aus heiterem Himmel der Vorfuß weh und kribbelt. Meist sind dies Kleinigkeiten, die auf die neue Belastung des Bewegungsapparats zurückzuführen sind. Wenn die Sehnen die Belastung noch nicht gewöhnt sind, reagiert Ihr Körper mit Schmerz. Das ist eine gewünschte Reaktion, die Sie vor Überlastung warnt.

Die Sehnen hinken hinterher
Das Herz-Kreislauf-System und die Muskeln passen sich stets schneller an als die Knochen, Sehnen und Bänder. Deshalb hinkt der Bewegungsapparat in seiner Entwicklung immer einige Wochen hinterher und ist anfälliger für Anfangsüberlastungen. Wenn Sie Schmerzen spüren, machen Sie eine kurze Laufpause von wenigen Tagen. Sind die Probleme dann verschwunden, können Sie Ihr Training an gleicher Stelle fortsetzen. Wenn die Probleme immer wiederkommen, sollten Sie sich sportorthopädisch beraten lassen.

Symptom- oder Ursachenbekämpfung?
Nur Ihr Arzt kann Sie untersuchen und entsprechend behandeln. Wichtig dabei ist aber, und hierbei ergibt sich neben der Verantwor-

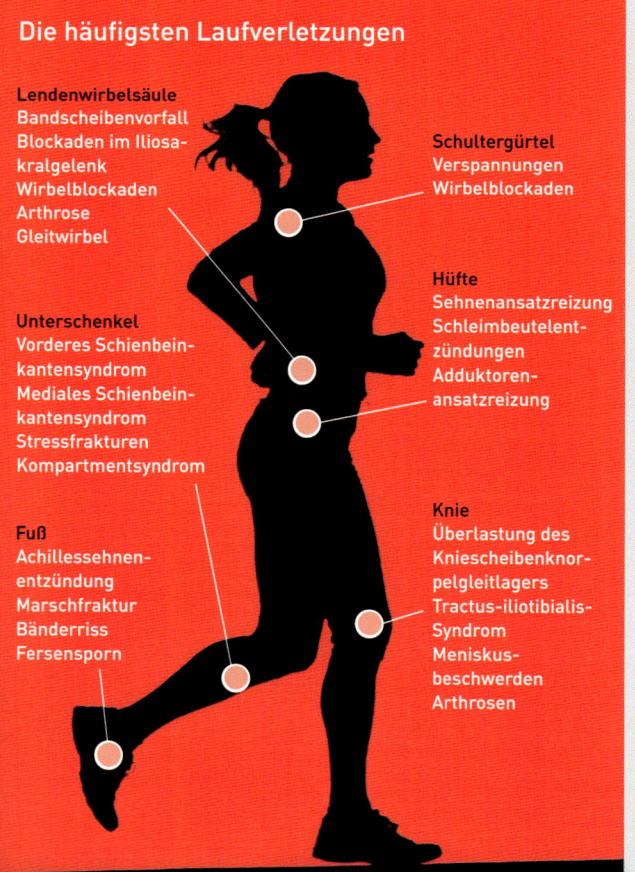

Die häufigsten Laufverletzungen

Lendenwirbelsäule
Bandscheibenvorfall
Blockaden im Iliosakralgelenk
Wirbelblockaden
Arthrose
Gleitwirbel

Unterschenkel
Vorderes Schienbeinkantensyndrom
Mediales Schienbeinkantensyndrom
Stressfrakturen
Kompartmentsyndrom

Fuß
Achillessehnenentzündung
Marschfraktur
Bänderriss
Fersensporn

Schultergürtel
Verspannungen
Wirbelblockaden

Hüfte
Sehnenansatzreizung
Schleimbeutelentzündungen
Adduktorenansatzreizung

Knie
Überlastung des Kniescheibenknorpelgleitlagers
Tractus-iliotibialis-Syndrom
Meniskusbeschwerden
Arthrosen

tung des Arztes auch eine Eigenverantwortung für den Läufer, dass beide Seiten effektiv an der Problemlösung arbeiten und nicht nur eine Beschwerdelinderung herbeiführen. Ich möchte Ihnen das an einem Beispiel verdeutlichen: Wenn ein Läufer Achillessehnenprobleme hat, die aufgrund einer Fehlbewegung im Sprunggelenk bei schlechter Schuhversorgung aufgetreten sind, so ist es möglich, diese Beschwerden mit Salben, Tabletten und Eisanwendungen zu lindern. Aber die Beschwerden kommen natürlich immer wieder, wenn der Läufer weiter mit falschem Bewegungsablauf und falschen Schuhen trainiert.

Bewegungsanalysen dienen der Ursachenforschung

Bei einer Achillessehnenentzündung wie auch bei anderen Verletzungen sollte die Ursache erforscht werden. Hierfür bedienen Sie sich der qualifizierten Beratung in einem Bewegungsanalyseinstitut. Dort sitzen die Experten für die Analyse von Laufbewegung, Lauftechnik und Schuhversorgung. Die Bewegungsanalyse sollte Basis für das Behandlungskonzept des Arztes und Physiotherapeuten sein.

> ### Institute in Ihrer Nähe
> Ein von mir geschultes Bewegungsanalyseinstitut in Ihrer Nähe finden Sie unter www.natural-running.com.

Bänderriss am Sprunggelenk

Es dämmert schon, als Sie gerade Ihre Runde durch den Wald beenden wollen. Heute war es ganz schön anstrengend, denken Sie und schieben dies auf den Stress in der Firma. Sie freuen sich schon auf die Dusche nach Ihrem Herbstlauf, da merken Sie eine pfeilschnelle Bewegung Ihres rechten Fuß auf einer Wurzel. Zuerst erschrecken Sie sich nur und spüren noch gar nichts, dann kommt langsam ein dumpfer Schmerz. Gott sei Dank, Sie sind gleich zu Hause und humpeln die letzten paar hundert Meter. Sie ziehen Ihre Laufschuhe aus und erschrecken: Der ganze Knöchel ist dick und blau. Außerdem tut es langsam aber sicher richtig weh, wenn Sie den Fuß bewegen.

PECH

Das hört sich nach einem Bänderriss an. Die richtige Soforthilfe erfolgt nach dem PECH-Schema: Pause - Eis - Compression - Hoch. Ihr Fuß wird sofort ruhig gestellt. Lassen Sie sich Eiswürfel mit etwas Wasser in einer Tüte reichen und kühlen Sie damit Ihren Fuß. Umwickeln Sie den Fuß mit einer elastischen Binde und lagern Sie ihn hoch.

Solche Bänderrisse entstehen bei einer plötzlichen Krafteinwirkung in Richtung der Fußaußenkante. Zum Beispiel wenn Sie auf einer Wurzel umknicken. Die Bänder des Außenknöchels werden überdehnt und reißen. Dabei müssen nicht alle Bänder auf einmal reißen, es können auch nur ein oder zwei der drei Bänder geschädigt sein. Das umgebende Bindegewebe und kleine Blutgefäße werden überdehnt und geschädigt. So kommt es zu Schwellung und Bluterguss besonders an der Außenseite des Knöchels und zu Schmerzen bei aktiver und passiver Bewegung des Fußes.

Suchen Sie einen Arzt auf! Dieser wird im Zweifelsfall durch eine Röntgenaufnahme sicherstellen, dass Sie sich nichts gebrochen

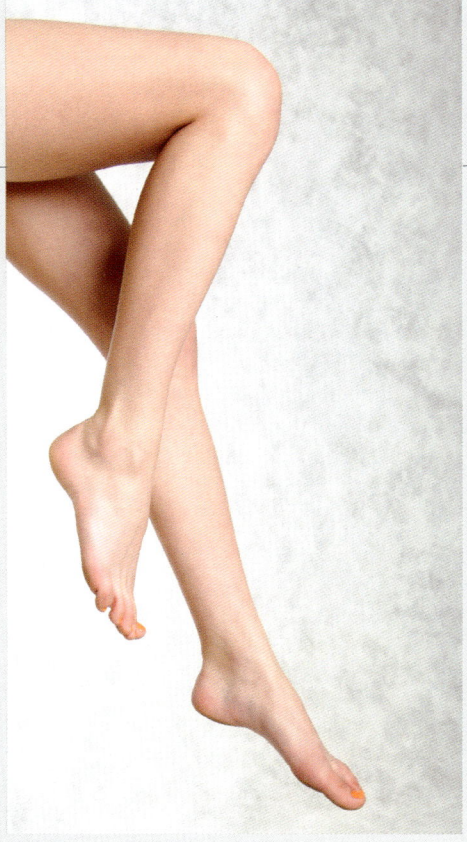

Das Läuferknie

Erst war da so ein Spannungsgefühl nach dem Laufen, dann zwackte es beim Treppensteigen und beim Bergablaufen. So ein Ärger, dachten Sie noch, ich hatte doch sonst nie was am Kniegelenk. Jetzt kommen Sie vom Training zurück und haben das Gefühl, das Gelenk ist sogar etwas dick geworden und plötzlich ganz warm. So ein Mist, Laufen können Sie so nicht mehr, und die Schmerzen werden auch immer stärker. Sie haben aus der Apotheke noch eine kühlende Sportsalbe im Bad liegen, die schmieren Sie erst mal drauf und nehmen sich einen Eisbeutel. Am besten mit Eiswürfeln im Wasser in einer Tüte. Das lindert die Schmerzen.

Der Knorpel ist überlastet

Sie überlegen, wie das passieren konnte. Sie haben sich nicht gestoßen und hatten auch keinen Unfall. Trotzdem kommt plötzlich dieser Schmerz. Die Beschwerden hören sich nach einem klassischen chondropathischen Reizknie an. Man nennt es in Medizinerkreisen auch das Läuferknie, weil Jogger sehr häufig mit solchen Beschwerden den Arzt aufsuchen. Beim chondropathischen Reizknie handelt es sich um einen Reizzustand des Kniegelenks, besonders des Kniescheibenknorpelgleitlagers und der Gelenkinnenhaut. Der Knorpel ist anders als bei der Arthrose noch nicht schwer geschädigt und aufgerieben, sondern lediglich leicht beschädigt und vor allem akut überlastet.

Keine Bewegungsanalyse, keine Therapie

Sie sollten in den nächsten Tagen einen Arzt aufsuchen, der mit einer Röntgenaufnahme klärt, ob nicht doch eine Arthrose für die Schmerzen verantwortlich zeichnet. Das ist

haben. Wenn keine Operation notwendig ist, wird Ihr Arzt Ihnen eine Schiene für das Sprunggelenk verordnen, die Sie sechs Wochen tragen müssen. Bereits zum Ende der Behandlung hin sollte ein Physiotherapeut mit Ihnen die Koordination schulen. Mit Übungen zur Verbesserung der Kraft wird der Unterschenkel stabilisiert, und durch die Schulung der Koordination lernen Sie, auf unebenen Untergründen besser zu reagieren. Regelmäßiges Barfußlaufen am Ende Ihres Trainings ist ebenfalls eine perfekte Übung für Ihren Stellungssinn. Für Läufe auf unebenen Untergründen wählen Sie bitte künftig flache und flexiblere Schuhe, damit Ihr Körper besser auf den Untergrund reagieren kann. Klobige, schwere Schuhe mit dicker Sohle stabilisieren Sie nicht, sondern machen ein Umknicken noch wahrscheinlicher.

selten der Fall, meist ist es eine Folge des „sitzenden" Laufstils, mit schlechter Hüftstreckung durch eine schwache Hüft- und Gesäßmuskulatur. Außerdem findet man oft eine Abschwächung am vierköpfigen Oberschenkelstrecker. Dann weicht die Kniescheibe nach außen aus. Es ist sinnvoll, diese Verdachtsmomente in einer professionellen Bewegungsanalyse mit Videokameras auf dem Laufband zu überprüfen, um Training, Schuh- und Einlagenversorgung darauf abstimmen zu können. Nur so erreichen Sie gemeinsam mit Ihrem Arzt eine dauerhafte Problemlösung. Außerdem sollten Sie dringend Ihre Lauftechnik schulen. Meist sind ein kniebelastender Laufstil und ein falscher Fußaufsatz mit einer Überbeweglichkeit im Sprunggelenk Auslöser der Schmerzen.

Als Sofortmaßnahme wird der Arzt Sie die Eisanwendungen fortsetzen lassen und Krankengymnastik empfehlen. Stabilisierende Kniebandagen sind keine Lösung auf Dauer. Trainieren Sie Ihre Muskulatur und Technik entsprechend den Ergebnissen der Bewegungsanalyse. Entzündungshemmende Salben wie „Voltaren Emulgel" können die Schmerzen lindern.

> ### Zurückhaltende Therapie
> Cortisonspritzen sind hier nicht notwendig!

Stechende Schmerzen an der Knieaußenseite

Sie laufen seit ein paar Wochen etwas öfter. Es ist Urlaubszeit, Sie haben mehr Zeit, und es tut Ihnen einfach gut. Die Kraftübungen haben Sie in den letzten Monaten zugunsten längerer Laufeinheiten gekürzt. Jetzt sind Sie wieder auf Ihrer Runde, und was Sie nicht wahrhaben wollten, können Sie nun nicht mehr ignorieren: Die Schmerzen am Kniegelenk werden langsam unerträglich, und wenn Sie ehrlich zu sich selbst sind, dann humpeln Sie sogar ein bisschen. Es sticht bei jedem Schritt wie mit dem Messer in Ihrem Kniegelenk. Wenn Sie draufdrücken, dann ist der Hauptschmerzpunkt am äußeren Kniegelenk etwas oberhalb des Gelenksspalts.

An genau dieser Stelle befindet sich ein Schleimbeutel, über den hinweg eine Sehnenplatte vom Becken zum Schienbein verläuft. An der Außenseite des Oberschenkels läuft diese straff über den äußeren Oberschenkelknorren und eben diesen Schleimbeutel hinweg. Wenn der Schleimbeutel sich entzündet, dann wird jeder Schritt unangenehm, vor allem, wenn Sie Ihr Kniegelenk um zirka 40 Grad beugen.

Sie gehen nach Hause und machen erst einmal eine Pause. Gehen Sie zum Eisfach Ihres Kühlschranks, nehmen Sie sich einen Eiswürfel und massieren Sie damit die schmerzende Stelle.
Bei nächster Gelegenheit suchen Sie bitte einen Sportarzt auf. Er wird Sie untersuchen und besonders auf ein O-Bein achten. Diese Fehlstellung führt genauso wie Fehlbewegungen des Sprunggelenks (Überpronation) zu einer Überlastung im Bereich des Schleimbeutels und somit zur Entzündung.

Druckschmerz an dieser Stelle des äußeren Knies ist für den Arzt ein wichtiger Hinweis für seine Diagnose. Zur Sicherheit wird er Röntgenuntersuchungen veranlassen und Kernspintomografien anfertigen, um andere Kniegelenkerkrankungen wie einen Meniskusverschleiß auszuschließen. Doch schon vorher wird er ein sogenanntes Tractus-iliotibialis-Syndrom vermuten.

Zur Soforthilfe bei akuten Schmerzen wird er Ihnen Eisanwendungen und eine elektrophysikalische Therapie (z. B. Ultraschallbehandlung) durch einen Physiotherapeuten empfehlen. Entzündungshemmende Salben wie „Voltaren Emulgel" und entsprechende antientzündliche Medikamente wie „Voltaren" oder „Celebrex" können die Behandlung unterstützen. Sie sollten genauso wie Spritzen mit Homöopathika („Traumeel") und Cortison erst dann erfolgen, wenn mithilfe einer Bewegungsanalyse nach den Ursachen geforscht wird.

Denn auch beim Tractus-iliotibialis-Syndrom sind nicht alle auslösenden Faktoren im Stand oder im Liegen sichtbar. Oftmals sind Fehlbelastungen nur in der Bewegung vorhanden und müssen durch eine Bewegungsanalyse sichtbar gemacht werden. Ihr Arzt wird Trainingsempfehlungen an den Physiotherapeuten weitergeben und die Schuh- und Einlagenversorgung entsprechend anpassen lassen.

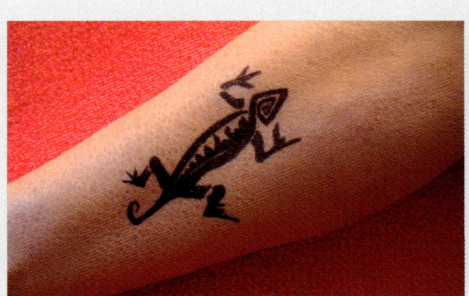

> ### Wärme hilft
> Bei chronischen Schmerzen haben sich Wärmeanwendungen bewährt.

Schmerzen an der vorderen Schienbeinkante

Sie laufen noch gar nicht so lange, und trotzdem stellen sich zunehmend hartnäckige Schmerzen an der vorderen Schienbeinkante ein, wenn Sie laufen. So schlimm wie bei dieser Laufrunde war es aber noch nicht. Die Schmerzen hatten sich in den letzten Wochen langsam aufgebaut. Immer wenn Sie losliefen, schmerzte nach kurzer Zeit Ihre Schienbeinkante. Direkt vorne am Schienbeinknochen. Nach einer halben Stunde Bewegung wurde es eigentlich besser, aber wenn Sie dann nach Hause kamen und sich in Lederschuhen auf dem Weg zur Arbeit machten, dann tat es auf dem Weg zum Bus erst richtig weh.

Lauftechnikübungen haben Sie bisher noch keine gemacht, und Ihre Schuhversorgung wurde auch noch nicht überprüft und angepasst. So etwas Blödes, denken Sie. Jetzt habe ich gerade mit dem Training begonnen, und schon stellen sich Probleme ein. Sie können heute noch nach Hause laufen, ahnen aber, dass es diesmal von allein nicht mehr besser wird.

Das, was Sie hier spüren, ist ein klassisches vorderes Schienbeinkantensyndrom. Die Knochenhaut an der vorderen Kante des dreieckigen Schienbeinknochens hat sich entzündet. Nehmen Sie sich einen Kühlakku oder einen Eiswürfelbeutel mit Wasser und kühlen Sie die Schienbeinkante. Das wird Ihnen guttun. Dieses Problem zu lösen ist nicht schwierig, man muss nur genau wissen, woher der Schmerz rührt.

Senkfuß oder Fersenläufer?

Gehen Sie am nächsten Tag zum Arzt, der mit einem beherzten Griff an Ihr Schienbein diesen fiesen Schmerz auslösen kann, der Ihnen seit einiger Zeit den Spaß am Laufen verdirbt. Er wird sich nun Ihre Füße genau angucken. Haben Sie einen Senkfuß? Ihr Arzt wird außerdem einen Blick auf Ihren Laufschuh werfen. Ist dieser an der Ferse regelrecht abgeschliffen, dann zeigt dies an, dass Sie forciert auf der Ferse landen. Wenn der Laufschuh dann noch einen Absatz durch ein dickes Dämpfungssystem hat, dann wird die Schienbeinmuskulatur durch übermäßigen Muskelzug beim Abrollen des Fußes überlastet. Die Knochenhaut im Ursprungsbereich der Muskulatur ist entzündet und schmerzt.

Bilddiagnose
Bei fortdauernden Problemen wird Ihr Arzt eine Röntgenuntersuchung oder Kernspintomografie zum Ausschluss eines Ermüdungsbruches anfertigen lassen.

Als Soforthilfe im akuten Stadium sollten Sie eine Laufpause von ein bis zwei Wochen einlegen und sich mit Eisanwendungen selbst helfen. Ihr Arzt wird Ihnen elektrophysikalische Therapie durch Ihren Physiotherapeuten verschreiben. Zusätzlich können Sie entzündungshemmende Salben und Medikamente wie „Voltaren" auftragen oder einnehmen.

Zunächst muss nach den Ursachen geforscht werden. Erste Hinweise auf mögliche Technik- und Materialfehler folgen aus der Beurteilung des Laufschuhs und des Fußgewölbes. Nun muss die Laufbewegung analysiert werden. Wenn Sie mit langen Schritten vor dem Körperschwerpunkt auftreten und die Zehen in der Landephase stark nach oben ziehen, dann müssen Sie auf flachere Schuhe ausweichen und unbedingt Ihre Lauftechnik schulen. Sie müssen lernen, den Fuß flach am Körperschwerpunkt aufzusetzen. So lassen sich Ihre Beschwerden ursächlich beheben. Bei einem Senkfuß wird Ihr Arzt Ihnen zunächst orthopädische Einlagen verschreiben, die Ihr Fußgewölbe stützen und so zur Schmerzfreiheit führen. Langfristig ist aber dringend ein Aufbautraining für die Fußmuskulatur zu empfehlen, damit Ihr Fuß sich wieder selbst stützt und nicht immer weiter geschwächt wird.

Hausmittel wirken
In chronischen Fällen mit fortbestehenden leichten Beschwerden oder nach dem Wiedereinstieg ins Training können feuchte Hitzeanwendungen (heiße Wärmflasche in einem feuchten Handtuch) die Beschwerden verringern. Diese Anwendungen sollten vor und nach dem Training erfolgen.

Schmerzender Spreizfuß
Das Leben im Business ist für Damenfüße nicht einfach. High Heels für den perfekten Look sind unverzichtbar. Gott sei Dank haben Sie den Laufsport als Ausgleich für sich entdeckt. Das machen Sie jetzt seit einigen Wochen. Aber dieses Gefühl, dass Sie von langen Geschäftsreisen auf High Heels kennen, stellt sich jetzt plötzlich auch beim Laufen ein. Sie spüren einen brennenden Schmerz unter dem Fußballen. Je länger Sie laufen, desto tauber werden außerdem die Zehen im Schuh. Der Vorfuß fühlt sich an wie in Watte gepackt.

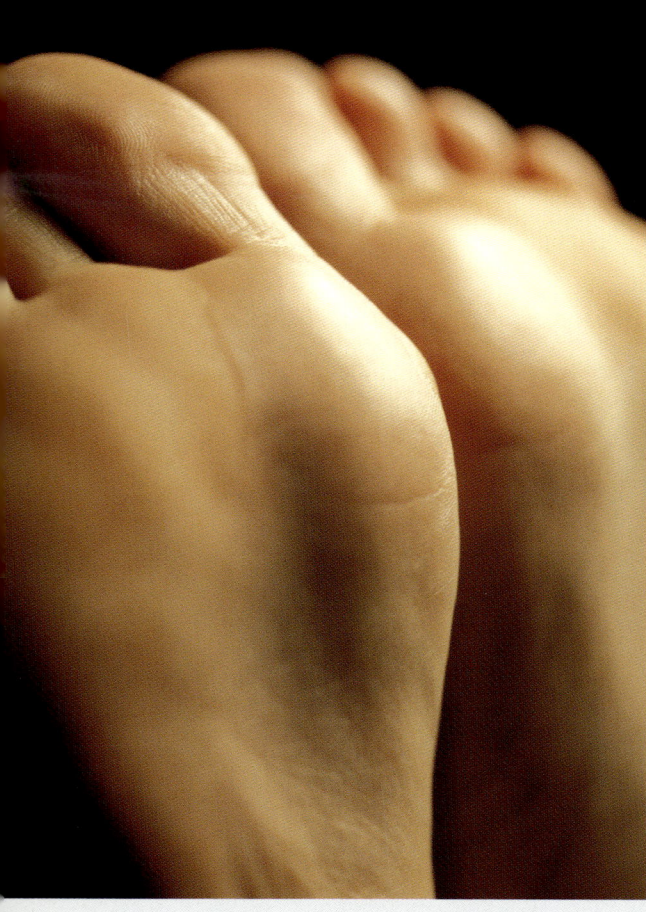

bereich, sondern konzentriert sich stark auf die Mittelfußköpfchen 2 und 3. In diesem Bereich des Druckmaximums findet sich die klassische Hornhautschwiele.

Akute Beschwerdelinderung tut not. Deshalb verschreibt Ihr Arzt Ihnen ein entzündungshemmendes Medikament wie „Voltaren" und schickt Sie direkt zum Fußspezialisten. Der soll Ihnen eine Einlage mit einer passiven Aufrichtung des Quergewölbes durch eine Vorfußpelotte anpassen. Hierfür wird er eine elektronische Fußdruckmessung auf einer Druckmessplatte durchführen oder Ihren Fußabdruck auf einer Blaupause nehmen. Der Orthopädiemechaniker kann so die Druckmaxima noch einmal exakt darstellen und die Form der Einlage exakt auf Ihre Fußform anpassen. Weitere Korrekturelemente dürfen in die Einlage nur eingebaut werden, wenn die Bewegung in einer orthopädischen Bewegungsanalyse untersucht wurde.

Als Sie nach Hause gehen, ahnen Sie schon, dass es diesmal mit einer Fußmassage auf dem Igelball, die Ihnen sonst immer hilft, nicht getan ist. Der Fuß schmerzt jetzt nicht mehr nur in High Heels oder beim Lauftraining, sondern auch schon barfuß. Über Fliesen und Parkett können Sie barfuß schon gar nicht mehr gehen. Zu groß sind die Schmerzen unter dem Ballen, ziemlich genau in der Mitte.

Entlastung durch eine Einlage

Sie schildern gerade die Schmerzen eines entzündlichen Spreizfußes. Sie können den Bereich kühlen, sollten aber bei derart heftigen Schmerzen einen Arzt aufsuchen. Ihr Arzt wird Ihren Fuß genau inspizieren und gucken, ob sich unter dem Fußballen schon eine klassische Schwiele gebildet hat. Beim Spreizfuß sinkt nämlich das Quergewölbe ein, und Ihr Körpergewicht verteilt sich nicht mehr gleichmäßig auf den gesamten Vorfuß-

Differentialdiagnose
Bleiben die Beschwerden, könnte es sich auch um einen Ermüdungsbruch der Mittelfußknochen handeln (Marschfraktur).

Nach einigen Tagen wird es Ihnen besser gehen. Aber Sie sollten Folgendes beachten, damit die Schmerzen nicht wiederkommen: Tragen Sie, so oft es geht, flache Schuhe, besonders beim Lauftraining. Lassen Sie das Dämpfungssystem im Vorfuß Ihres Laufschuhs überprüfen. Wenn dieses verschlissen ist, dann hängt Ihr Vorfuß im Laufschuh geradezu durch. Ihr Laufschuh muss dann gegen einen Schuh mit neuem, unverformtem Vorfußbereich eingetauscht werden. Sobald die Schmerzen wieder weg sind, sollten Sie auf eine Aktivierung der Fußmuskulatur achten. Durch ganz vorsichtig gesteigerte Barfußläufe auf weichem Rasen entwickeln Sie Ihre gewölbeverspannende Unterschenkelmuskulatur. So wird nach einigen Monaten Fußmuskeltraining das Laufen für Sie auch ohne Einlage kein Problem mehr.

Gemeine Schmerzen an der inneren Schienbeinkante

Ja, Sie müssen zugeben, es drückt schon eine ganze Weile da an der Innenseite des Schienbeins. Erst war es nur ein bisschen, und jetzt wird es immer mehr. Beim Laufen selbst werden meine Schmerzen ja weniger, denken Sie, aber Sie ahnen schon, dass es auch nach dieser Laufrunde wieder zu tüchtigen Schmerzen im Nachhinein kommen wird. Nach dem Duschen legen Sie sich erst mal aufs Sofa. Sie überlegen sich, ob Sie mit den lästigen Schmerzen vielleicht doch zum Arzt gehen sollten. Ihr Sohn kommt herein und setzt sich zu Ihnen aufs Sofa, leider halb auf Ihr Schienbein. Ein unglaublicher Schmerz durchfährt Sie. Sie schreien und verteidigen Ihr schmerzendes Bein. Verdammt noch mal, denken Sie, als Sie das Bein genauer betrachten, heute ist es über der Innenseite ja sogar geschwollen.

Die Beschwerden passen ganz typisch zu einer Entzündung der Knochenhaut über der inneren Schienbeinkante. Genauso wie bei der Entzündung der vorderen Schienbeinkante ist die Knochenhaut entzündet, weil Ihre Fußmuskeln, die daran ansetzen, überlastet sind. Nur dass in diesem Fall ganz andere Fehlstellungen und Fehlhaltungen beim Laufen verantwortlich gemacht wer-

den müssen. Und so sieht auch die Problemlösung entsprechend anders aus.

Der Weg zum Arzt ist unausweichlich

Suchen Sie am besten gleich Ihren Arzt auf. Wenn Sie die Beschwerden schon seit mehreren Wochen haben, dann wird er mit einer Röntgenaufnahme oder mit einer Kernspintomografie einen Ermüdungsbruch ausschließen wollen. Ihre Schmerzbeschreibung und die Möglichkeit, die Schmerzen durch Druck auf die entsprechende Stelle der Schienbeinkante auszulösen, sichert aber meist die Diagnose.

Die Soforthilfe ist einfach. Im akuten Stadium legen Sie bitte eine ein- bis zweiwöchige Laufpause ein. Sie kühlen die Schienbeinkante mit Eiswürfeln und lassen von Ihrem Physiotherapeuten eine elektrophysikalische Therapie durchführen. Entzündungshemmende Medikamente wie „Voltaren" wird Ihr Arzt unterstützend einsetzen.

Die Zwangspause sollten Sie unbedingt nutzen, um mit Ihrem Mediziner die Ursache des Problems zu finden. Ist Ihr Schuh an der vorderen Außenkante ganz abgeschliffen? Oder ist vielleicht der Rückfußbereich ganz krumm und innen „plattgetreten"? Wieder einmal sind die Schuhe ein wichtiger Indikator für mögliche Fehlstellungen, die man aber nur in der exakten weiteren Untersuchung klären kann.

Hierfür muss wie immer Ihre Bewegung untersucht werden. Die Fehlbelastung der Muskulatur wurde vielleicht durch eine Überpronationsbewegung, also durch einen Knickfuß ausgelöst. Aber auch eine Abdruckbewegung über die Kleinzehen, die sogenannte Vorfußsupination, kann die Ursache Ihrer Beschwerden sein. Beide Fehlstellungen benötigen eine völlig andere

153

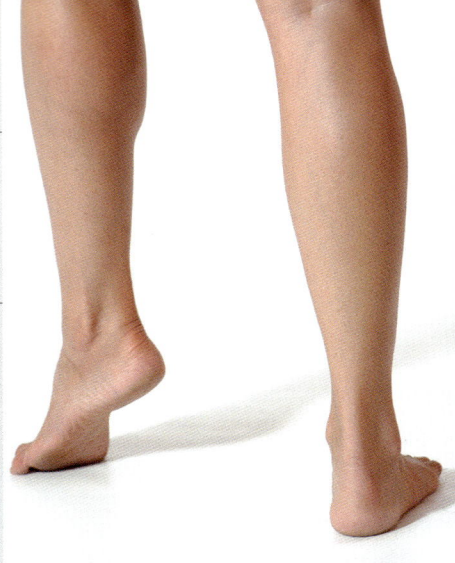

Schuh- und Einlagenversorgung. Außerdem sollten Sie jetzt klären, ob eine Verbesserung Ihrer Lauftechnik erforderlich ist. In jedem Fall sollten Sie bei nachlassenden Schmerzen sehr sorgfältig auf Ihr regelmäßiges Barfußlauftraining achten, denn nur mit gut trainierten Fußmuskeln können Sie Ihren Schienbeinkantenschmerzen dauerhaft ein Ende bereiten.

Hilfe bei der Achillessehnenentzündung

Sie gehen nun seit einigen Wochen regelmäßig laufen. Es zwickte anfangs mal hier, mal da, was Sie aber nach Lektüre von natural running nicht überbewertet haben. Es lief immer besser, nur dass es an der Achillessehne immer so ein dumpfes Gefühl gab. Keine richtigen Schmerzen, aber irgendwie verdächtig. Ich trainiere erst mal weiter, dachten Sie, das ist bestimmt nur die Gewöhnungsphase. Aber das, was Sie jetzt spüren, erschreckt Sie. Sie waren vorhin noch laufen wie immer, kamen zurück und merkten schon diesen Schmerz an der Achillessehne. Nach dem Duschen dann die böse Überraschung: knallrot und geschwollen, die ganze Achillessehne. Sie können keinen Schritt mehr gehen. Verflixt.

Sie kühlen erst mal mit Eis und legen den Fuß hoch. So ist es erträglich. Ihr nächster Weg führt Sie zum Hausarzt, der Ihnen kühlende Sportsalbe verschreibt, die die Entzün-

dung zurückdrängen soll. Außerdem schickt er Sie mit einem Rezept über Einlagen zum Orthopädiemechaniker. Der Fuß müsse entlastet werden. Sie suchen also den Fußspezialisten auf und bekommen eine Einlage mit einer Erhöhung unter der Ferse. Sie finden es perfekt. Durch den Keil unter der Ferse ist die Sehne entlastet, und Sie können schon nach wenigen Tagen wieder schmerzfrei gehen und planen, nach zwei Wochen wieder mit dem Laufen zu beginnen.

Vorsicht mit dem Fersenkeil

Machen Sie das jetzt mit oder ohne die orthopädischen Einlagen? Halt! Mit dem Fersenkeil sind Sie auf dem besten Wege, sich das Lauftraining langfristig zu verderben. Die Einlage mit dem Fersenkeil hat zwar Ihre Sehne entlastet, aber Sie sollten wissen, dass sich die Achillessehne besonders aufgrund von Verkürzungen und Fehlbewegungen entzündet. Was Ihnen kurzzeitig geholfen hat, nämlich die Sehne vom Zug zu entlasten, das führt langfristig zu einer weiteren Verkürzung der Wadenmuskulatur, und dann beginnen die Probleme erst richtig.

Drängen Sie also auch bei der scheinbar banalen Achillessehnenentzündung unbedingt auf eine professionelle Bewegungsanalyse, in der der Analyst und Ihr Arzt erkennen können, ob eine Fußfehlstellung oder aber, und das ist am häufigsten, eine fehlerhafte Lauftechnik mit fehlerhaftem Abrollverhalten ursächlich ist. Sie können vorher Ihre Schuhe ansehen. Sind diese an der vorderen Außenkante oder im Rückfußbereich besonders schief getreten? Dann ist ein fehlerhaftes Abrollverhalten wahrscheinlich. Ihr Bewegungsanalyst wird Ihnen auch Hinweise zur Lauftechnik geben, denn ein langer Schritt mit einem Aufsatz weit vor dem Körperschwerpunkt macht Fehlbewegungen viel wahrscheinlicher. Erlernen Sie also mit natural running die saubere Technik, um vor der Achillessehnenentzündung künftig geschützt zu sein. Führen Sie außerdem nach jedem Lauftraining Dehnungsübungen für die Waden durch.

Vorsicht mit Cortison
Die Injektionsbehandlung mit Cortison bei der Achillessehnenentzündung wird von vielen Ärzten noch durchgeführt, ist jedoch sehr umstritten. Gerade die Cortisoninjektion kann an dieser höchstbelasteten Stelle zum Riss der Sehne führen (auch noch Jahre nach der Injektion!).

Start**hilfe**

Sie sind aktiv geworden durch die Lektüre dieses Buchs. Ihr Leben hat sich verändert. Und jetzt wollen Sie mehr. Mehr laufen, mehr von diesem Gefühl, mehr von dieser Einstellung, mehr Wissen.

Die beste Garantie für noch mehr Laufspaß ist die fachkundige Anleitung auf einem Seminar für natural running. Das Team für natural running bietet Ihnen alles, was Sie für den perfekten Laufstart benötigen:
- Einführung in die Hintergründe der Technik
- Schuhberatungen durch das Team
- Technikschulungen und gemeinsame Läufe mit qualifizierten Trainern
- Bodenkontaktzeitmessung mit dem Niedersprung-Testgerät
- Laktatdiagnostik mit Trainingsbereichsempfehlung
- Umgang mit der Schrittfrequenzuhr „Polar RS 800 sd"
- Zielentwicklung und Motivation, um durch Laufen erfolgreicher zu werden

Die vom Institut für natural running angebotenen Seminare finden in Urlaubsatmosphäre in perfekter Laufumgebung in der Lüneburger Heide statt. Ich biete in meinem Institut biomechanische Bewegungsanalysen, Schuhberatungen, Leistungstests, Schrittfrequenzanalysen und Personal Training an.

Institut für natural running
www.natural-running.com

Index

Index

Impressum

Warum Laufen erfolgreich macht und Grünkernbratlinge nicht
Gesund, glücklich und erfolgreich
mit dem 16-Wochen-Programm
von natural running

Autor: Dr. med. Matthias Marquardt
Lektorat: Gabi Hagedorn, Frank Wechsel
Gestaltung: Christian Lampe

Fotos:
Frank Wechsel (S. 6, 9, 17, 18, 22, 25, 26, 27, 28, 29, 31, 38, 39, 45, 46, 49, 51, 52, 53, 54, 56, 57, 61 re., 63, 65, 66, 67, 68, 69, 71, 73, 74, 75, 77, 78, 88, 91, 94, 95, 97, 98-99, 100, 102, 103, 103, 104, 105, 106, 107 re., 110, 111 u. r., 112, 113, 115, 116, 117, 118, 119, 120, 122, 123, 124, 125, 126, 129, 131, 132, 135, 137, 138, 143, 144-145)
dreamstime (S. 4. 7, 11, 14, 16, 33, 40, 42, 58, 80, 81, 82, 83, 84, 85, 86, 87, 147, 148, 150, 152, 154)
Birke Ulrich (111 o. li., o. re., u. li.)
Polar (S. 21, 61 li., 107 li.)
Asics (S. 41)
privat (S. 3, 140)

Verlag: spomedis GmbH
Altonaer Poststraße 13a
22767 Hamburg
Tel. 0 40 / 85 19 24-3
Fax 0 40 / 85 19 24-45
info@spomedis.de
www.spomedis.de
Druck: Silber Druck, Niestetal

Printed in Germany
ISBN 978-3-936376-20-3

Der Verlag und die spomedis-Philosophie

Richtig betriebener Ausdauersport ist gesund. Diese Tatsache hat nicht nur Bedeutung für den einzelnen Athleten, sondern auch für unsere gesamte Bevölkerung: Auf der einen Seite werden die Menschen immer älter, auf der anderen die Mittel für ihre Gesunderhaltung und vor allem Gesundheitswiederherstellung immer knapper. Wussten Sie, dass jeder Deutsche statistisch gesehen fast 20 Arzneimittelpackungen pro Jahr aufbraucht?

Nur eine wesentlich stärkere Betonung des Präventionsgedankens kann hier langfristig und nahezu kostenneutral Abhilfe schaffen. Das Team der spomedis GmbH möchte seinen eigenen kleinen Beitrag zum Ausweg aus diesem Dilemma leisten: Die Menschen zum Sport motivieren und ihnen Tipps für das gesunde Sporttreiben mit auf den Weg geben – das ist unsere Auffassung einer modernen, aber anderen Medizin.

Diesen Gedanken, der gleichermaßen im Gesundheits-, Breiten-, Leistungs- und Spitzensport gilt, verfolgen wir mit unserer Kompetenz in den Zeitschriften-, Buch- und Onlineprojekten und in der Betreuung unserer ausgewählten Kunden.

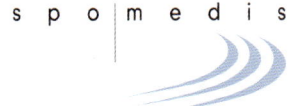